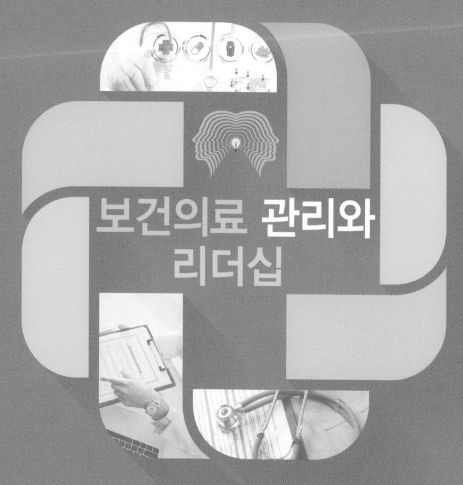

보건의료 관리와 리더십

Healthcare Management and Leadership

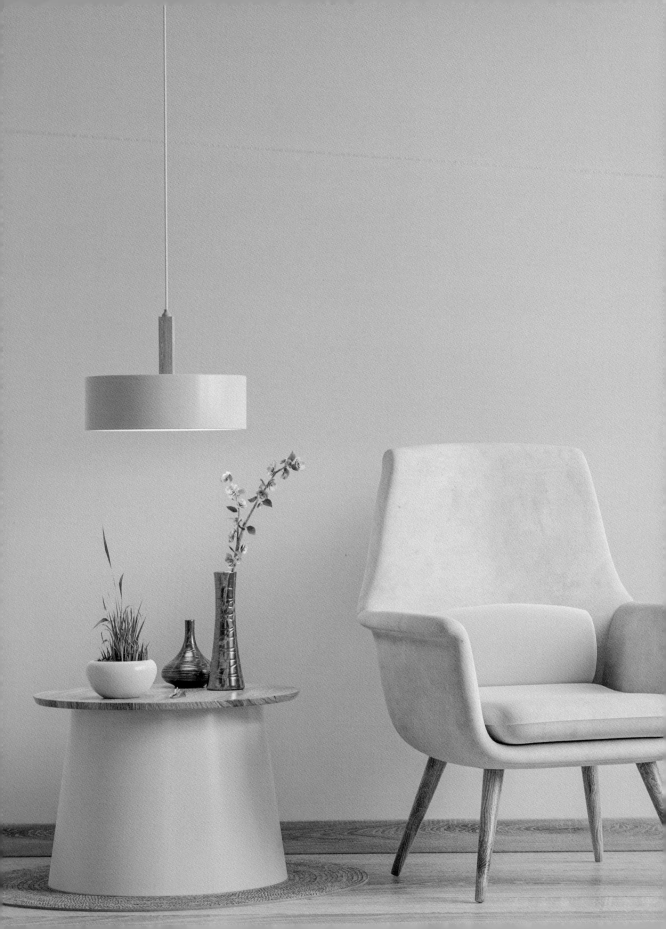

집 필 진

대표저자   이종율 (진주보건대학교)

편집위원   김성진 (마산대학교)

          이현숙 (경동대학교)

집필진   권인영 (한영대학교)

          박정미 (전남과학대학교)

          서영자 (청암대학교)

          서은주 (배재대학교)

          이미순 (영산대학교)

          이숙경 (동양대학교)

          이혜경 (중원대학교)

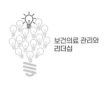

Preface

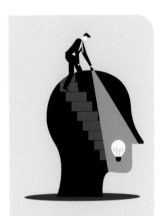

현재는 전대미문의 COVID-19 팬데믹으로 국가 간 보건의료환경의 역량이 여실히 드러나고 비교되는 글로벌시대다. 특히 최근 간호계는 보건의료의 위기상황과 초긴밀한 상호교류를 통해 이루어지는 생활패턴의 변화 등에 면밀히 대처하기 위해 적극적인 전략을 강구하고 있다. 이러한 변화에 부응하여 본 교재는 다양한 국내외 의료환경 변화와 이에 부합하는 간호전문직의 다양한 역할확장에 따른 간호리더의 과거와 현재 그리고 미래지향적 내용으로 구성되어 있다.

교재의 전체 구성내용을 소개하면 Part 1은 '간호의 전문성과 리더십의 이해'로서 Ch. 1 간호리더십의 정의와 유효성, Ch. 2 간호의 영향력과 전문영역 확장, Ch. 3 팔로워십으로 구성되어 있다. Prat 2는 '리더십 이론과 조직관리'에 관한 내용으로서 Ch. 4 리더십 연구의 주요 흐름, Ch. 5 간호리더십 패러다임의 다각화, Ch. 6, 7 조직관리와 간호리더십, Ch. 8 동기부여 제 이론과 간호리더십으로 구성되어 있다. 마지막으로 Part 3은 '보건의료정책과 글로벌 간호리더십'을 다루고 있으며 Ch. 9 보건의료정책과 간호리더십, Ch. 10 글로벌 간호리더십으로 구성되어 있다.

특히 다른 교재와 차별화된 내용으로 다양한 국내 보건의료체계의 변화에 따른 전문간호행정 영역의 간호리더십을 심층 있게 다루고 있다. 또한 최근의 COVID-19와 같은 팬데믹 상황에서 나타나는 국제적 간호보건 이슈를 간호전문직의 국제적 이동 등과 함께 다루고 있으며, 글로벌 간호리더로서 반드시 살펴보아야 할 주요 내용을 포함하고 있다. 즉, 의료와 간호의 글로벌화가 더욱 가속화되는 가운데, 국내뿐만 아니라 국제적으로 다양한 전문간호 행정 분야의 간호리더로서 필수불가결한 핵심역량과 소양을 중심으로 소개하고 있다.

본 교재에 소개된 내용과 사례들은 다양한 임상현장의 직간접 경험과 함께 폭넓게 통용되는 자료를 수집하고 정리하였으며, 간호학생과 차세대 간호리더가 성장하는 데 도움이 되는 자료들을 체계적으로 제시하여 학습효과를 고도화할 수 있도록 도모하였다.

교재를 접하는 간호초심자뿐만 아니라 국내 다양한 보건의료현장에서 근무하는 간호사, 간호리더에게도 간호리더십에 대한 반영적 사고와 깊은 성찰을 동시에 추구하여 성공적 수행을 돕기 위한 길잡이가 되기를 간절히 바란다. 마지막으로 본 교재가 나올 수 있도록 지원을 아끼지 않으신 한올출판사 임순재 대표님, 임직원, 특히 각고의 노력을 아끼지 않은 편집부의 노고에 무한 감사를 전한다.

2023년 1월

저자 일동

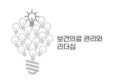

Contents

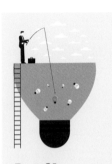

Part 01

간호의 전문성과 리더십의 이해

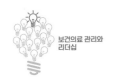

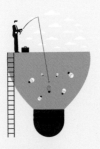

Part 02

리더십 이론과 글로벌 간호리더십

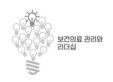

Chapter 08 동기부여 제 이론과 간호리더십 ·········· 236

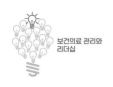
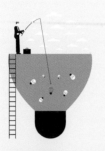

Part 03
**보건의료정책과
글로벌
간호리더십**

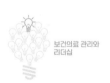

Part 01

간호의 전문성과
리더십의 이해

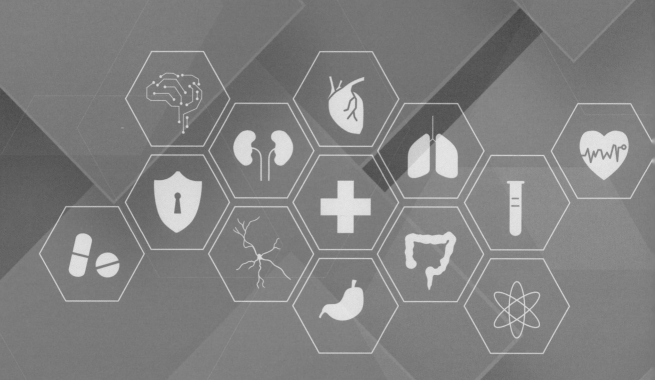

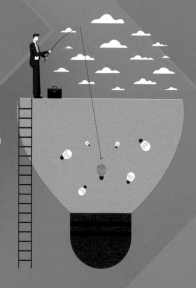

간호리더십의 정의와 유효성

1절 리더십의 의의와 중요성

1. 리더십의 의의에 대해 설명할 수 있다.
2. 리더십의 중요성을 설명할 수 있다.
3. 리더십 개념의 특성을 설명할 수 있다.

2절 리더십의 5가지 요소

1. 리더십의 5가지 구성요소를 설명할 수 있다.
2. 간호사 개인에게 성찰이 필요한 시기로서 리더십의 구성요소를 생각하며, 조직 내 의사소통이 필요한 상황에 대해 설명할 수 있다.

3절 간호리더십의 개념과 속성

1. 간호리더십의 개념을 설명할 수 있다.
2. 간호리더십의 속성을 설명할 수 있다.

4절 리더십과 관련된 유사 개념들

1. 리더십과 헤드십의 차이점을 설명할 수 있다.
2. 리더와 보스의 차이점을 설명할 수 있다.
3. 리더와 지휘자의 차이점을 설명할 수 있다.
4. 리더와 경영관리자의 차이점을 설명할 수 있다.
5. 리더십과 권력의 관계를 설명할 수 있다.

5절 리더십의 기능과 유효성

1. 리더십의 기능을 설명할 수 있다.
2. 리더십의 유효성을 설명할 수 있다.

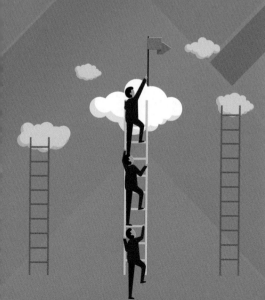

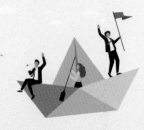

수없이 많이 존재하는 조직들에 있어서 그 성공과 실패의 관건은 그 조직의 구성원들로 하여금 어떻게 조직의 목표 달성에 일사분란하게 기여하고 공헌하도록 영향력을 발휘하는가와 조직구성원들이 어떻게 하면 의욕을 가지고 자발적으로 각자의 직무를 효율적으로 수행하면서 높은 성과를 달성해 내는가에 달려 있다.

역사적으로 위대한 지도자(리더)들의 공통된 점을 살펴보면 그가 이끄는 조직(국가나 단체)의 목표를 비전을 가지고 명확히 제시한 다음, 그 목표를 달성하기 위해 조직구성원들이 일사불란하게 기여하도록 영향력을 효과적으로 행사했던 것이다.

피들러^{Fiedler}는 "훌륭한 리더십은 집단(group)과 조직(organization)의 성공을 가져오고, 나쁜 리더십은 실패를 가져온다."고 하였다. 그래서 사람들은 기업의 성공과 실패, 전쟁에서의 승리와 패배를 최고경영자나 장군의 리더십과 같은 능력 탓으로 돌린다.

테리^{Terry}가 조사한 바에 따르면, 미국에서 신설된 100개 회사 중 약 50개 회사는 2년 이내에 도산하였고, 5년째까지 살아남은 기업은 최초 100개 회사 중 1/3에 불과했다고 한다. 기업 실패에 대한 대부분의 원인은 비효과적인 리더십(ineffective leadership) 때문이라고 하였다. 그래서 경영학자들은 기업의 가치가 100이라면 CEO, 즉 최고경영자의 가치는 99라고 평가하는 것이다. 그러므로 효과적인 리더십의 필요성은 기업조직뿐만 아니라 정치, 교육, 종교단체, 군대 기타 모든 형태의 조직에서 나타나는 공통적인 현상이라할 수 있다.

간호에 있어 리더십은 전문적 업무환경에 대한 이해와 통제를 증진시킴으로써 다양한 상황에 따라 함께 일하면서 좋은 임상적 결과를 가져오게 할 수 있는 기술과 능력을 증진시키는 하나의 방법으로 연구되어 왔다.

앞서 언급한 피들러는 리더십이란 그룹과 조직의 생존과 성공을 결정짓는 가장 중요한 요소들 중의 하나이며, 특히 간호사의 조직생활의 질, 끊임없는 변화 속의 균형 이루기, 간호사들의 생산성과 간호의 질에 영향을 미치기 때문에 간호에 있어 효과적 리더십은 더욱 중요하다고 주장하였다.

오늘날 세상의 모든 리더는 사회적, 정치적, 경제적 및 기술적 변화의 소용돌이 속에

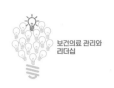

서 피할 수 없는 사명에 직면한다. 그리고 우리가 사는 이 세상은 지금 새로운 리더십을 간절히 요구하는 변화의 수용돌이 한가운데 있다.

1 리더십의 의의

리더십의 어원은 '가다(to go)'라는 뜻을 가진 앵글로색슨어의 '리탄(lithan)'에서 나온 말이다. 이는 안내하다(to make go, to guide, to show the way)를 의미하는 것으로 리탄은 좋은 결과를 얻기 위해 목표를 세워 나아가는 것을 말한다. 이러한 어원에서 볼 수 있는 바와 같이, 지위(position)가 리더십을 결정하는 것은 아니다. 물론 높은 지위에 오르거나 책임자가 리더인 경우도 있지만 리더십에서 지위란 그다지 큰 의미를 지니지 않는다. 진정한 리더십은 누군가에 의해 주어지거나 지명되는 것이 아니라, 영향력에 의해 획득되는 것이어야 한다. 리더십의 좋은 결과란 조직의 경우 생산성, 성장발전, 만족감 등 여러 가지가 있다. 리더십은 이처럼 움직임을 나타내는 동적인 개념인 동시에 보다 적극적인 쪽으로 나아가게 하는 면이 있다. 이것을 가리켜 리더십의 동태성(dynamics)과 방향성(directiveness)이라 한다.

1. 기본 개념

리더십은 헤드십(headship)과 구별된다. 리더십이 민주주의적 지배형태라면, 헤드십은 전제적이고 권의주의적 지배형태를 띠고 있다. 리더십의 권한이 아래로부터 발생하는 것에 반해, 헤드십은 위로부터 나온다. 또한 리더십이 상사와 부하의 발전적 관계라면, 헤드십은 왕초와 똘마니의 관계를 유지하고 있다. 학자에 따라서 헤드십을 리더십에 포함시키기도 하지만, 일반적으로는 두 개의 개념을 구분한다.

리더십에 대해 연구한 여러 학자들은 리더십에 있어서 상황성을 매우 강조하는데, 이는 다양한 상황별 문제를 해결함에 있어서 리더십이 필요하다고 생각되기 때문이다. 따라서 상황론적 리더십 또는 리더십의 상황이론이 크게 각광을 받고 있는 것도 이같은 주장과 맥락을 같이 하고 있다. 허시와 블랜차드 Hersey & Blanchard는 리더십은 지도자(leader), 추종자(follower), 그리고 상황(situation)과 함수관계가 있다고 말하며, L=f(l, f, s)라는 수식적 표현을 사용하였다. 탄넨바움과 슈미츠 Tannenbaum & Schmidt 등은 리더십이란 특정 상황 속에서 의사소통 과정을 통하여 집단의 목표를 달성하기 위한 인간 상호 간의 영향력이며, 목표를 향한 자발적 팀워크(voluntaristic teamwork)와 상황에 따른 신축성(contingent flexibility)이 요구된다고 한다. 자발성이란 목표를 달성하기 위해 조직구성원의 자발적 노력이 요청된다는 것이다. 이것은 리더십이 집권적·수직적·폐쇄적 통제에 바탕을 둔 강제성만으로는 충분한 효과를 거두기 어렵다는 것을 말해준다. 조직구성원을 자발적으로 만들기 위해서는 조직의 분위기를 Y이론적으로 만들 필요가 있으며, 신축성이 필요하다는 것은 상황에 따른 유연성이 요구된다는 것을 보여준다.

2. 정치·사회적 측면

리더십은 전통적으로 정치·사회적 측면이 강조되었다. 리더십하면 지금도 정치나 사회를 생각하는 것은 이 때문이다. 이 측면은 매우 거시적이며 조직의 경우 상위계층에 치중되어 있다. 여기에서는 주로 세 가지 문제에 초점을 맞추고 있다. 첫째는 조직체의 사명(institutional mission)과 사회적 역할의 문제이다. 이 문제를 보다 효과적으로 해결하기 위해서는 외부 환경, 곧 외부 사회집단과 내부 상황을 고려하여 조직의 목적을 가장 효율적으로 실현시켜야 한다. 둘째는 조직체의 일체성(institutional integrity) 유지문제이다. 조직의 가치와 독특한 정체성을 설정하고 추구하며 이를 지속적으로 유지할 필요가 있다. 셋째는 조직 내부의 갈등(internal conflicts)을 조정하는 문제이다. 조직체의 안정을 위해 조직구성원 사이 또는 집단 사이의 갈등을 극소화시키고 자발적인 상호 협조를 극대화시킬 필요가 있다.

리더십에 있어서 정치·사회적 측면은 결국 외부 사회집단과 내부 조직구성원으로부터 협동과 상호작용을 얼마만큼 이끌어내느냐에 따라 그 성패가 달라진다고 강조한 바 있다.

3. 경영관리적 측면

리더십은 경영관리적 측면에서도 중시된다. 리더십의 경영관리적 측면은 공식적 지위와 그 역할에 초점이 맞추어져 있다. 리더십은 경영관리자의 기능 가운데 주요 부분에 속한다. 경영관리자의 기능은 크게 계획기능, 조직기능, 지휘기능, 통제기능으로 나누어진다. 우리는 지휘기능을 리더십과 동일시하는 경향이 있으나 리더십은 사실상 업무계

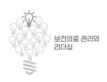

획 및 배정, 동기부여, 코칭, 부하의 능력개발, 의사소통 등 모든 것과 연관되어 있어 경영관리자의 기능 전체가 리더십과 연관됨을 알 수 있다. 최근에는 경영관리자의 기능이 다양하다는 주장이 강한데, 이것은 조직에서 리더십이 차지하는 기능도 다양하다는 것을 보여준다.

4. 행동과학적 측면

행동과학적 측면은 리더십에 있어서 보다 최근의 연구경향을 반영한 것으로 리더십 연구에 있어서 미시적인 측면에 중점을 둔 것으로서 조직구성원 모두의 보편적 성향을 밝히고자 한다. 이 연구들은 자생적 관점에서 조직구성원의 상호관계를 중시하며 특히 상황적 요소를 강조한다. 이때 상황적 요소란 지도자와 추종자 사이의 영향력을 주고받는 일련의 과정을 둘러싼 환경요소를 말한다. 집단의 목적과 과업, 공식적·비공식적 조직요소, 구조적·자생적 조직요소 등은 그 보기에 속한다.

조직행동적 측면에서는 리더십을 일반적으로 조직구성원 사이의 자생적 상호 영향과정으로 이해하고 있으며 지도자의 행위, 조직체의 상황적 요소, 상호 간의 영향을 중시한다. 왜냐하면 이 모든 것이 조직체의 성과 및 결과에 영향을 주기 때문이다. 또한 어떤 조직상황에서 특정 목적을 달성하기 위해 조직구성원에게 영향을 주는 과정으로 이해한다. 조직에서 리더십이 효과적으로 발휘되기 위해서는 긍정적 관계형성이 필요하며 자발성이 촉진되어야 한다.

5. 리더십의 개념적 정의

성공적인 조직, 성과가 높은 조직은 효과적이고도 역동적인(dynamic) 리더십을 갖추고 있는 데 반해, 성공적이지 못한 조직은 그렇지 못하다. 즉, 리더십의 발휘가 조직의 성패를 좌우하는 것이다.

스톡딜Stogdill은 "리더십의 정의는 그 개념을 연구하는 학자들의 수만큼이나 많다."고 하였다. 실제 리더십에 관해서는 850가지 이상의 정의가 있는 것으로 알려져 있다. 그러나 그 가운데서 아이젠하워 전 미국 대통령이 제시한 "당신이 성취하고 싶은 일을 다른 사람이 원해서 하도록 만드는 기술이다."라는 정의가 가장 설득력이 있어 보인다. 리더십은 이룰 수 있는 일이 무엇이냐를 묻는 것이 아니라, 이뤄져야 할 일이 무엇인지를 사람들에게 물으며 도전해야 한다. 할 수 있는 일을 하는 게 아니라, 해야 할 일이 무엇인가(미션과 비전)를 제시하고 필요하면 없는 능력이라도 끌어다가 할 수 있도록 격려하고 노력하는 리더, 그가 바로 다음 세대를 이끌고 갈 사람이다.

"위대한 리더는 타고날 수도 있지만, 효과적인 리더는 만들어진다(Great leaders maybe born but effective leaders are made.)."는 데 대부분의 학자들이 동의하는 편이다. 그리고 세계적인 경영학의 석학이었던 드러커Drucker는 "모든 환경에 들어맞는 리더십 역량은 존재하지 않는다."고 하였다. 그러므로 모든 상황과 시대를 관통하여 적용 가능한 유일한 리더십의 전형은 존재하지 않는다고 보아야 한다.

특히나 오늘날처럼 다양한 가치관이 존재하고 환경이 급변하는 가운데 사회가 다각화되는 시대에서 리더는 슈퍼맨처럼 다방면에 뛰어난 사람이 되기도 어렵거니와 만능의 존재일 수도 없다. 그래서 환경적 상황이나 조직과 구성원의 성숙단계, 일의 특성 등 리더에게 요구되는 역할에 따라 그에 상응하는 최적의 리더와 리더십이 있는 것이다.

다양한 리더십의 정의들을 종합해보면, '조직구성원들이 조직의 목표 달성을 위하여 기여할 수 있도록 영향력을 행사하는 과정'이라고 정리될 수 있다. 따라서 리더십은 조직 목적(organizational objectives)과 목표(goals)를 성취시키는 데 매우 중요한 역할을 함으로써, 궁극적으로 조직성과(organizational performance)에 영향을 주는 가장 중요한 요소 중의 하나인 것이다.

리더십에 관한 이와 같은 정의에서 필연적으로 나오는 결론은 리더십 과정이란 리더(leader), 추종자(follower) 및 기타 다른 상황변인(situational variables)들의 함수관계, 즉 L=f(l, f, s)라는 견해에 일치된다.

경영관리를 적게 할수록 기업의 경영성과는 높아진다는 것이 GE(General Electric Company)의 잭 웰치Jack Welch 회장의 경영철학이다. 경영관리보다는 리더십의 발휘가 중요하다는 사실을 강조하고 있는 것이다. 경영관리가 복잡한 상황에 대처하는 기능이라면 리더십은 변화에 대처하는 기능이라 할 수 있다. 따라서 최근처럼 기업환경이 급변하는 상황에서는 리더십 기능이 더욱 중요시 될 수밖에 없다.

리더십은 경영관리자의 직능(functions) 가운데 주요부분에 속한다. 경영관리자의 직능은 크게 기획직능(planning), 조직직능(organizing), 지휘-통솔직능(directing), 통제직능(controlling)으로 나누어진다. 일반적으로 지휘-통솔직능을 리더십과 동일시하는 경향이 있는데, 사

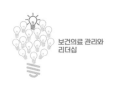
실상 동기유발(motivating), 부하직원의 능력개발 및 권한부여(empowerment), 의사소통(communication) 등과 연관되어 있어서 경영관리자의 직능 전체가 리더십과 관련되어 있음을 알 수 있다.

2 리더십의 중요성

어떤 집단이나 조직이든지 달성해야 할 목표가 있기 마련이고 그러한 목표가 효과적으로 달성될 때 집단과 조직이 영속적으로 성장·발전해 나가는 것이다. 그러므로 목표달성에 조직구성원들이 행동을 일사불란하게 헌신하고, 기여할 수 있도록 하는 과정이 중요하다.

끊임없이 성장·발전하는 조직에는 유능한 리더가 항상 있음을 발견하게 된다. 조직의 목표달성을 위해서는 조직이 확보하고 있는 물적 자원, 인적 자원, 정보적 자원, 기술적 자원, 재무적 자원 등을 효과적으로 배분·할당하고 재조직하면서 이른바 시너지효과(synergy effect)를 발휘케 하는 핵심적 주체가 필요하다. 즉, 목표를 효율적으로 달성하기 위해서는 조직구성원들로 하여금 주어진 직무에 대한 몰입을 이끌어내고, 역할수행과 임무완수를 위해 최선을 다하도록 지휘하며 이끌어가는 리더의 역할이 매우 중요하다.

전체 세계사를 살펴보면, 한 국가나 민족을 세계적으로 우뚝 세운 알렉산더 대왕, 나폴레옹, 징기즈칸 등과 같은 훌륭한 리더들을 어렵지 않게 발견하게 된다. 스포츠팀들 가운데서도 감독의 뛰어난 리더십의 발휘로 우승을 일궈내는 경우를 자주 보게 되고, 세계적인 우량기업들의 성장배경에도 훌륭한 리더들이 있음을 보게 된다. 소규모의 작은 집단에서부터 국가에 이르기까지 그 성패는 리더의 능력과 역할수행에 의해 큰 영향을 받는 것이다.

그러므로 기업조직이 경쟁력 강화나 성과향상과 같은 목표달성은 물론 기업의 발전과 성장을 좌우하는 것도 리더의 위치에 있는 경영관리자들의 몫인 것이다.

현대 병원관리에 있어서 병원의 목표는 조직구성원의 활성화를 통해서 달성된다는 점에서 볼 때 병원조직에서도 리더십의 중요성이 크다는 것을 알 수 있다. 즉, 리더십에 따라 조직의 성과와 조직구성원의 만족이 결정되기 때문에 간호관리자는 간호조직의 성과와 간호사의 만족도를 증진시키기 위해 효과적인 리더십을 발휘해야 하며, 급변

하는 환경 속에서 변화를 주도하기 위해 지속적으로 새로운 리더십 기술을 개발해야
한다.

❸ 리더십 개념의 특성

앞에서 살펴본 여러 학자들의 개념적 정의들을 종합해 보면 리더십의 특성들을 다음
과 같이 요약해 볼 수 있다.

❶ 매우 다양한 개념으로 이해되고 있다.

Oxford 사전에 의하면 'leader'라는 단어는 1300년대에 처음으로 등장하였으나
'leadership'이라는 어휘는 1800년까지는 등장하지 않았다고 한다. 하지만 그 이후
연구자들에 의해 1945년 이전에 발간된 미국의 많은 문헌들을 조사하여 무려 130
여 종의 정의를 찾아낼 수 있었다.

❷ 이렇듯 다양한 개념들 때문에 'leadership'의 정의에 관한 통일된 절대적인 정의를
찾을 수는 없다.

❸ 다양한 정의에도 불구하고 이들 개념은 적정 수준의 유사성을 지니고 있는데, 다음
몇 가지로 구분해 볼 수 있다. 첫째는 특성·자질 또는 능력으로서의 리더십, 둘째는
상태·유형 또는 행동으로서의 리더십, 셋째는 상호작용 또는 영향활동으로서의 리
더십 등으로 나눌 수 있다.

❹ 어떤 측면에서 보면 리더십은 기법과 지배성을 강조한 리더 위주의 개념과 부하직
원에 대한 영향력과 리더와 추종자와의 상호성을 강조한 상호작용 위주의 개념으로
구분된다.

❺ 리더십에 대한 여러 학자들의 정의를 살
펴볼 때 대부분 공통적으로 포함하고 있
는 요소는 ① 리더(leader), ② 추종자(follower)
그리고 ③ 상황(situation)이며, 이들을 무대
로 하여 전개되는 ④ 권력에 근거한 영향력
(influence) 등으로 정리할 수 있다.

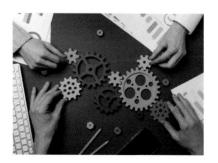

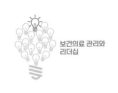
제2절 **리더십의 5가지 요소**

허시 등Harsey et al은 리더십 과정을 리더와 부하직원 및 다른 상황적 변수가 혼합된 기능으로 보았다. 리더십 과정은 다섯 가지 요소가 뒤얽힌 양상을 포함하는데, 다섯 가지 요소는 리더, 부하직원, 상황, 의사소통 및 목표이다. 즉, 리더십 과정은 이 요소들이 어떻게 서로 관련되어 있는지를 보여주는 것으로 어떤 리더십이 발휘되는 순간에 모든 다섯 가지 요소들이 상호작용한다.

1 리더십 과정 1: 리더

무엇보다 리더의 가치와 기술 및 유형은 중요하며, 리더의 내면화된 기본적인 행동양상은 그들이 주도하는 행동과 능력에 영향을 미친다. 리더 자신에 대한 자각과 역할, 기

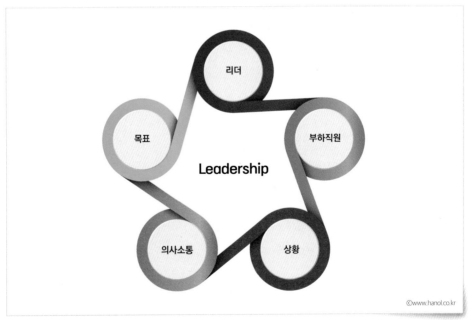

©www.hanol.co.kr

그림 1-1_ 리더십이 발휘되는 순간 작용하는 구성요소

대 또한 부하직원에게 영향을 미친다. 또한 리더의 자기인식은 리더십 효과성에 매우 중요하며, 많은 리더십 활동에 초점을 맞추도록 유도한다. 리더십 유형에 영향을 미치는 리더의 내적인 힘에는 가치와 부하직원들의 자신감, 리더십 성향, 불확실성하의 안전감이 있다. 대인관계적 기술과 정서적·사회적 인지기술 또한 지식근로자의 효과적인 리더십에 기여한다.

② 리더십 과정 2: 부하직원

부하직원들의 팔로워십은 리더십의 다른 한 면으로서, 부하직원 없이는 리더십이 존재하지 않을 것이다. 부하직원들은 리더를 수용하거나 거부하는 형태로 행동하므로 리더의 개인적 권력을 결정하는 데 있어 중요한 요소이다. 하지만 부하직원 또한 자신과 자신의 기대치를 확인하기 위하여 자기인식이 필요하다. 한 집단이 조직구성원들과 함께 일하는 데 익숙하지 않거나, 기대치를 공유하지 못하면 잦은 갈등이 발생하게 된다. 그러므로 지혜로운 리더는 집단의 수준을 변화시키기 위하여 부하직원의 신뢰성과 준비성을 살펴보는데, 팔로워십은 보기만큼 그렇게 단순하지 않다.

③ 리더십 과정 3: 상황

리더십 상황을 둘러싼 환경은 다양할 것이다. 즉, 조직의 근로조건과 통제시스템, 직무 구조의 양, 상호작용 정도, 의사결정에 할애되는 시간, 외부 환경요소들이 여러 상황들 사이에서 차이를 가져온다. 아울러 조직문화와 기풍 또한 상황에서 중요한 요소이다. 예를 들면, 어떤 조직에서 협동작업과 도덕성에 중점을 두는 문화의 정착은 아주 행복한 한 가정을 닮을 수도 있다. 리더십 상황의 문화적 측면은 진행속도가 빠르고, 사람들이 아주 바빠 보이는 조직의 문화적 측면과도 다르다. 그러므로 환경적 또한 문화적 차이 또한 리더십 상황을 다양하게 이끌 수 있다. 조직구성원이 문제를 해결하는 지식과 경험을 갖추고 있는 집단의 리더십 상황은 구성원이 어떤 직무나 함께 일하는 것을 경험하지 못한 집단의 리더십 상황과 아주 다르다. 고위직과 하위직 모두의 성품 유형 또한 상황과 근로조건, 할애되는 시간과 자원의 이용에 영향을 미치게 된다.

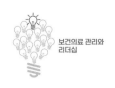
④ 리더십 과정 4: 의사소통

의사소통 과정은 이용되는 방식과 경로에 따라서 또는 의사소통의 흐름이 개방적인 지 폐쇄적인지에 따라 집단적인 차이를 보인다. 의사소통은 타인에게 영향을 끼치는 과 정의 기초이므로 리더십에도 기초가 된다. 거의 모든 문제에 의사소통 측면이 포함된다. 부하직원들은 의사소통을 통해서 리더의 비전과 메시지를 받아들이게 된다. 발신자의 의사소통 경로를 선택한 후에 메시지를 전달하지만, 메시지는 수신인의 지각을 통해 여 과된다. 의사소통은 언어적 방식과 비언어적 방식으로 이루어진다. 조직 내에는 다양한 의사소통 구조와 흐름이 있어 의사전달방향이 하향식, 상향식, 수평식, 넝쿨식 혹은 그 물식 등이 있다. 리더가 보이는 어떤 행동들은 긍정적인 효과를 보이고, 사람들에게 더 존경심을 느끼게 하는데, 주로 경청과 비공식적인 잡담이 전형적인 예이다.

⑤ 리더십 과정 5: 목표

조직은 성취하려는 목표가 있으며, 조직의 구성원들 역시 각자의 목표를 지니고 있다. 예를 들어, 조직의 목표는 비용을 감소시키거나 수익을 올리는 것일 수 있다. 대조적으 로 간호사 개인의 목표는 대상자를 상담하고 교육하는 데 시간을 보내는 것일 수 있다. 왜냐하면 간호사에게는 이러한 활동들이 가장 중요하게 보이기 때문이다. 따라서 조직 과 개인의 목표 간에는 갈등이 생기고, 긴장감이 생기고, 리더십이 필요한 것이다.

분명히 리더십은 복잡하고 다차원적인 과정이다. 간호사는 어떤 리더십 상황에서 상 호작용하는 요소들을 인식할 필요가 있다. 아울러 다음과 같은 경우에는 비판적 사고 를 함께 적용할 수 있을 것이다.

❶ 리더십의 5가지 요소를 진단하고 분석하기
❷ 그 상황에 적응하기
❸ 효과적인 의사소통하기

예를 들어, 좌절감이 심한 상황에서 근무하고 있는 간호사라면 현재 처한 상황에서 한 걸음 물러나 기본적인 다섯 가지 요소를 분석할 시점에 이른 것인지도 모른다. 이런 시도를 통하여 변화 전략과 전략적인 관리를 위한 더 나은 의사결정을 하게 될 것이다.

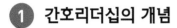
제3절 간호리더십의 개념과 속성

① 간호리더십의 개념

지식창조와 융복합의 4차 산업혁명 시대에는 각자의 위치에서 스스로를 이끌어가는 리더십이 필요하다. 임상현장에서 모든 간호사가 개인의 능력과 특성을 고려한 능동적인 업무뿐 아니라 공동의 팀업무를 통해 최상의 환자결과를 내기 위해서는 다양한 형태의 리더십이 필요하다.

간호리더십은 모든 간호대상자로 하여금 건강관련 필요한 지식, 의지와 자원을 갖추도록 지도하거나 이끌어주며, 개인과 조직의 목표를 위해 조직구성원이 집단활동에 자발적으로 참여하여 목표를 달성하도록 유도하는 리더의 능력을 뜻한다. 그러므로 간호학생부터 시작하여 간호사 경력에 따른 간호직무 리더십을 개발하여 간호에 대한 가치와 전문직업적 태도를 명확히 취하고 직무수행 과정에서 간호리더십을 발휘하는 것이 바람직하다.

② 간호리더십의 속성

간호리더십의 개념을 분석한 연구결과에 따르면 개인의 성장, 협력, 간호탁월성, 창의적 문제해결, 영향력의 5개 간호리더십 속성이 제시되었다. 이 장에서는 도출된 연구결과를 바탕으로 간호리더십의 속성을 알아보고자 한다.

먼저 개인의 성장이란 자기영향력을 행사하기 위해 사용되는 사고 및 행동전략을 의미하며, 자아성찰, 자기조절, 자기관리, 자아실현의 4가지 하위속성을 바탕으로 발달한다. 즉, 자기관리 역량과 간호대상자를 관리하는 능력 향상에 중점을 두고 자아성찰, 자기조절, 자기관리, 자아실현을 통해 리더의 역량과 자질을 개발하는 것이 간호리더십을 갖춘 개인으로 성장하도록 한다.

협력이란 대상자에 대해 다학제 간 각 전문직의 독자성과 고유성을 상호 존중하고,

적절한 의사소통과 조정을 도모한 팀활동을 통해 목적을 달성하는 것이며, 다양성에 대한 이해와 공감, 의사소통, 대인관계, 팀워크의 4가지 하위속성에 기초하여 발달한다. 간호대상자의 문제를 해결하기 위해 다학제 간 상호 존중정신과 적극적이며 효율적 소통을 통해 팀워크를 발전시키고 이를 기반으로 조직의 목표를 달성하는 것이 간호리더십의 속성 중 하나인 협력이다.

간호탁월성이란 일반적 전문지식, 전문적 임상지식 및 임상수행능력을 토대로 상급 간호실무 수행을 통해 간호 및 의료 질을 향상시키고 대상자의 건강증진을 위한 역할모델로서 사회발전에 기여하는 고도의 전문화된 간호를 제공하는 것이다. 여기에는 숙련성, 전문성, 역할모델의 3개 하위속성이 포함된다. 숙련된 간호실무능력을 바탕으로 창의적이며 혁신적인 간호서비스를 제공하는 상급 간호실무자로서 전문적 역할을 수행하며, 조직구성원을 새롭게 하고 힘을 주고 영감을 주는 행위로 조직구성원을 변화 및 활성화시키는 역할모델이 되어 동료를 지지하는 것을 의미한다.

창의적 문제해결이란 동기부여가 극대화된 개인이 오랫동안 한 영역에 몰입하면서 발달한 전문성이 발휘된 결과물로서 문제 이해하기, 아이디어 생성하기, 실행을 위한 준비하기, 접근방법 계획하기 등의 4가지 요소가 포함된다. 여기에는 비판적 사고, 창의성, 의사결정 능력, 문제해결 도구/기술 활용, 혁신행동의 5가지 하위속성이 확인되었다. 간호사가 체계적이고 비판적이며 종합적인 사고를 통해 간호문제에 대해 새롭고 다양한 방법으로 접근해 창의적으로 해결해 나가는 것을 의미한다.

간호리더십의 마지막 속성인 영향력은 복잡하고 특정한 목적을 달성하기 위해 리더가 다른 사람(팔로워)에게 영향을 미치는 다차원적인 과정을 의미한다. 특정한 행동적·인지적 전략을 적용해 개인이 높은 성과를 올리도록 이끌어주는 자율적 힘이며, 보다 높은 조직목표를 달성하고 조직문화를 창출하는 것이다. 세부속성으로 구성원을 이끌 수 있는 능력, 목표달성, 조직문화 창출, 건강정책의 4가지 하위속성이 제시되었다. 즉, 최상의 간호 및 의료서비스 제공을 위해 구성원들이 공동의 비전과 목적을 공유하고 지지적 협력체계 속에서 전문적이며 창의적인 문제해결을 통해 궁극적인 조직목표 달성과 새로운 조직문화 창출을 통해 국민 건강증진과 다양한 간호 및 보건의료정책이 확립되도록 이바지하는 것이다.

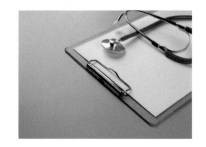

제4절 리더십과 관련된 유사 개념들

1 헤드십 Headship

먼저 리더십과 구분되는 개념으로서 헤드십은 "조직화된 권력의 체제에 의해 유지되며 이는 개인에 의해 통일된 권력으로서 실현된다."고 개념지어진다.

집단으로 업무를 성취하고자 할 때 목표가 설정되지 않았거나 상황의 공유화도 없고 역할인식의 통합도 없이 각자 멋대로 행동을 취하도록 놓아둔다면 바람직한 결과를 거두기란 어렵다.

그러므로 통상적인 조직 내에서의 부장, 과장, 대리 등 직급별로 구분하여 중간책임자를 선임하여 '제도적인 권위' 부하직원들을 통제하며 집단을 공통의 목표로 향하게 하는 것은 당연히 필요한 일이다. 이러한 형태, 즉 공적인 제도상의 권위에만 의존하는 통제를 '헤드십(headship, 우두머리형)'이라고 하며, 이를 '직위에 따른 권력(position power)에 의한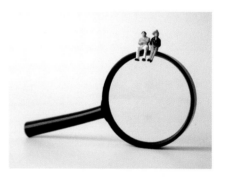

통제'라고도 한다. 그러나 '헤드십'만으로는 집단 내부에 참된 융합이 생길 수 없다. 즉, 지도자가 자기 자신의 입신출세나 자리 지키기를 생각할 뿐 아무런 사명감도 없이 부하나 타인의 일도 생각하지 않으며 제도상의 권위에만 의존하고 행동한다면 구성원들은 리더를 신뢰하려고 하지 않을 것이다. 그런 결과 부하직원들은 표면적으로만 복종하거나 또는 이기적 행동을 취할 뿐 집단의 사기나 향상, 개발의욕은 약해질 뿐이다.

그러나 반대로 전체를 위해 생각하는 정도가 강한, 즉 조직의 존립, 번영과 전원의 행복이라는 관점에서 관리행동을 취하는 리더에게는 조직구성원들이 큰 신뢰감을 느끼게 된다. 집단구성원이 자발적이고 적극적으로 지지하도록 만드는 지도자가 이룩하는 기능을 '리더십'이라고 부르는데, '헤드십'과는 당연히 구별되며 인간중시의 철학이 가미된 상태이다.

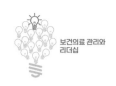

훌륭한 리더십의 발휘는 이미 살펴보았듯이 리더가 단순히 다른 사람보다 정직하거나 보다 지식인이거나 보다 용감하거나 하기 때문만은 아니다. 또한 그때그때 집단의 성향이나 집단에게 주어진 상황에 따라서는 정직하거나 용감하다고 해서 반드시 부하직원이 마음으로부터 따르는 것도 아니다. 즉, 부하직원 개개인을 충분히 이해하고 조직구성원 상호 간의 관계를 이해하며 부하직원과의 이해와 공감을 깊게 하면서 부하직원의 능력을 높이고 의욕이나 에너지를 공동의 활동목표로 향하게 하며, 조직의 목표를 실현시키는 것이 되어야 한다.

리더의 강력한 신념에서 우러나는 목표달성을 향한 강렬한 의욕, 사명감, 적절한 상황판단 및 집단에 대한 대응은 부하직원들 스스로 리더를 따르고자 하는 마음과 새로운 에너지를 만들어주게 된다.

표 1-1_ 헤드십과 리더십의 비교

	헤드십	리더십
권위	권위를 사용하여 처벌 및 제재 등 공포감 조성	자신의 권위를 하위자들에게 부여하여 나눔
목표	집단목표는 조직의 장이 일방적으로 설정	집단목표는 조직구성원들이 협의하여 설정
귀속감	공동체의식이 없으며, '나' 위주의 의식	'우리'라는 공동체의식에 귀속됨
사회성	상하 간의 사회적 간격이 매우 큼	상하 간의 사회적 간격이 좁거나 없음
지위 유지	조직구조상의 전제적 체제로 유지함	추종자들의 리더에 대한 자발적 지도성의 인정으로 유지함
특성	• 부하직원을 강행시킴 • 부하직원의 희생으로써 목표달성을 꾀함 • 부하직원에게 위협과 강제로써 공포심을 유발함 • 부하직원에게 책임을 전가함 • 기업 손실에 대해 비판함	• 부하직원을 감화시킴 • 목표달성과 부하직원의 발전을 꾀함 • 부하직원에게 작업방법 등 지도에 역점 • 본인이 책임을 짐 • 기업 손실을 발전의 자료로 생각함

② 보스

보스(boss)는 자신의 권력을 배경으로 자리에 군림하면서 권위주의적으로 지시하고 명령하면서 강압적이고도 강제적으로 부하직원을 몰아가는 특성을 가지며 이는 리더와 구별된다.

💠 표 1-2_ 보스와 리더의 차이

보 스	리 더
'나'라고 말한다.	'우리'라고 말한다.
조직구성원에게 '가라'고 명령한다.	조직구성원에게 '가자'라고 권한다.
등 뒤에서 일한다.	공개적으로 일한다.
공을 가로챈다.	남의 잘못도 도맡는다.
남을 믿지 않는다.	남을 믿는다.
조직구성원에게 겁을 준다.	조직구성원에게 희망을 준다.
조직구성원의 복종을 요구한다.	조직구성원의 존경을 모은다.
뒤에서 이들을 몰고 간다.	사람들을 앞에서 이끌고 간다.
권위에 의존한다.	선의(善意)에 의존한다.
회초리를 필요로 한다.	회초리를 필요로 하지 않는다.
현실도피적인, 즉 무지개를 바라본다.	자기가 밟고 있는 땅에서 눈을 떼지 않는다.
자기의 눈으로만 세상을 본다.	대중의 눈으로 세상을 본다.
자기의 약점을 숨긴다. 권위를 잃을까 두렵기 때문이다.	자기의 약점을 숨기지 않는다. 그럴 필요를 느끼지 않기 때문이다.
자기의 약점에 의해 반대로 더욱 더 강력한 권위를 유지한다.	자기의 약점에도 불구하고 권위를 얻는다.
자기와 의견을 달리하는 사람을 미워한다.	자기 의견에 반대하는 사람을 가까이 한다.
오늘을 위해 산다.	내일을 위해 산다.
시간이 경과할수록 권력을 쌓는다.	시간이 경과할수록 권위를 쌓는다.
타협을 모르고 대화를 거부한다.	타협에 능숙하고, 대화를 즐긴다.
정확히 말하자면 듣기 좋은 말만을 듣는 귀 하나만 가지고 있다.	듣는 귀가 여러 개 있다. 즉, 다양한 의견에 대한 청취를 한다.
누가 잘못하고 있는지를 지적한다.	무엇이 잘못되어 있는가를 알려준다.
권력을 즐긴다.	권위마저도 즐기지 않는다.
자기 말도 무시한다.	자기 말에 책임을 진다.
부하만을 만든다.	지지자를 만든다.
후계자에게 무거운 짐을 떠넘긴다.	후계자의 짐을 덜어 준다.
권위를 앞세운다.	권위를 등에 업고 다닐 뿐이다.
권력이 전부라고 생각한다.	권력이란 하나의 수단에 지나지 않는다고 여긴다.

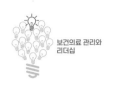

③ 지휘

경영관리자의 직능 가운데 하나인 지휘(Directing)직능과 리더십은 밀접한 관련이 있으나 구별되어야 할 측면들이 있다.

표 1-3_ **지휘자와 리더의 차이**

	지휘자	리 더
판단태도	결과만 중시함	과정과 결과 둘 다 중시함
집단발전	보스(boss)적 지배로 존속 · 발전을 도모함	리더와 하위자와의 관계 중심으로 발전을 도모함
목표설정	조직목적을 일방적으로 중시	구성원의 반응 고려 및 구성원의 참여 중시
복지	집단번영보다 지휘자 개인복지를 고려	집단과 조직구성원의 복지를 동시에 고려
목적	조직목적에 조직구성원을 예속시킴	조직목적과 개인목적의 동시 달성을 추구함
기타	직위에 기반	활동에 기반

④ 경영관리자

리더십은 조직의 경영관리에 있어서 매우 중요한 측면을 차지하며, 조직을 효율적으로 이끄는 능력(leading)은 유능한 경영관리자가 되기 위한 핵심적 요소들 중 하나이다. 또한 핵심적인 경영관리활동을 수행한다는 것은 구조화되지 않은 집단에서도 발견될 수 있지만, 경영관리자는 구조화된 조직에서 리더의 역할을 수행하게 된다. 이는 곧 경영관리자가 유능한 리더로서 역할을 할 것이라는 중요한 의미를 지니는 것이다.

표 1-4_ **경영관리자(manager)와 리더(leader)의 차이**

	경영관리자	리 더
목표에 대한 태도	특정인과 무관하고(impersonal) 수동적이며 반응적임	능동적이고 아이디어를 생성하며 개인에 깊숙이 관여함
일에 대한 개념	긴장을 제거하고 타인의 이익을 계산하며 협상과 계약체결을 하고 보상과 처벌을 활용함	신선한 접근방법을 개발하고 작업에서 열의를 창조함
개인적 자질	정서적 거리를 유지하고, 지시와 명령에 근거하며, 전문가의 폐쇄적 마인드를 가짐	정서적 긴밀성을 유지하고, 개방적 마인드로서 쇄신적 아이디어의 장려자로서의 통찰력을 가짐
결과추구	변화보다는 안정유지를 추구함	안정적 유지보다는 변화창출을 추구함

관리자와 리더의 특성 비교

베니스[Bennis]는 그의 저서 「On Becoming a Leader」(1994)에서 관리자와 리더의 근본적인 차이점을 다음과 같이 12가지로 열거하였다.

❶ 관리자는 관리(책임 수행)를 하지만, 리더는 혁신을 한다.

❷ 관리자는 비슷한 유형으로 나타나지만, 리더는 독창적 유형으로 나타난다.

❸ 관리자는 유지하지만, 리더는 개발한다.

❹ 관리자는 구조와 시스템에 초점을 두지만, 리더는 사람들에게 초점을 둔다.

❺ 관리자는 통제에 의존하지만, 리더는 신뢰를 고취시킨다.

❻ 관리자는 단기적 안목을 가지지만, 리더는 장기적 안목을 갖는다.

❼ 관리자는 '언제, 어떻게'를 묻지만, 리더는 '무엇, 왜'를 묻는다.

❽ 관리자는 수직적 관점이지만, 리더는 수평적 관점이다.

❾ 관리자는 모방하지만, 리더는 창조한다.

❿ 관리자는 현상을 유지하려 하지만, 리더는 그것에 도전한다.

⓫ 관리자는 전형적으로 좋은 병사이지만, 리더는 솔선수범으로 일하는 사람이다.

⓬ 관리자는 주어진 일들을 잘 하지만, 리더는 옳은 일을 한다.

그런데 리차드[Richard]는 그의 저서 「Organization Theory and Design」(2012)에서 위에 열거된 12가지 차이점을 지휘통솔, 조정, 관계성, 개인적 자질, 성과 등의 다섯 가지 관점에서 그 차이를 들여다 보면서 다음의 여덟 가지를 덧붙이고 있다.

⓭ 관리자는 기획을 하고 예산을 짜지만, 리더는 비전과 전략을 창안해낸다.(지휘통솔)

⓮ 관리자는 일반적으로 지휘통솔하고 통제하지만, 리더는 다른 사람들이 성장하도록 여지를 제공해주고, 그러한 과정에서 그들을 변화하도록 도와준다.(조정)

⓯ 관리자는 벽과 경계를 만들지만, 리더는 그것들을 해소시키려 한다.(관계성)

⓰ 관리자의 사람들과의 관계성은 직위와 권력에 기초하지만, 리더의 관계성과 영향력은 개인적 권위에 근거한다.(관계성)

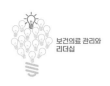
⑰ 관리자는 보스(두목)처럼 행동하지만, 리더는 코치, 조력자 및 머슴처럼 행동한다.(관계성)

⑱ 관리자는 자신의 감정을 드러내고 감정적 거리감, 전문가적 생각, 말로 설명하기, 규칙의 준수 및 조직 내부를 철저히 들여다 보기 등에 초점을 맞추지만, 리더는 감정적 유대감, 열린 마음, 경청, 규칙이나 관습에 얽매이지 않음 및 인간적 통찰 등에 초점을 맞춘다.(개인적 자질)

⑲ 관리자는 안전성을 유지하지만, 리더는 변화를 창조한다.(성과)

⑳ 관리자는 능률의 문화를 창조하려 하지만, 리더는 통합조정의 문화를 창조하려 한다.(성과)

🔍 관리자와 리더의 차이는 무엇인가?

이 질문에 대한 해답을 모른다면 리더의 자격을 의심해 보아야 할 것이다.

최근 수십 년간 발생된 가장 슬픈 소식들 중 하나는 바로 많은 리더들이 리더십을 상실했다는 점이다(물론 그중 상당수는 애초부터 리더십과 무관한 사람들이었지만). 관료제의 출현과 함께 다각화되고 끊임없이 변화하는 최근의 기업 환경은 일류 리더의 발굴과 훈련의 중요성을 불식시키고 있다. 최근의 많은 리더들은 자신의 업무를 관리에 국한시키는 경향이 자주 발생하게 되는데 이는 마치 수많은 보고서를 처리하고 이런저런 서류를 쫓아 진행하는 것과 같다. 따라서 인사전문가로서의 리더십은 실종되고, 상위조직체인 본사의 일부 경영자들에게만 권한이 집중된다.

하지만 차세대 리더는 리더의 지위에 국한되지 않으며, 그가 추구하는 목표는 명확하고 이러한 목표를 성취하기 위해 팀을 독려한다. 리더십이란 회사가 경쟁에서 승리하게끔 지원하는 과정으로 목표달성을 위해서는 팀의 협조와 동의, 책임의식이 수반되어야 한다. 그리고 중요한 결정을 내리기 위해서는 리더의 권위를 팀원들이 수용할 수 있어야 한다. 리더는 솔선수범하여 모범을 보이고, 각종 자극제를 활용하며, 확고한 판단을 통해 리더십을 발휘한다.

리더에게는 때로 고통스런 결정을 내릴 수 있는 용기가 필요하며, 아무리 어려운 상황이더라도 우유부단한 태도를 보여서는 안 된다. 비록 팀원들의 의사에 반하는 결정을 내릴지라도 충분한 근거와 설명을 통해 팀원들을 설득시키고 나아갈 방향을 제시한다.

　차세대 리더는 팀원을 신뢰하고 통제할 수 있는 능력을 가진다. 그리고 정확한 방향을 제시하여 명령을 지시하고 모든 팀원들을 이끈다. 팀원들은 리더와 동일한 확신과 신념을 가지고 그의 권한과 통제 및 리더십을 수용하므로 이 모든 일이 가능한 것이다.

⑤ 리더십과 권력Power

　인간의 사회적 활동과정에서는 그 어떤 형태로든 리더와 추종자의 관계가 성립하기 마련이고 리더십이 발휘됨에 있어서는 앞서 여러 학자들의 정의에서 주목한 바와 같이 영향력의 행사가 그 기반이 되고 있다. 바로 그 영향력의 바탕을 이루는 것이 권력(power)이다.

　리더십은 추종자(follower, 부하직원)들이 각자에게 미치는 영향력을 기꺼이 받아들이도록 영향을 미치는 능력이고, 권력은 부하직원의 행동에 영향력을 기꺼이 받아들이도록 영향을 미치는 능력이다. 따라서 권력은 부하직원의 행동에 영향을 미칠 잠재력(potentiality)을 지니고 있다는 점에서 리더십과는 불가분의 관계에 있다.

　프렌치와 레이번French & Raven은 권력을 강제적 권력(coercive power), 합법적 권력(legitimate power), 보상적 권력(reward pwoer), 준거적 권력(referent power), 전문적 권력(expert power)으로 나

♨ 표 1-5_ **경영관리자들이 사용하는 직위권력과 개인권력의 원천**

권력(power)의 원천	
직위로부터 나오는 권력	인물로부터 나오는 권력
• 보상(rewards) "당신들이 내가 요청하는 것을 할 경우 보상을 해 주겠다." • 강제(coercion) "당신들이 내가 요청하는 걸 하지 않을 경우, 벌을 주겠다." • 합법성(legitimacy) "나는 상사이므로 당신은 내가 하라는 대로 해야 해."	• 전문성(expertise) 특수한 지식과 정보의 원천이 됨으로써 기능함 • 평가준거(reference) 다른 사람들이 닮기를 좋아하는 사람이 됨으로써 기능함

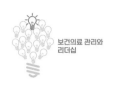

누고 있다. 이와 같은 다섯 가지 유형의 권력들 가운데 강제적 권력, 합법적 권력, 보상적 권력은 직위에 근거하여 나오는 권력인 데 반해, 준거적 권력과 전문적 권력은 인물에 근거하여 나오는 권력이다.

제5절 리더십의 기능과 유효성

기업의 경영관리에 있어서 리더십이 어떤 의의와 중요성을 지니는지 살펴보았는데, 이 절에서는 집단이나 조직에 있어서 리더십이 어떠한 기능을 하며 그 유효성은 어떤 기준으로 측정 평가될 수 있는지를 살펴보고자 한다.

❶ 리더십의 기능

리더십의 기능도 연구자들에 의해 다양하게 연구되었으며, 두 개의 큰 영역으로 나뉘어진다.

1. 집단 통일·유지의 기능

이는 리더로서의 지도적 지위의 유지를 위해 노력함과 동시에 조직을 구성하는 단위(개인 또는 하위집단)의 이해를 조정하고, 조직 내부의 여러 갈등과 분쟁을 사전에 방지하는 것을 의미한다. 또한 필요에 따라 상벌체계를 작동하며, 조직구성원들 간의 조직에 대한 일체감을 조성함으로써 최종적으로 집단과 조직을 통일·유지 및 강화함을 시도하는 기능을 말한다.

그 구체적인 내용은 ① 구성원을 하나의 팀으로서 훈련하는 일, ② 조직의 규범에 충실하는 일, ③ 개인으로서의 책임을 지고 모범을 보이는 일, ④ 리더로서 지위를 확보하는 일, ⑤ 제도적 통일을 기하는 일 등이다.

2. 집단 목표달성의 기능

이는 조직의 목표를 결정하고 그의 수행을 위한 구체적 계획을 수립하며 보다 생산적 활동에의 참여를 가능케 하는 조직구성원의 조직화 및 조직구성원의 사기진작을 시도하는 기능이 된다. 이러한 기능의 구체적인 측면으로는 ① 제도의 사명과 역할을 결정하는 일, ② 조직구성원으로 하여금 집단활동을 통해서 집단목표로의 동기를 유발하는 일, ③ 따르지 않을 것 같은 명령은 하지 않는 일, ④ 종업원의 행동을 유도해서 지시하는 일, ⑤ 조직구성원에게 자기가 갖고 있는 정보를 필요한 정도로 제공하고 전파하는 일 등을 들 수 있다.

② 리더십의 유효성

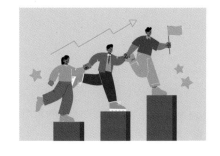

리더십의 유효성이란 리더십이 효과적으로 발휘되었는지의 여부, 즉 리더십이 효과적으로 발휘되어 집단이나 조직의 기능에 유효한 결과를 가져온 정도를 의미한다. 하지만 리더십의 개념이 학자들에 의해 다양한 의미로 나타나듯이, 리더십 유효성의 개념도 연구자마다 다르게 규정하고 있다. 학자들이 리더십 유효성을 측정하기 위해 제시하는 기준들은 다음과 같다.

❶ 집단의 존속
❷ 집단목표의 달성 정도
❸ 집단목표에 대한 부하직원들의 충성심
❹ 집단구성원의 심리적 안정
❺ 리더에 대한 부하직원들의 만족도
❻ 집단의 위기극복
❼ 능력집단의 성장
❽ 집단의 과업성과(performance)
❾ 리더의 계속적인 지위보유력 등이다.

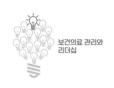

그리고 리더십 유효성을 측정하는 척도로 사용되는 또 하나의 개념은 리더가 집단과
정의 질(the quality of group process)에 어느 정도 공헌하고 있는가 하는 것으로 다음과 같다.

❶ 리더가 조직구성원 간의 협동, 조직구성원의 동기유발, 문제해결능력 및 의사결정
능력, 조직구성원들 간의 갈등해결에 어느 정도로 공헌하고 있는가?

❷ 리더가 역할분담의 능률성, 제 활동의 조직화, 자원의 축적, 변화와 위기에 대처하
기 위한 준비성 등에 공헌하고 있는가?

❸ 리더가 집단 응집력(group cohesiveness)을 고양시키고 있는가?

❹ 리더가 직장생활의 질(quality of working life)을 개선하고 있으며, 부하직원의 자신감을
키우며 부하직원들의 심리적 성장과 개발에 공헌하고 있는가? 등이다.

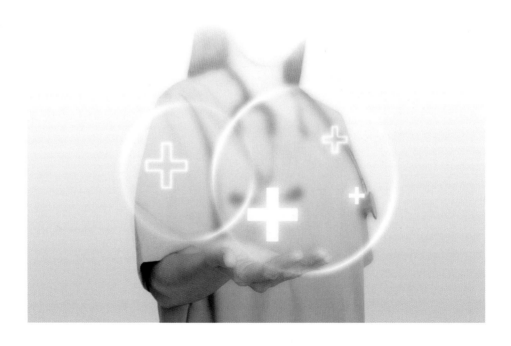

🌿 참고문헌

- 기노경(2020). 21세기형 리더의 산실, 군: 청년 리더 만들기 전략서. 바른북스.
- 김게리 유클. 강정애, 이상욱, 이상호, 이호선, 차도욱 역(2013). 현대조직의 리더십 이론. 시그마프레스.
- 김양일(2014). 삶의 힌트: 인생은 한 권의 책. 문지사.
- 김인숙 외(2015). 최신 간호관리학. 현문사.
- 다니엘 골먼, 피터 드러커. 이한나 역(2015). 조직의 성과를 이끌어내는 리더십. 매경출판.
- 다니엘 헌터. 신미자, 김문실, 김지미, 이여진 역(2017). 글로컬 간호리더십. 수문사.
- 데이비드 프리맨틀. 김광수 역(1999). 21세기 리더. 뜨락.
- 리처드 L. 다프트(2017). 리더십 이론과 실무. 한경사.
- 박경록, 이해수, 양승희(2021). Core 핵심 리더십 개발. 한올.
- 박일순(2021). 리더십과 인성. 한올.
- 배병삼(2012). 정조의 리더십, 세종의 리더십. https://hmparkblog.tistory.com/32.
- 신미자, 김성진, 김지미, 김현경, 남정자 외(2022). 간호관리학. 수문사.
- 안상준, 박경록, 서규훈(2013). 리더십 핵심이론과 실무. 동방의빛.
- 양창삼(1994). 조직행동의 이해. 법문사.
- 양창삼(1997). 인간관계와 갈등관리. 경문사.
- 염영희, 고명숙, 김기경, 김보열, 김유정 외(2020). 학습성과기반 간호관리학(7판). 수문사.
- 이재희(2016). 자기인식과 미래탐색 리더십 프레임. 한올.
- 임태조(2021). 액션리더십. 가디언.
- 장금성, 이명하, 김복남, 기윤민, 김은아 외(2018). 실천중심 간호리더십. 학지사메디컬.
- 탁진국, 손주영(2017). 리더십 이론과 실제. 학지사.
- 피터 G. 노스하우스(2018). 리더십 이론과 실제. 경문사.
- 한홍(2000). 거인들의 발자국. 두란노.
- 홍대식(2011). 성공적 인간관계. 박영사.
- 황규대, 박상진, 이광희, 이철기(2007). 조직행동의 이해. 박영사.

- Bennis, W. G. (1994). On Becoming a Leader. Reading, MA: Addison-Wesley.
- Drucker, P. E. (1992). The Practice of Management. New York: Harper and Brothers.
- Fiedler, F. D. (1969). A Theory of Leadership Effectiveness. McGraw-Hill Company.
- French, J. & Raven, B. (1959). The bases of social power. in D. Cartwright (ed.). Studies in social power. Ann Arniversity of Michigan.

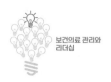

- Harsey, P. & Blanchard, K. H. (1982). Leadership style: Attitude and behaviors. Training & Development Journal, 36(5)
- Harsey, P., Blanchard, K. H., & John, D. E. (2013). Management of organizational behavior: Leading human resources (10th, ed.). Upper Saddle River. NJ: pearson Education.
- John R. Schermerhorn Jr. Management (6th, ed.) (1999). John Wiley & Sons, Inc..
- Koontz, H., O'Donnel, C., & Weihrich, H. (1980). Management (7th, ed.). New York: Mc-Graw-Hill.
- Richard L. Daft (2012). Organization Theory and Design, South-Western College Pub (11th, ed.).
- Richard L. Daft (2015). Organization Theory and Design. Cengage Learning.
- Stanley, S. (2009). Clinical leadership and the theory of congreent leadership. In: Bishop, V. (ed). Leadership for Nursing and Allied Health Care Professionals. Berik-shine: Mc-Graw-Hill.
- Stogdill, R. M. (1974). Handbook of leadership: A survey of the literature. New York: Free Press.
- Tannenbaum, R. & Schmidt, W. H. (1973), How to choose a leadership pattern, Havard bussiness review, 167.
- Terry, G. R. (1969). Principle of Management (3rd ed.). Homewood, Ill: Richard D. Irwin, Inc..
- W. Chan Kim & Renée A. (1992). Mauborgne, "Parables of Leadership," Harvard Business Review.

_____학년 _____반 / 학번_____ 이름_____

❶ 리더십의 5가지 요소에 대하여 정리하시오.

구 분	설 명
1)	
2)	
3)	
4)	
5)	

❷ 간호리더십의 속성 5가지에 대하여 정리하시오.

구 분	설 명
1)	
2)	
3)	
4)	
5)	

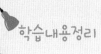
❸ 리더십과 관련된 유사 개념들에 대하여 정리하시오.

구 분	설 명
1) 헤드십과 리더십	
2) 보스와 리더	
3) 지휘자와 리더	
4) 경영관리자와 리더	

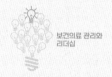

보건의료 관리와
리더십

Chapter
02

간호의
영향력과
전문영역 확장

학습목표

제1절 영향력의 개념과 의의

1. 영향력의 개념을 설명할 수 있다.
2. 영향력의 의의에 대해 이해하고 설명할 수 있다.

제2절 영향력과 리더십

1. 영향력과 리더십의 관계를 설명한다.
2. 영향력 행사 전술의 다양한 유형을 이해하고 설명할 수 있다.
3. 다양한 상황에 맞춰 구성원이 과업을 적극적으로 수행하도록 영향력 전술을 활용할 수 있다.

제3절 권력, 권한 및 영향력의 상호 비교

1. 권력과 권한 및 영향력을 상호 비교하여 설명할 수 있다.
2. 직위권력의 유형과 내용을 설명할 수 있다.
3. 개인적 권력의 유형과 내용을 설명할 수 있다.

제4절 간호의 전문영역 확장

1. 간호사의 확장된 전문영역별 내용을 이해하고 설명할 수 있다.
2. 간호사의 확장된 전문역할 수행에 대한 자격요건을 설명할 수 있다.
3. 간호사의 확장된 전문영역 중 창업분야에 대한 내용을 설명할 수 있다.

제5절 전문간호사의 유형

1. 우리나라 전문간호사 제도에 대해 이해하고 설명할 수 있다.
2. 우리나라 전문간호사의 유형과 교육기관에 대해 설명할 수 있다.
3. 전문간호사의 주요 역할에 대해 설명할 수 있다.
4. 우리나라 전문간호사 자격취득 요건에 대해 설명할 수 있다.
5. 미국의 전문간호사 제도의 내용을 이해하고 비교 설명할 수 있다.

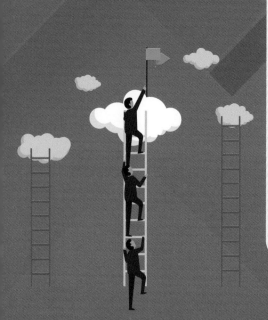

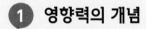

1 영향력의 개념

영향력(influence)은 어떤 수단을 사용하여 상대의 행동을 비강제적으로 변화시키려고 하는 경우 그것이 어느 정도로 성공할 것인지를 나타내는 힘(power)이라고 할 수 있다. 예를 들면, 어떤 수단을 사용해도 상대의 행동이 변하지 않은 경우에는 영향력이 없다고 할 수 있다. 반면 그 수단을 사용해서 상대의 행동이 크게 변한 경우에는 영향력이 크다고 할 수 있다. 따라서 영향력 행사에 따른 결과는 영향력을 받는 사람, 영향력을 행사하는 목적, 그리고 영향력을 행사하는 기간 등에 따라 다르게 나타난다. 리더가 영향력을 행사한 것이 효과적이었는지를 평가하는 근거는 결과가 영향력을 행사한 리더의 의도대로 나타났느냐 하는 것이다. 리더는 영향력의 행사로 원하는 바를 얻을 수 있으나, 그 효과가 의도했던 것보다 작을 수도 있다. 영향력은 강제력을 수반하지 않고서도 자발적으로 권위를 받아들이는 경우에 성립되며, 일반적으로 권력의 부드러운 행사의 경우를 말한다.

2 영향력의 의의

게리 유클Gary Yukl은 "영향력은 단순히 한 당사자가 다른 당사자에게 미치는 효과"라고 정의하였는데 영향력은 오직 다른 이들과의 관계 속에서만 존재하며, 노력을 통해 얻을 수 있다. 예를 들어, 전문간호사는 일반간호사들에게 영향력을 가지는데, 이것은 노력을 통해 지식과 기술을 얻었기 때문이다. 간호사가 영향력을 가져야 하는 이유는 환자에게 향상된 간호를 제공하고, 개선된 근무조건에서 일하며 환자들의 건강을 향상시키고자 함이다.

간호리더십에서 영향력은 최상의 간호 및 질 높은 의료 서비스를 제공하기 위해 전문적이고 창의적 문제해결을 통하여 조직의 공동목표 달성 및 새로운 조직문화를 창출하는 것으로 더 나아가 국민의 건강증진과 다양한 간호 및 보건의료정책의 확립에 기여

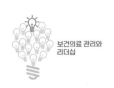

하는 것이다. 그러기 위해서는 구체적인 영향력 행동지침을 개발 및 축적하고, 실무에서 성공적인 영향력을 발휘할 수 있도록 필요한 전술을 훈련하는 것이 필요하다.

제2절 영향력과 리더십

① 영향력과 리더십의 관계

오스왈드 샌더스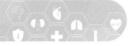는 "리더십이란 영향력, 즉 한 사람이 다른 사람에게 영향을 미치는 능력이다."라고 하였다. 훌륭한 리더가 되기 위해서는 많은 자질들이 요구되나 일단 리더의 자리에 세워진 후에는 리더의 영향력이 문제가 될 수밖에 없다. 단순히 명성만으로는 부족하며 궁극적으로는 행위로 이어져야 하기 때문이다. 영향력 있는 리더에게는 다음과 같은 요소들을 찾아볼 수 있다. ❶ 사명과 비전을 제시한다. ❷ 최선을 다한다. ❸ 의사소통에 능하다. ❹ 섬긴다. ❺ 긍정적이다. ❻ 영향력의 의미를 알고 있다.

리더십은 영향력을 행사하는 과정의 일부이며, 리더십의 핵심은 조직구성원이 자신의 행동을 변화시키고 목표를 향해 나아가도록 영향력을 행사하는 것이다. 그런 의미에서 영향력은 권력보다 중요하다. 유능한 리더는 조직구성원에게 영향력을 행사하여 스스로 자신의 목표를 찾아 수행하도록 한다. 따라서 유능한 리더가 되기 위해서는 모든 기업에서 일어나는 권력관계의 복잡한 네트워크와 영향력 과정을 이해할 필요가 있다. 간호사는 자신의 상사, 동료, 구성원의 행동을 변화시키고자 할 때 이끌 수 있는 능력을 강화함으로써 원하는 방향을 제시하고 설득할 수 있어야 한다. 목표달성을 위해 필요한 지시와 명령을 구체화할 수 있고, 팀의 공동목표 달성을 위해 구성원의 과업을 적극적으로 수행하도록 구성원을 동기부여할 수 있어야 한다.

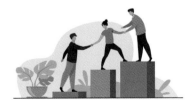

② 영향력 전술

리더십에 대한 정의는 집단, 영향을 미치는 과정, 목표달성 등이 공통적으로 포함되어 있다. 즉, 리더십은 집단에서 사람 간의 상호작용을 통해 일어나며, 집단구성원의 행동이 목표달성을 향하도록 영향을 미치는 과정이다. 유클과 트레시^{Yukl & Tracey} 등은 영향력 전술(tactics of influence)이란 용어를 사용하였는데, 이는 다른 사람의 태도와 행동에 영향을 주기 위해 의도적으로 사용하는 행동의 유형을 말한다. 이후 다양한 연구를 통해 리더가 구사할 수 있는 영향력 전술의 유형을 확인하고자 하였다. 영향력 전술의 종류로 권명은과 이호선(2010)은 합리적 설득, 이해관계 설명, 영감에 호소, 상담, 협력, 비위 맞추기, 개인적 호소, 교환, 연합 전술, 합법화 전술, 압력 등의 11가지를 소개하고 각각의 정의를 제시하였다.

표 2-1_ 영향력 행사 전술

영향력 행사 전술	정 의
합리적 설득	영향력을 행사하는 사람은 제안이나 요구가 실행 가능하고 중요한 목표를 달성하는 데 적절하다는 것을 보여주기 위해 업무에 필요한 정보를 제공하거나 사실에 관한 증거를 사용하여 논리적으로 설득한다.
이해관계 설명	영향력을 행사하는 사람은 요구를 실행하거나 제안을 지지하는 것이 개인목표 달성에도 도움이 되며 인맥, 명성 등 과업을 수행할 때 얻게 될 이점 그리고 영향력을 받는 사람의 경력개발에 어떻게 도움이 될 것인지를 설명해 준다.
영감에 호소	영향력을 행사하는 사람은 제안이나 요구에 대해 영향력을 받는 사람의 몰입을 확보하기 위해 가치 또는 이상이나 비전에 호소하거나, 새로운 변화를 제안할 때 그 일이 신나고 보람 있는 일임을 설명하고 감정을 자극하려고 노력한다.
상담	영향력을 행사하는 사람은 영향력을 받는 사람을 격려하여 개선점을 제의하도록 하거나 더 좋은 아이디어가 있는지 묻고 지시를 내리기전 업무와 관련한 의견을 미리 질문할 수 있다.
협력	영향력을 행사하는 사람은 영향력을 받는 사람이 요구를 실행할 때 적절한 지원과 자원을 제공하고, 일하는 데 필요한 도움을 주겠다고 제의한다.
비위 맞추기	영향력을 행사하는 사람은 영향력을 시도하기 전에 기술과 지식에 대한 칭찬이나 듣기 좋은 말을 하거나 과거에 성취한 업적을 칭찬하며 지시한다. 또 어려운 요구를 할 때 상대방이 이 일에 가장 적합한 사람이라고 설명하며 가지고 있는 능력에 신뢰감을 표현한다.
개인적 호소	영향력을 행사하는 사람은 영향력을 받는 사람에게 친구로서 일을 좀 도와달라고 우정에 호소하거나, 요구하는 것이 무엇인지 말하기 전에 친분을 확인하는 말을 먼저 꺼내며 개인적으로 부탁한다.
교환	영향력을 행사하는 사람은 인센티브를 제공하거나 과제수행을 허락함으로써 원하는 것을 제공하거나, 만약 요구하는 것을 해준다면 나중에 보답할 의향이 있음을 표현한다.
연합 전술	영향력을 행사하는 사람은 영향력을 받는 사람이 어떤 것을 하도록 설득하기 위해 다른 사람들의 도움을 모색하거나 영향력을 받는 사람의 동의를 얻기 위해 타인의 지지를 이용한다.
합법화 전술	영향력을 행사하는 사람은 요구사항이 회사의 정책과 일치함을 설명하거나, 요구를 할 수 있는 권한을 입증하기 위해 규정, 정책, 법률, 계약서 또는 공식문서 등을 언급함으로써 요구의 적법성을 확립한다.
압력	영향력을 행사하는 사람은 영향력을 받는 사람에게 위협적으로 지시를 내리거나 지시사항을 이행하는지 지속적으로 확인 또는 과업수행에 대한 명령과 채근을 사용한다.

출처: 권명은과 이호선(2010). 리더의 영향력 행사 전술과 권력 원천이 영향력의 결과에 미치는 영향. 한국인사관리학회 학술대회 발표논문집, 1-29 수정

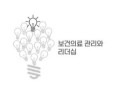

제3절 권력, 권한 및 영향력의 상호 비교

① 권력과 권한 및 영향력의 상호 비교

권력(power)은 라틴어로 능력을 의미하는 포테스타스(potestas) 또는 포텐티아(potentia)에서 유래된 프랑스어 뿌부와(pouvoir)에서 비롯된 단어이다. 언어적 기원에서 살펴보면 권력이란 잠재력(potentiality)의 의미를 가지고 있다고 볼 수 있다. 권력이란 개인 또는 집단이 다른 개인 또는 집단을 자기의 의사에 따라 행동하게 하는 잠재적인 힘이라 할 수 있다. 리더와 조직구성원은 다양한 권력의 원천을 통해 상호작용하고 영향을 미친다. 우리가 조직에서 자리를 차지하거나 리더가 되고 싶다는 욕구의 저변에는 그에 따르는 권력의 매력 때문이다.

권한(authority)은 행사할 수 있는 권리의 범위와 유효기한이 법과 규정에 의해 정해져 있는 한시적 개념이다. 따라서 권한은 직위에 바탕을 둔 합법적인 권력이라고 한다. 권력은 권한을 포함하는 의미이다. 권한은 기대하는 결과를 얻을 수도 얻지 못할 수도 있지만, 권력은 기대하는 결과를 얻는 능력이다.

영향력(influence)은 다른 사람이나 집단의 가치관, 태도, 행동, 신념 등에 변화를 가져올 수 있는 권력의 총량이다. 비슷해 보이지만 권력은 사회적 관계 속에서 상대방의 의지와 상관없이 자기 자신의 의지대로 영향을 끼칠 수 있는 능력이나 잠재능력을 뜻한다면, 영향력은 권력보다 넓은 개념으로 권력이 실제로 발휘된 상태를 말한다. 또한, 영향력은 시간과 공간을 초월하는 무한 개념으로 고대철학자인 노자와 소크라테스 Socrates 는 아직까지도 우리에게 영향을 끼친다.

따라서 영향력은 권력의 상위 개념이며 권력은 권한의 상위 개념으로 볼 수 있다. 영향력을 발휘하기 위해 리더는 권력을 갖고 있어야 한다. 따라서 영향력을 발휘하기 위해서는 어떠한 유형의 권력이 존재하는지를 이해해야 한다. 다음은 프렌치와 레이번 French & Raven이 제시한 다섯 가지 유형의 권력이다. 이들은 권력을 크게 직위권력과 개인적 권력으로 나누었다.

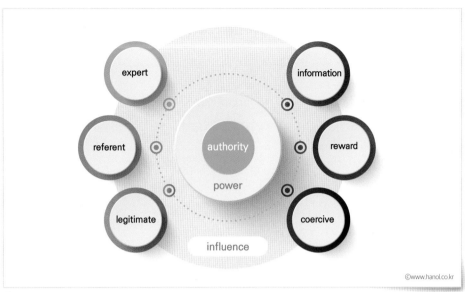

그림 2-1_ 권력과 권한 및 영향력의 관계

1. 직위권력

❶ **합법적 권력**(legitimate power)   공식적으로 임명된 직위와 개인적 능력에 의해 발휘되는 영향력이다. 공식적 직책과 직위에 기반하며, 권한과 유사하다. 리더가 의사결정을 하고 명령준수를 요구하는 기본적인 권리에 해당한다.

❷ **강제적 권력**(coercive power)   위협, 감봉, 해고, 처벌 등 인간의 공포에 기반하여 처벌과 위해를 가할 수 있는 능력을 말하며, 일반적으로 구성원의 분노나 적대감을 유발한다. 조직구성원들이 리더에 의해 통제된다고 믿는 처벌을 피하기 위해 따른다. 한마디로 위반을 처벌하는 능력이다. 예를 들어 간호사를 원하지 않는 부서로 이동시킨다든지 승진에서 누락시키는 등의 불이익을 줄 수 있다.

❸ **보상적 권력**(reward power)   조직구성원의 행동을 경제적 보상요인으로 유인하는 능력이다. 다른 사람이 가치를 두고 있는 경제적, 정신적 보상(봉급, 승진, 보직, 인정감 등)을 제공할 수 있는 능력이 있을 때 발생하는 권력이다.

❹ **정보적 권력**(information power)   보편적으로 사람들이 가치를 두는 전문적 지식이나 일할 때 필요로 하는 정보를 갖고 있을 때 기인한다.

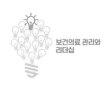
2. 개인적 권력

① 선분석 권력(expert power)　특화된 능력이나 전문직 기술, 지식, 독점직 징보 등이 리더의 개인적인 실력을 통해 발휘되는 권력을 의미한다. 예를 들어 사람들은 조직계층의 상하에 관계없는 전문적인 기술이나 지식을 가지고 있는 교수, 의사, 투자 컨설턴트 등과 같은 전문가의 말을 믿고 따른다.

② 준거적 권력(referent power)　리더가 조직구성원에게 매력과 존경심을 느낄 수 있게 하는 개인적 특성이 발휘되는 권력이다. 조직구성원이 자신보다 뛰어나다고 생각하는 관리자를 닮고자 할 때 발생한다. 일명 카리스마의 개념과 유사하고 조직구성원들로부터 호감과 존경, 신뢰가 발생한다.

 제4절　**간호의 전문영역 확장**

① 보건교사

　간호대학교에서 교직과목을 이수한 졸업자 및 졸업 예정자에게 자격이 주어지며 교육학과 전공과목의 4지 선다형 지필고사와 논술, 교직 적성과 심층면접 및 수업능력평가를 시행하여 선발한다. 초등학교 및 중·고등학교에서 학생의 건강에 관한 계획을 세우고 학교의 보건활동을 주로 수행한다. 보건교사는 학생의 건강 상태를 평가하기 위해 정기적으로 건강진단을 실시하고 검사 결과를 검토하며, 안전사고에 대한 응급처치, 질병 및 전염병에 대한 보건교육 등을 실시한다. 보건 및 의료단체와 협의하여 효율적인 건강계획을 수립하고 실시하며, 청소 및 소독을 실시함으로써 학교시설의 위생 상태를 점검한다. 학생의 건강에 관한 상담을 하며 응급처치 및 구강 관리교육, 비만 관리교육, 성교육, 약물 오남용 예방교육 등 보건교육을 실시한다. 보건실의 시설, 설비, 약품 등을 준비해 놓고 필요시 의약품 투여, 응급처치 등 기타 의료행위를 한다. 근무일과 시간이 규칙적이며 방학기간에 휴가를 사용할 수 있는 장점이 있지만, COVID-19와 같은 전염성이 강한 감염병이 유행하게 되면 학교 내 방역과 응급처치가 늘어나 근무환경에 긴장감이 증가한다. 자격요건으로는 간호대학에서 교직과목을 이수한 졸업자 및 졸업 예정자이며, 교육학과 전공과목의 지필고사와 논술, 교직적성과 심층면접 및 수업능력평가를 시행하여 선발한다.

② 산업전문간호사

대체적으로 산업체 의무실에 종사하며 근로자의 건강에 대한 계획을 세우고 산업안전보건법에 따른 보건행정 관련 업무를 수행한다. 산업전문간호사의 업무를 자세히 살펴보자면 사업장에서 산업 보건계획을 수립하고 수행, 평가한다. 예를 들어 금연운동 등 건강증진 사업, 직업병 예방을 위한 사업을 계획하고 실행한다거나 근로자의 건강을 위협하는 사업장 환경을 개선한다. 근로자 개인별 건강카드를 기록하고 유지하며 작업장에서 갑작스럽게 생긴 환자 발생 원인을 파악하고 관련 통계를 기록, 유지하며 안전사고의 문제해결을 위해 관련 부서에 보고 및 통보한다. 또한, 산업위생에 필요한 장비 및 약품을 구비하고 관리하며, 의약품, 의료비품, 의료장비 등을 구매하여 근로자에게 제공하고 관리한다. 근로자를 대상으로 보호구 착용 등 산업안전 관련 교육업무도 수행한다. 대기업 및 공사, 은행, 조선소, 호텔 등에서 채용한다.

③ 보험심사 관리사

보험심사 관리사는 지속적인 교육과 연구 활동을 통하여 적정진료, 효율적 의료경영, 의료의 질 향상, 건전한 보건의료제도 발전을 위해 주로 진료 내역의 적정성 여부를 심사, 평가하고 의료의 질 향상을 위해 의료인과 환자를 대상으로 보험 기준 및 의료의 적정성 기준에 대해 교육한다. 진료에 대한 심사 및 평가를 통해 적정한 자료 모델을 제시하고 표준화하며, 각 과의 진료통계 및 진료 행태에 대해 분석하고 연구하여 보건정책을 제안하기도 한다. 또한, 보험 기준과 의료의 적절성 평가기준에 대해서 심사기구와 요양기관 간의 분쟁을 줄이기 위해 필요한 조치 등에 대하여 협의 및 조정한다.

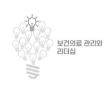
4 항공간호사

비행사, 승무원, 정비사 등 항공사 내에 근무하는 직원들의 건강을 관리하고 비행기 탑승 전 승객의 건강문제를 확인 후 탑승 적합성 여부 파악 및 돌봄 서비스를 제공하고 도착 후, 의사에게 인계하는 업무를 한다. 또 다른 항공간호사로 응급의료 전용헬기에 탑승하여 중증 응급환자를 빠르게 의료기관까지 이송하는 업무를 하는 항공간호사도 있다. 헬기 내 응급의료장비를 장착해 의료기관의 최종치료를 받기까지 전 과정에서 전문적인 응급간호를 시행하여 적절한 치료를 받도록 하는 선진국형 의료 서비스를 제공한다.

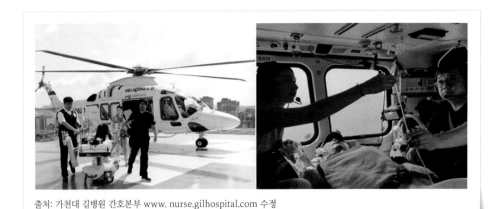

출처: 가천대 길병원 간호본부 www. nurse.gilhospital.com 수정

그림 2-2_ 항공간호사

5 간호사 창업

1. 노인장기 요양센터

간호사는 재가복지센터(널싱홈)를 운영할 수 있다. 사무실 시설 전용면적은 $16.5m^2$ 이상이어야 하며 필요한 비품을 갖춰 시, 군, 구청에 설치신고서를 제출하면 된다. 배치 인력으로는 시설센터장 1인과 농·어촌 지역의 경우 요양보호사를 5명 이상 배치해야 하며 그 외 지역은 요양보호사 15명 이상, 수급자 15인 이상일 시 사회복지사 1명을 의무

배치해야 하며 시설장은 간호사 외에 사회복지사 또는 5년 이상의 실무경력을 갖춘 요양보호사, 5년 이상 실무경력을 갖춘 간호조무사가 될 수 있다.

2. 산후조리원

간호사는 산후조리원을 운영할 수 있다. 인력과 시설을 갖추어 시, 군, 구청장에게 신고서를 제출하면 된다. 입원한 영·유아 7인당 간호사 1인, 영·유아 5인당 간호조무사 2인을 배치하고 매 근무번마다 간호사 1인 이상이 반드시 근무해야 한다.

3. 보육시설과 어린이집

간호사는 영유아보육법에 따라 보육시설을 창업할 수 있다. 40인 미만 보육시설 원장은 보육교사 1급 자격증을 취득하고 3년 이상의 보육 등 아동복지 업무경력이 있어야 하며 간호과 졸업생은 보육자격관리 사무국에 자격증 신청이 가능하다. 평수에 따라 최고 인원수가 정해져 있으며 어린이집으로만 운영 시 등록, 취득, 재산세가 면제된다. 각 지방 시청마다 시설인가 기준이 다르게 요구된다. 아울러 아동복지법에 의거하여 아동복지시설을 창업할 수 있다.

4. 요양보호사 교육원

요양보호사란 치매 또는 중풍 등 노인성 질환으로 독립적인 일상생활을 수행하기 어려운 노인들을 위해 노인요양 및 재가시설에서 신체 및 가사지원 서비스를 제공하는 인력을 말한다. 노인장기 요양보험제도 시행과 관련하여 종전 노인복지법상 인력인 가정봉사원과 생활지도원보다 기능과 지식수준을 강화하기 위하여 신설된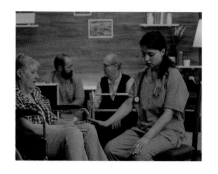
요양보호사 국가자격제도(시·도지사 발급)이다. 요양보호사 자격취득방법은 요양보호사 교육기관에서 이론과 실습 등의 교육과정 이수 후 자격시험에 합격하여야 가능하다. 이러한 요양보호사 교육원 역시 간호사들의 창업분야 중 하나에 해당된다. 이러한 창업설치 기준으로는 시설기준, 학습교구 기준, 직원배치 기준 등을 충족하여야 가능하다.

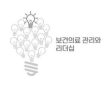
5. 기타

간호조무사 양성학원이나 병원 코디네이터 교육, 간병인 관련 교육이 가능하다. 또한 발 마사지, 경락관리, 아로마 관련 샵 등을 운영할 수 있고, 실버용품 등 의료용구 관련 사업 및 장애아 언어치료 센터 등을 창업할 수 있다.

또한, 지역 보건소에 연계하여 방문간호사업과 장기요양 서비스와 연계된 가정전문간호사, 호스피스전문간호사, 치매전문간호사로 일할 수 있다.

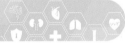

제5절   전문간호사의 유형

① 전문간호사 제도

전문간호사(Advanced Practice Nurse; APN)는 보건복지부장관이 인정하는 전문간호사 자격을 가진 자로서 해당 분야에 대한 높은 수준의 지식과 기술을 가지고 자율적으로 의료기관 또는 개인 및 가족과 지역사회에 상급수준(advanced practice nursing)의 전문적 간호를 수행하는 자이다.

전문간호사 제도는 1973년 의료법 제56조에 '분야별 간호사'조항을 신설하여 보건, 마취, 정신간호사를 명시함으로써 시작하였다. 1990년 가정간호를 추가, 보건 간호과정, 마취 간호과정을 운영하는 교육기관의 지정기준 및 이수과목 등의 세부적인 사항을 명시하였다. 2000년에는 분야별 간호사가 전문간호사로 명칭이 변경되었으며 기존 4개의 분야에서 6개 분야를 신설하고자 의료법 시행 규칙안이 법제처의 심사를 진행하였다. 2003년 감염관리, 노인, 산업, 응급, 중환자, 호스피스 전문간호사 과정이 신설되었으며, 전문간호사 교육과정이 대학원 과정으로 변경되었다. 2006년 종양, 임상, 아동 전문간호사 과정이 신설되었으며 현재 전문간호사는 13분야가 있다.

② 전문간호사의 역할

1. 전문가적 간호실무 제공(direct clinical practice)

전문간호사는 자신의 전문분야에서 간호실무와 관련된 깊이 있는 지식과 기술을 기반으로 대상자에게 상급 간호실무를 제공한다.

2. 교육과 상담(coaching and guidance)

일반간호사, 간호학생 및 타 보건의료인력 혹은 환자와 그 가족 등 대상자들에게 교육을 실시하고 간호사 보수교육 또는 실무교육 프로그램 개발에 참여하며 수행한다.

3. 연구(research)

기존의 발표된 연구 결과를 실무현장에 적용하고, 실무 중 직면하고 있는 간호문제를 발견하여 연구문제로 제시함으로써 연구를 직접 수행하거나 연구에 참여한다.

4. 리더십(clinical and professional leadership)

대상자에게 제공되는 간호의 질 향상과 상급 간호실무의 수준을 높이기 위해 변화촉진자, 역할모델 및 옹호자로서 활동하는 임상적 지도력을 발휘한다.

5. 자문 및 협동(consultation and coordination)

대상자에게 제공되는 간호의 효과를 최대화하기 위해 일반간호사, 타 보건의료인력 또는 환자와 그 가족을 대상으로 상급 지식과 기술, 판단력을 이용하여 자문하거나, 혹은 타 부서 보건의료인력과 협동적 관계를 형성하고 조정활동을 한다.

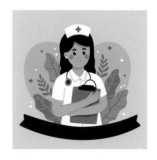

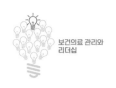

③ 전문간호사의 영역과 역할

1973년에 도입된 '분야별 간호사'의 명칭이 2000년 '전문간호사'로 개정되면서 '전문간호사 자격 인정 등에 대한 규칙'이 제정되었고 그로 인해 전문간호사 직제가 확립되었다.

현재 의료법에서 인정하는 전문간호사의 실무분야는 마취, 보건, 정신, 가정, 감염, 산업, 응급, 노인, 중환자, 호스피스, 종양, 임상, 아동 등 총 13개 영역이다. 다음은 각 전문간호사의 영역별 역할에 대한 내용이다.

1. 마취전문간호사

마취전문간호사는 마취전문의의 절대적 부족과 무자격 마취사 난립에 대한 개선책으로 만들어졌다. 1973년 의료법에 '분야별 간호사'의 하나로 명시되었으며, 1975년부터 마취간호사 교육과정이 승인되어 오늘날까지 이르고 있다.

마취전문간호사는 수술의 전 과정 중에서 마취 전체 단계의 일을 맡아서 관장하는 직업으로서 마취환자 진료에 필요한 업무 중 마취전문간호에 필요한 업무를 한다. 그 밖에 마취전문간호의 교육, 상담, 관리 및 연구 등을 통해 전문성을 향상시키고, 마취 준비, 마취 후 회복관리 등의 업무를 한다.

2. 보건전문간호사

보건전문간호사는 지역사회에 거주하는 주민이나 집단, 혹은 지역사회 전체를 대상으로 국가가 목표로 하는 공공보건사업을 전개한다. 보건간호사업의 질적 강화를 위해 보완되어야 할 핵심역량으로 보건사업의 관리, 정책상 협상, 사업의 질적 보장과 이를 모니터링하는 것, 지도력을 갖고 역할을 개발하는 것이 강조되면서 보건전문간호사가 생기게 되었고 점점 그 중요성은 커져가고 있다.

보건전문간호사는 보건전문간호 분야의 교육 및 상담, 관리, 연구 등의 활동으로 전문성을 향상시키고, 그 밖에 지역사회의 질병예방, 보건교육, 건강증진을 위한 활동 등 보건전문간호에 필요한 업무를 한다.

3. 정신전문간호사

과거의 입원 수용 위주의 정신질환 대상자 관리는 엄청난 비용과 전문인력이 필요하고 사회적인 편견이 심해지는 결과를 초래했다. 그 결과 현재 보건소를 중심으로 한 지역사회의 관리 전환으로 정신장애인의 삶의 질을 보장하고 국가적 차원의 보건 향상을 위해 지역사회 보건사업의 필요성이 대두되었고 정신전문간호사가 지역사회 정신보건사업활동의 주축이 되었다.

정신전문간호사는 정신전문간호 분야의 상담, 관리, 교육 및 연구 등을 통해 전문성을 향상시키고, 그 밖에 정신질환자 등에 대한 간호, 환자와 가족, 지역사회 등의 정신건강 증진을 위한 활동 등 정신전문간호에 필요한 업무를 한다.

4. 가정전문간호사

가정전문간호사는 만성질환자와 노령화로 인한 노인 환자의 급증으로 의료보험의 확대 실시로 인해 그 필요성이 대두되었다. 급성 치료기관인 종합병원에서 입원환자가 늘어남에 따라 병상 회전율을 증가시키고 의료비를 절감하기 위하여 조기 퇴원이 필요한 상황에서 가정전문간호사는 급성기 치료 후 질적인 재택치료를 제공한다.

가정전문간호사는 의료법 시행규칙 제24조에 따른 가정간호를 실시하며, 가정전문간호 분야의 상담, 관리, 교육 및 연구 등을 통해 전문성을 향상시키고 그 밖에 환자의 간호 요구에 대한 관찰 등의 업무를 한다. 구체적으로 가정전문간호사는 병원 서비스를 운반하여 가정에서 제공하는 간호사로서 퇴원 후 담당주치의와 토의하여 치료계획을 세운 후 환자의 가정을 방문하여 의료 서비스를 제공한다.

5. 감염관리전문간호사

우리나라에서는 1991년 처음으로 감염관리간호사가 관리업무를 시작하였으나 1994년까지 전국적으로 6개 병원에서 7명만이 활동하였다. 이후 병원 서비스의 질 평가제도가 실시되면서 병원감염 관리활동에 대한 관심이 높아져, 감염관리간호사가 필요하게 되었고, 감염관리간호사 수가 해마다 늘어나면서 2003년 감염관리전문간호사로 명칭이 변경되었다. 감염관리전문간호사의 주요 업무는 병원감염의 예방, 병원감염의 집

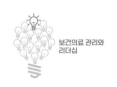

단 발생에 대한 역학조사, 발생 감시와 보고, 감염 관리정책과 규정의 작성, 병원 내 직원에 대한 자문, 직원 대상의 감염관리교육, 병원 직원의 감염관리, 병원감염 예방 및 관리에 대한 연구 등의 업무를 한다.

6. 산업전문간호사

우리나라에서 발생하는 산업재해자는 일본이나 대만, 싱가포르보다 높은 수준이며 OECD국가들 중 최고 수준인 것으로 나타나 있다. 재해로 인한 사고 및 사망, 직업병 발생을 감소시켜 근로자를 보호하고 경제적 손실을 줄이기 위해 2003년 산업전문간호사가 생겨나게 되었다. 산업전문간호사는 근로자의 신체적, 정신적, 사회적 건강을 증진시키고, 산업위생관리, 근로자의 건강관리 및 보건교육을 일차 보건의료 수준에서 제공함으로써 산업체의 자기 건강관리능력을 적정기능 수준까지 향상시키는 역할을 맡는다. 또한 산업재해 예방과 작업환경을 개선하는 등의 업무를 한다.

7. 응급전문간호사

오늘날 재해, 재난 및 각종 응급상황에서 이를 능숙하고 신속하게 대처할 수 있는 응급전문간호사의 요구가 높아짐에 따라, 응급전문간호사가 필요하게 되었고 2003년 응급전문간호사가 보건복지부로부터 신설 허가를 받아 생기게 되었다.

응급전문간호사의 역할은 응급환자의 특성, 응급관리가 제공되는 환경 및 응급관리를 제공할 때 필요한 특수한 지식과 기술 때문에 다른 간호 실무 분야에 비해 독특하다. 응급전문간호사는 응급환자의 우선순위를 결정하기 위해 응급환자 분류체계를 이용한다. 또한 직접 심폐소생술과 같은 응급처치를 제공해야 하며 환자와 그 가족에게 건강교육을 제공하고 가족과 환자를 보호하고 지지하며 환자 간호와 보조원들을 감독하는 일을 한다. 또한, 응급진료센터와 관련된 행정부서, 진료 지원부서, 각 임상과 의사, 안전요원, 청소요원 등의 다양한 부서를 통합하여 과제를 추진함으로써 응급의료체계의 발전 및 병원경영에 중심적 역할을 담당하고 있다.

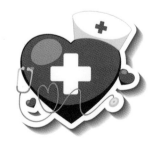

8. 노인전문간호사

우리나라의 경우 일반종합병원에서의 노인환자 비율이 증가하였다. 이에 따라 노인 간호의 요구도 역시 증대되었으나 노인간호 실무의 수준은 평가되지도 못한 상태였다. 우리나라에서는 1970년대 이후 노인간호 실무에 관한 연구가 발표되기 시작하였으나 1990년대 이후에 와서 몇몇 간호교육기관에서 교과과정에 노인간호과목을 정규 교과 과정에 포함시켰고, 1998년에 노인간호학회가 새로 발족되었으나 간호학 내에서 전문 분야로 인정받지 못하였다. 그러나 2003년 보건복지부로부터 노인전문간호가 신설되 어 전문간호사로 인정받게 되었다.

최근 뇌졸중 혹은 치매 등의 노인성 질환자를 전문적으로 관리하는 노인전문병원이 나 요양원 등이 많이 생기고 있고 노인의 건강관리와 질병치료를 위해 노인전문간호사 가 필요한 실정이다. 노인 및 가족들과 상담을 하고 간호 요구를 수렴해 간호계획을 세 우는 것이 노인전문간호사의 주된 업무이다. 노인들의 건강증진을 위해 각종 재활치료 및 오락 프로그램을 진행하고, 노인의 마음을 안정시키고 스트레스를 완화시키는 등 건 강증진에 필요한 활동 등을 한다. 노인의 건강생태를 기록하고, 장애가 있는 노인의 물 리치료를 돕고, 욕창을 예방한다거나 노인의 건강에 이상이 생기면 의료기관에 의뢰하 는 일도 노인전문간호사의 업무이다. 일차적으로 노인이 상해를 입지 않도록 안전예방 활동을 하며, 이차적으로는 불가피하게 발생한 사고에 대해 응급처치를 하기도 한다.

9. 중환자전문간호사

병원은 중환자들을 병원 특성이나 질병에 따라 분류하고 중증도를 고려하여 최소의 인력과 최대의 의료장비를 사용하여 최선의 간호를 제공하기 위한 전략이 요구되며 이 를 충족시키기 위해 전문지식과 경험이 풍부한 중환자전문간호사가 절대적으로 필요하 게 되었다.

중환자 간호는 생명의 위기에 놓인 환자와 그 가족을 대상으로 하며, 최첨단 의료장 비 및 간호지식과 기술이 요구되는 영역이다. 침습적인 방법을 사용하며 작지만 중요한 생리적 변화를 감시하고 문제상황에 대해 민감하게 대처하고, 각종 의료장비를 동원하 여 적극적인 중재를 즉각적으로 제공한다. 위중한 상태에 처한 환자와 그의 가족에게 중환자실 간호사가 적절한 간호를 올바르게 제공할 수 있도록 멘토로서 이끌어주는 것 이 중환자전문간호사의 역할이다.

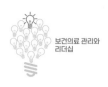

10. 호스피스전문간호사

호스피스는 의료세도권 밖에서 비제도적이고 소규모로 시행되어 왔으나 19세기 말부터 본격적인 이론의 정립과 함께 급격히 발달되어왔다. 특히 최근 노령인구의 증가로 인해 의료수요가 급속히 증가하는 상황에서 호스피스는 효율적인 의료자원의 이용을 위한 방법의 하나로 주목받아 왔으며, 현재 미국 및 일본 등에서는 호스피스가 의료권 내의 한 제도로 자리잡아 호스피스전문간호사를 육성해 호스피스간호 분야를 발달시켜 2003년 호스피스전문간호사가 보건복지부로부터 신설 허가를 받게 되었다.

의학적으로 도움이 한계에 이른 호스피스 전환기 환자와 그 가족들을 대상으로 심리적 안위를 돕고 증상 완화 및 통증 치료를 도와주며 전문의사, 물리치료사, 사회복지사, 성직자, 영양사, 음악치료사, 자원봉사자 등과 함께 한 팀을 이루어 호스피스 계획을 수립한다. 또한, 주기적으로 병실에 들러 해당 환자를 간호하는 일을 하는 것으로 이들은 환자가 생애의 마지막까지 고통 없이 인간답게 죽음을 맞이할 수 있도록 임종간호를 제공한다. 즉, 호스피스간호사란 말기환자에게 고통스러운 극심한 통증을 적극적으로 조절하고 경감시켜주며 환자가 편안한 마음으로 인생을 정리할 수 있도록 도와주는 것은 물론 가족들에게는 환자와의 소통과 슬픔을 이겨낼 수 있게 해주는 총체적인 돌봄 역할을 하는 간호사라고 할 수 있다.

11. 종양전문간호사

종양전문간호사는 2003년도 전문간호사로서 의료법에 별도로 지정되지 않았으나, 암 환자가 늘어남에 따라 사회적 요구가 높아지고 임상에서 활발히 활동하고 있어 2003년 아동전문간호사, 임상전문간호사와 더불어 종양전문간호사도 전문간호사에 포함되어 입법된 이후 현재에 이른다.

종양전문간호사는 종양 분야에 대한 깊이 있는 지식과 임상경험, 석사학위 이상을 소지하고, 전문직 규범에 따라 실무를 수행하는 간호사를 말한다. 높은 수준의 독자적이면서도 협력적인 판단과 임상기술을 가지고 암 환자와 그 가족에게 포괄적인 종양간호를 제공한다. 암 환자 간호를 전문적으로 하기 위해 항암제 반응을 검사하기도 하며, 환자에게 맞는 항암제를 찾아 투여하고 변화를 사정한다. 그 밖에 종양환자의 증상 관리, 암 생존자 관리 등 종양전문간호에 필요한 업무를 한다. 그리고 암은 앞으로도 많은 연구가 필요한 분야이기 때문에 병동 간호사와 함께 최신 연구 결과를 해석하여 임상실무에 적용하고 있다.

12. 임상전문간호사

이 명칭은 1938년부터 시작되었으며, 임상은 간호전문직의 일차적 기능직이라는 철학에 기인하여 'Nurse Clinician'이라는 명칭으로 1943년에 처음 사용하면서, 석사학위소지자 간호사만이 이 자격을 갖출 수 있게 하였다. 또한 이는 일반병동의 간호업무가 아닌 점과 경력자라는 점을 들어 정식적으로 전문간호사 분야로 지정되기 전에도 전문간호 분야로 혼동하고 있었고, 특히 명칭에서도 의료법의 업무 분야별 간호사가 보건복지부 고시 전문간호사로 명시되어 교육, 역할, 활용 등 관리가 제대로 안 되는 실정이었다. 그러나 지금은 정식적으로 전문간호사 분야에 포함되었다.

임상전문간호사는 복합적인 문제를 가진 환자와 가족을 사정하고 진단, 평가하며 이에 대한 결과를 경과 기록지에 기록한다. 또한 일반 간호사의 간호과정 적용을 도와주고 회진 시 환자의 건강과 관련된 논의나 의사결정에 참여한다. 또한 퇴원계획을 세우고 지속적인 추후 관리를 하며 환자와 가족 또는 일반 간호사들이 당면한 윤리적, 법적 문제에 대한 해결방안을 제공한다. 그 밖에 질환 및 합병증 등 임상 증상에 대한 수집을 하며, 치료를 위한 간호 등을 제공한다.

13. 아동전문간호사

2003년 11월 의료법 시행규칙을 개정하였으나, 증설된 10개 분야의 전문간호사는 대부분 임상분야별 특성 및 성인을 주요 대상으로 하고 있어, 성인과는 다소 다른 특성을 지닌 아동의 간호 요구를 충족시켜 줄 수 있는 아동전문간호사 제도의 도입이 시급하였다. 신생아부터 21세까지의 청소년을 대상으로 건강관리를 제공하는 간호사로서, 아동 및 가족들의 건강력 수집, 아동의 건강문제 규명 및 건강증진을 위한 간호 제공, 아동의 건강유지 증진 및 질병예방과 치료, 간호사와 환자의 관계, 교육, 지도역할, 전문가 역할, 건강관리체계의 관리 및 조율, 질적인 건강관리 제공의 적용 및 감시, 문화적 차이에 대해 이해하고 적용한다.

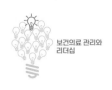

④ 전문간호사의 자격 및 교육과정

전문간호사는 자신의 전문분야에서 임상 실무자로서 갖추어야 할 뛰어난 지식과 간호실무능력을 바탕으로 간호 대상자에게 안전하고 질적이며 효과적인 간호를 제공하는 실천능력과 지도능력이 뛰어난 간호사이다. 보건복지부장관은 의료법 제78조에서 간호사에 대하여 간호사 면허 이외에 전문간호사의 자격을 인정할 수 있도록 하였으며, 전문간호사 자격인정 등에 관한 규칙에서 전문간호사의 자격구분 및 기준에 대해 규정하고 있다. 전문간호사가 되기 위해는 간호사 면허를 소지하고 최근 10년 이내에 해당분야의 간호실무 3년 이상의 경력자로서 대학원 수준의 전문간호사 교육과정을 이수해야 한다.

전문간호사 자격인정 등에 대한 규칙 제4조에 의하면 전문간호사는 대학원 석사과정으로, 보건복지부장관이 지정하는 전문간호사 교육기관이 실시하고 그 교육기간은 2년 이상으로 한다. 이론은 간호이론, 간호연구, 전문간호사의 역할 및 정책, 상급 건강사정, 약리학, 병태생리학 등으로 구성된 24학점 이상, 실습은 32시간을 1학점으로 하여 최소 13학점 이상인 400시간 이상 이수하여야 한다. 전문간호사 교육기관은 3차 진료기관을 가진 4년제 간호대학 및 간호학과가 있는 대학원이어야 하고, 전공영역별 전임교수 1인 이상, 실습지도 전문간호사 3인 이상이 교수요원으로 있어야 하며, 대한간호협회가 인정하는 실습기관에서 실습을 해야 한다. 전문간호사 자격시험(1차 필기시험, 2차 구술 또는 실기시험의 총점 60% 이상 득점)에 합격한 자나 보건복지부장관이 인정하는 외국의 해당 전문간호사 자격을 가지고 인증을 받아야 한다. 전문간호사 시험은 한국간호평가원에서 주관한다.

❶ 마취전문간호사는 실무경력으로 의료법에 의한 의료기관의 회복실 및 마취통증의학과, 당일 수술센터, 통증 클리닉의 근무경력이 10년 이내로 3년 이상 있는 자로서 가천대학교에서 수료가 가능하다.

❷ 보건전문간호사는 실무경력으로 지역보건법에 따른 지역보건의료기관 및 농어촌 등 보건의료를 위한 특별조치법에 따른 보건진료소나 정부 또는 지방자치단체 보건위생 업무에 3년 이상 종사한 경우 자격이 주어진다. 서울대학교, 연세대학교, 고려대학교, 경북대학교 등 보건대학원에서 1년 이상의 보건간호과정을 이수

한 자 혹은 보건복지부장관이 인정하는 기관에서 1년 이상 보건간호과정을 이수한 자, 보건복지부장관이 인정하는 외국의 보건간호사의 자격을 가진 자가 취득할 수 있다.

❸ 정신전문간호사는 실무경력으로 정신보건법에 따른 정신보건시설 또는 정신보건센터나 지역보건법에 따른 보건소에서 정신보건업무에 3년 이상 종사한 경우 자격이 주어지며 정신전문간호사 과정이 있는 대학원인 경북대학교, 경희대학교, 계명대학교, 대구 가톨릭대학교, 부산대학교, 서울대학교, 을지대학교, 이화여자대학교, 인제대학교, 충남대학교 등에서 수료가 가능하다.

❹ 가정전문간호사는 1990년 기존의 보건간호과정, 마취간호과정, 정신간호과정과 더불어 '분야별 간호사'인 가정간호사로 추가가 되었고, 2000년 의료법 개정으로 가정전문간호사로 명칭이 변경되면서 전문간호과정을 운영하는 교육기관의 지정기준 및 이수 과목 등의 세부적인 사항이 명시되기 시작하였다. 가정전문간호사는 보건복지부장관이 인정하는 기관에서 1년 이상의 가정간호과정을 이수한 자나, 보건복지부장관이 인정하는 외국의 가정간호사 자격을 가진 자가 취득할 수 있으며, 실무경력은 의료기관이나 노인장기요양보험법에 따른 장기요양기관이나 지역보건법에 따른 지역보건의료기관 및 농어촌 등 보건의료를 위한 특별조치법에 따른 보건진료소에서 3년 이상 종사한 경우 자격이 주어지며 가정전문간호사 과정이 있는 대학원은 대구 가톨릭대학교, 부산 가톨릭대학교, 경희대학교, 고려대학교, 대전대학교, 삼육대학교, 성균관대학교, 아주대학교, 우석대학교, 인하대학교, 전남대학교, 한양대학교 등이 있다.

❺ 감염관리전문간호사는 '분야별 간호사'의 명칭이 '전문간호사'로 바뀌면서 2003년 신설되었다. 이때부터 전문간호사 교육과정은 대학원과정으로 변경되었으며 감염관리전문간호사 과정이 있는 대학원은 가천대학교, 가톨릭대학교, 건양대학교, 부산대학교, 울산대학교, 한림대학교 등이 있다. 실무경력은 의료기관에 설치된 감염관리실 혹은 종합병원에서 3년 이상 종사한 경우 자격이 주어진다.

❻ 산업전문간호사는 가톨릭대학교의 전문간호사 과정을 수료한 후 취득할 수 있다. 자격요건은 사업장 의무실 또는 건강관리실 또는 부속의료기관에서 3년 이상 경력이 있는 자로 구체적으로는 고용노동부가 지정한 특수건강진단기관, 산업재해보상보험법에 따른 산재의료관리원 또는 보건관리대행기관, 한국산업안전공단,

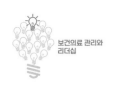

대한산업보건협회, 노동건강연구소, 한국산업간호협회, 근로복지공단, 고용노동부, 한국노동연구원에서 산업보건 관련 업무에 3년 이상 종사한 경우 자격이 주어진다.

❼ 응급전문간호사는 가천대학교, 아주대학교, 울산대학교 산업대학원, 인제대학교 등에서 수료 가능하며, 실무경력은 응급의료기관 및 소방기본법에 따른 구급구조대로 3년 이상 경력이 있는 경우 지원할 수 있다.

❽ 노인전문간호사는 한양대학교, 연세대학교, 을지대학교, 중앙대학교, 이화여자대학교, 인제대학교, 인하대학교, 충남대학교, 한림대학교, 아주대학교 등에서 수료 가능하며, 실무경력은 의료기관이나 노인복지법에 다른 노인복지시설 혹은 지역보건법에 따른 지역보건의료기관 및 농어촌 등 보건의료를 위한 특별조치법에 따른 보건진료소, 노인장기요양보험법에 다른 장기요양기관에서 3년 이상 경력이 있는 자가 인정된다.

❾ 중환자전문간호사는 경북대학교, 고려대학교, 동아대학교, 부산대학교, 서울대학교, 성균관대학교, 순천향대학교, 아주대학교, 울산대학교 산업대학원, 인제대학교 등에서 수료 가능하며, 실무경력으로는 종합병원 중환자 간호업무에 3년 이상 종사하였거나, 300병상 이상 군 병원 중환자실에서 3년 이상 근무한 간호장교의 경우 자격이 주어진다.

❿ 호스피스전문간호사는 가톨릭대학교, 대구 가톨릭대학교, 부산 가톨릭대학교, 이화여자대학교, 한양대학교, 경북대학교, 계명대학교, 고신대학교, 전남대학교, 전북대학교, 충남대학교 등에서 수료 가능하며, 실무경력으로는 의료기관에서 호스피스 관련 업무에 3년 이상 종사한 자, 종합병원 또는 노인장기요양보험법에 따른 장기요양기관에서 3년 이상 종사한 경우 자격이 주어진다.

⓫ 종양전문간호사는 2003년 임상전문간호사, 아동전문간호사와 함께 신설되었으며 성균관대학교, 가톨릭대학교, 경상국립대학교, 계명대학교, 고신대학교, 삼육대학교, 서울대학교, 연세대학교, 울산대학교 산업대학원, 전남대학교, 전북대학교, 중앙대학교 등에서 수료 가능하며 실무경력으로 종합병원 또는 지역보건법에 따른 지역보건의료기관에서 암 관련 업무에 3년 이상 종사한 경우 자격이 주어진다.

⓬ 임상전문간호사는 연세대학교, 한림대학교, 고려대학교, 아주대학교, 이화여자대학교 에서 수료 가능하며, 실무경력으로 종합병원의 심장, 호흡기계, 소화기계, 신

경 근골격계, 비뇨생식기계 및 내분비계 간호업무에 3년 이상 종사한 경우 자격이 주어진다.

⑬ 아동전문간호사는 연세대학교에서 수료 가능하며, 실무경력으로 종합병원이나 아동복지법에 따른 아동복지시설, 영유아보육법에 따른 보육시설, 유아교육법에 따른 유치원, 학교보건법에 따른 보건시설 등에서 3년 이상 종사한 경우 자격이 주어진다.

⑤ 미국의 전문간호사 제도

미국의 전문간호사 제도(Advanced Practitioner Registered Nursing; APRN)에는 실무전문간호사, 임상전문간호사, 마취전문간호사, 조산사 등 4개 분야가 인정되어 있다.

1. 실무전문간호사

1965년 당시 부족한 의사를 대체할 목적으로 양성되었으며 주로 의료혜택을 받지 못하는 지방이나 농촌지역을 중심으로 활동했다. 미국의 실무전문간호사(Nurse Practitioner; NP)는 지역사회를 중심으로 활동하며 독자적으로 클리닉을 개업할 수 있다. 대상자에게 사정, 진단, 처치 등 직접 간호를 제공하

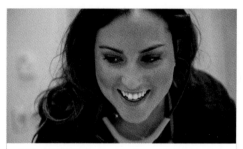

출처: 미국 간호협회 www.nursingworld.org/ana 수정

🏥 그림 2-3_ 미국 실무전문간호사

며 질병예방 및 건강교육을 실시하는 등 일차건강관리자의 역할을 담당한다. 임상전문간호사가 간호진단을 주로 사용하는 것과 달리 미국 실무전문간호사는 의학적 진단과 간호진단을 혼용해서 사용한다. 미국간호협회(ANA)는 미국 실무전문간호사들이 현재까지 일반의사가 담당해 왔던 일차건강관리사업 중 많은 부분을 수행하고 있다고 밝혔으며 앞으로 미국 실무전문간호사의 활동영역을 종합병원의 외래 등으로 넓혀나가야 한다는 의견도 나오고 있다. 2010년 오바마 케어(obama care) 정책이 발표되면서 NP의 프라이메리 케어(primary care) 역할이 부각되었고 앞으로 이 전문인력이 미국에서 더욱 증가되

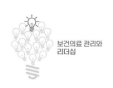
리라 기대된다. 진단 및 처방능력을 가지고 환자를 간호하며 원하면 본인 클리닉도 운영 가능하다. 즉, 독자적인 진료권과 처방권, 개입권을 사실 수 있다.

2. 임상전문간호사

임상전문간호사(Clinical Nurse Specialist; CNS)는 간호사 교육프로그램을 개발하는 연구자 혹은 일반간호사를 교육하는 교육자, 상담자 등의 다양한 역할을 담당하고 있다. 주로 병원에서 의료팀의 일원으로 활동하며 숙련된 지식과 기술을 이용해 급성 간호문제를 가진 환자와 가족들을 대상으로 간호를 제공한다. 1954년 정신간호 분야에서 석사과정을 통해 정신전문간호사를 배출한 것을 시초로 1965년 간호사 훈련강령을 통해 간호교육 수준이 상향되고 임상전문간호사의 필요성이 대두되면서 각 간호 분야에서 활발히 배출되기 시작했다. 1970년대 초 내과 및 외과가 처음

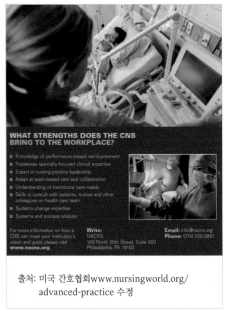

출처: 미국 간호협회www.nursingworld.org/
advanced-practice 수정

🛡️ 그림 2-4_ 미국 임상전문간호사

으로 자격을 인정받았으며 현재 미국 종양간호학회와 미국 간호대학협회 등 전문기관에서 자격증을 수여하고 있다. 또 미국간호연맹 NLL(National League for Nursing)에서 130여 개의 임상전문간호사의 수료과정을 인정하고 있다. 임상전문간호사는 자신이 제공한 간호 서비스 결과를 객관적으로 입증함으로써 일반간호사와의 차별성을 부각시켜 나아간다.

3. 마취전문간호사

의료분야에서 가장 높은 수준의 연봉과 존경을 받는 석사 및 박사 학위를 취득한 고급 실무간호사이다. 마취전문간호사(Certified Registered Nurse Anesthetists; CRNA)는 모든 진료환경과 모든 유형의 수술 또는 절차에서 환자에게 마취제를 제공한다. 시골 병원 같은 경

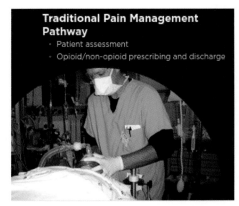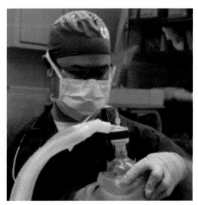

출처: 마취간호사협회 www.anesthesiafacts.com/informational-resources 수정

그림 2-5_ 미국 마취전문간호사

우 유일한 의료진이다. 미국에서 마취전문간호사는 150년 전부터 환자에게 마취 관리를 해왔다. 마취전문간호사 자격은 1956년에 도입되었으며 1986년에 국제마취전문간호사연합이 창설되었고 마취간호사들의 교육, 진료의 범위, 그리고 도덕적 임무에 대한 기준이 마련되었다.

4. 조산사

조산사(nurse midwife)는 여성을 위한 1차 진료와 산부인과 및 가족계획 서비스, 임신 전 관리, 임신, 출산 및 산후기간 동안의 관리, 생후 28일 동안의 정상 신생아 관리, 성병에 대한 치료의 독립적인 서비스를 제공한다. 조산사는 초기 및 진단, 치료를 제공하는데 신체검사, 피임법을 포함한 약물처방, 입원 환자를 관리한다. 검사실 검사를 해석하고 의료기기를 사용한다. 이러한 서비스는 외래 진료, 개인 클리닉, 지역사회 및 공중 보건, 가정, 병원 및 출산센터와 같은 다양한 환경에서 여성 및 가족과 협력하여 제공된다.

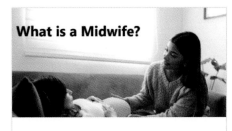

출처: 미국 조산사협회 www.midwife.org 수정

그림 2-6_ 미국 조산사

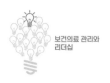
참고문헌

- 권명은, 이호선(2010). 리더의 영향력 행사 전술과 권력 원천이 영향력의 결과에 미치는 영향. 한국 경경학회 2010년 통합학술발표논문집, 8(1-30).
- 김혜옥, 김요나, 남문희, 어용숙(2019). 간호리더십. 수문사.
- 박일순(2019). 리더십과 인성. 한올.
- 엘리너 J. 설리반. 이해정, 변우석, 김인아 역(2014). 영향력 있는 간호사 되기. 정담미디어.
- 염영희, 고명숙, 김기경 외(2017). 학습성과기반 간호관리학. 수문사.
- 이재희(2016). 리더십 프레임. 한올.
- 장금성, 김복남, 정석희, 김윤민, 김정숙(2016). 간호학 학사학위 프로그램 학습성과 평가체계 개발 사례: 간호리더십 능력 향상을 중심으로. 간호행정학회지, 22(5), pp.540-552.

- 가천길병원 간호본부. www.nurse.gilhospital.com.
- 국가법령정보센터. www.law.go.kr.
- 미국 간호협회. www.nursingworld.org/ana.
- 미국 마취전문간호사회. www.anesthesiafacts.com.
- 미국 임상전문간호사회. www.nacns.org.
- 미국 조산사협회. www.midwife.org.
- 보건교사회. www.koreanhta.org.
- 보험심사간호사회. www.casemanager.or.kr.
- 산업간호사회. www.ona1987.or.kr.
- 한국 전문간호사협회. www.kaapn.or.kr.
- 한국 직업사전. www.work.go.kr.

- The bases of social power. in D. Cartwright (ed.). Studies in social power. Ann Arbor. MI: University of Michigan.
- Yukl, G. A. (1994). Leadership in organization (3rd ed.). Prentice-hall, p.256.
- Yukl, G. & Falbe, C. M. (1990). Influence tactics and objectives in upward, and lateral influence attempts. Journal of applied psychology, 75(2), p.132.

_____학년 _____반 / 학번_____이름_____

❶ 영향력 행사 전술 중 본인이 자신 있는 5가지를 제시하시오.

구 분	설 명
1)	
2)	
3)	
4)	
5)	

❷ 직위권력 4가지에 대해 정리하시오.

구 분	설 명
1)	
2)	
3)	
4)	

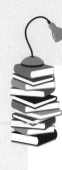
❸ 개인적 권력 2가지에 대해 정리하시오.

구 분	설 명
1)	
2)	

❹ 전문간호사 13분야의 역할에 대해 정리하시오.

구 분	설 명
1)	
2)	
3)	
4)	
5)	
6)	

구 분	설 명
7)	
8)	
9)	
10)	
11)	
12)	
13)	

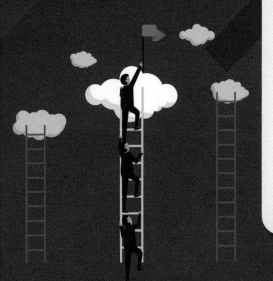

Chapter 03

팔로워십

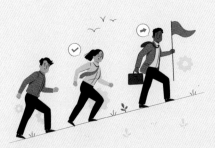

1 팔로워십의 개념과 중요성

1. 팔로워와 팔로워십의 정의

(1) 팔로워의 정의

팔로워(follower)의 어원은 고대 독일 고어인 'follazionhan'에서 유래되어 '돕다', '후원하다', '공헌하다'등을 뜻하는 단어이다. 반면에 리더(leader)의 고어는 leader로 '참다', '고통받다, '견디다' 등을 뜻한다. 즉, 리더와 팔로워는 리더가 고통을 참고 견딜 수 있도록 팔로워가 돕고 후원한다는 의미가 된다.

켈리Kelley는 팔로워에 대해 윤리적이면서도 용기가 있으며 전문지식을 가지고 독립적으로 행동하는 사람이라고 하였으며, 칼리프Chaleff는 리더와 함께 목적을 공유하는 사람으로 정의하고 있다. 또한 팔로워란 리더의 파트너로서 조직의 미션과 비전을 이해한 가운데 조직의 발전에 중추적인 역할을 수행하는 조직구성원이자 리더의 또 다른 이름이라 하고 있다.

(2) 팔로워십의 정의

조직에서 조직의 목표를 정하고 조직구성원들에게 영향력을 발휘하여 목표를 달성해나가는 과정을 리더십이라고 한다면, 조직 안에서 조직의 목표달성을 위해 영향력을 행사하는 리더십을 중심으로 함께하는 힘을 팔로워십이라고 할 수 있다. 팔로워십의 개념은 1949년 폴레트Follett에 의해 처음 제시되었는데, 팔로워십이란 단어를 리더-부하 간의 관계가 독특하면서 상호 의존적인 개념과 역동적이라는 관점에서 먼저 제시하였다. 리더와 부하관계는 지배나 통제, 복종의 관계보다는 상호관계를 통하여 팀이나 조직이 직면한 어떤 상황을 해결하고 풀어갈 수 있도록 상호 간 영향력을 발휘하는 중요한 관계라고 하였다.

그럼에도 리더 중심의 사고가 중시되면서 팔로워에 대한 관심은 경시되었다. 워트만

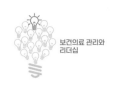
Wortman은 팔로워십이란 주어진 상황에서 목표달성을 위해 리더가 의도하는 것에 따라 개인적 혹은 집단적 노력에 참여함으로써 개인적 목표를 달성하는 과정으로 정의하였다. 칼리프는 팔로워가 리더와 비전을 공유하며 리더와 조직이 성공을 바라면서 조직에 참여하는 과정이라 하고, 켈리는 리더와 함께 조직의 목표를 달성하기 위해 비판적인 사고와 능동적인 참여로 과업을 수행하는 과정이라고 하였다.

신유근은 '리더십의 유효성을 높이는 방향으로 리더의 영향력을 따르는 부하들의 특성 및 행동방식'이라고 정의하였고, 이정근의 경우 '수동적인 개념보다는 적극적인 개념으로, 주어진 상황하에서 조직의 목표달성을 위해 하급자가 스스로 적극적인 자기개발과 함께 독립적으로 자기관리와 책임하에 최선을 다하며 리더에게 신뢰를 주고 리더의 영향력을 수용하고 용기 있게 헌신, 노력하는 과정'으로 팔로워를 정의하며 리더와 영향을 주고받는 과정으로 정의하였다.

팔로워십 개념에 대한 관심은 1980년대 말에 켈리로부터 본격적으로 새롭게 이루어졌다. 팔로워십을 조직의 목표를 달성하는 데 기여하는 팔로워들의 효과적인 자질이나 역할로 정의하였다. 조직을 성공적으로 이끄는 결정요인은 리더가 아니라 팔로워이며 팔로워는 리더의 통제에 의해 행동하는 수동적인 의미가 아니라 리더를 보좌하는 1차적인 보조자로서 실질업무를 수행하고 리더와 조직의 성공을 좌우하는 사람으로 보았다. 조직을 구성하며 리더의 지시를 따르고 그를 도와 조직의 긍정적인 발전을 유도하는 사람들을 일컬어 '팔로워(follower)'라고 칭했고, 그러한 사람들이 공통적으로 갖고 있거나 갖도록 요구되는 성향이나 행동방식 또는 사고체계 등을 포괄적으로 지칭하여 '팔로워십(followership)'이라고 하였다.

2. 팔로워십의 개념

팔로워십과 리더십을 다르다고 생각하는 경향이 있다. 그러나 팔로워십과 리더십을 빙산에 비유하자면 우리가 볼 수 있는 빙산은 리더십으로 바다 위에 모습을 드러내고 있는 1%의 뾰족한 일부분에 불과하고, 나머지 99%의 빙산은 바다 밑에 가라앉아 있는 팔로워십이다. 리더십과 팔로워십은 분리되어 있

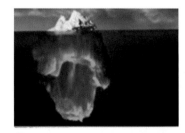

그림 3-1_ 빙산의 일각

는 것이 아니라 빙산이라는 하나의 덩어리처럼 존재한다. 실제로 우리 주변의 몇 개 조직을 살펴보아도 리더십과 팔로워십은 결코 다른 개념이 아닌 동전의 양면처럼 긴밀하게 공존하면서 지속적인 상호작용을 통해 존재를 지켜나가는 것을 알 수 있다. 즉, 리더십만큼이나 강조되어야 하는 것이 바로 팔로워십이며 리더십이란 결코 팔로워십을 떼어놓고는 이야기할 수 없는 개념이다.

3. 팔로워십의 역할과 중요성

(1) 팔로워십의 역할

최근까지만 해도 팔로워십에 대한 체계적이고 전문적인 연구는 활발하지 않았지만 미국의 경영학자 켈리가 1988년도에 팔로워의 역할에 대한 개념을 정립한 다음, 1992년도에 그의 저서 「팔로워십의 힘」(The Power of Followership)에서 팔로워십의 유형을 다섯 가지로 제시하면서 팔로워십에 대한 연구가 점차 확산되는 계기가 되었다고 할 수 있다.

21세기는 지식이 디지털 기술과 통합되면서 빛의 속도로 유통되는 지식정보화 사회가 되고, 인터넷이라는 네트워크로 점점 더 긴밀히 수평적으로 연결되어가기 때문에, 조직 구성원들은 리더보다 팔로워인 경우가 더욱 많아지므로, 조직구성원 개개인의 경쟁력이 조직의 경쟁력이 된다. 리더들은 그들의 영향력을 발휘해서 다른 사람들의 잠재력을 최대한 발휘할 수 있도록 하여, 개인의 발전과 조직의 발전을 동시에 성취하는 과정이 잘 반영되어야 하지만, 때에 따라서는 리더는 팔로워로서의 역할도 수행하여야 한다. 즉, 리더와 팔로워의 역할이 과거처럼 확연하게 구별되지 않는다.

이처럼 리더의 역할이 변해감에 따라 자연적으로 팔로우도 역할 변화를 가져왔으며, 팔로우에 대한 개념적 변화도 함께 요구되고 있다. 리더는 팔로워의 지시, 감독, 통제자로서, 팔로워는 리더의 지시, 감독, 통제 대상자로서만 역할을 하는 것은 아니다. 켈리는 '팔로워는 리더나 조직에 의존하는 수동적인 양떼가 아니라 리더를 보좌하는 1차적인 보조자로, 실질업무

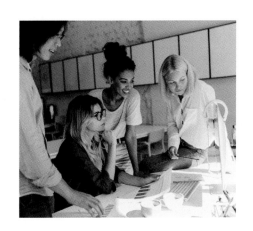

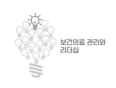

를 수행하고 리더와 조직의 성공을 좌우하는 사람'이라고 하였다. 과거의 팔로워는 리더이 지시, 명령에 의해 행동하는 수동적인 의미를 갖고 있었으나, 리더가 팔로워를 감독하는 것이라기보다는 리더와 팔로워의 역할이 서로 다른 활동영역에서 동등하게 중요하다고 보았다.

로스트Rost는 팔로워에 대한 개념을 통해 팔로워의 역할을 정의하고 있다.

첫째, 팔로워와 리더가 상호 영향력을 미치는 리더십 과정에서 활동 중인 사람만을 팔로워라고 한다. 팔로워들은 상황에 따라 활동의 수준이 다르지만, 비활동적이거나 수동적인 사람은 팔로워가 아니라고 한다. 왜냐면 그들은 영향력을 가질 수 없기 때문이다.

둘째, 모든 팔로워들은 최소한의 활동적인 점에서 최대로 활동적인 점에서까지 연결되는 연속선상 위의 어느 한 점에 위치한다. 팔로워들은 시간과 장소에 따라 어떤 팔로워는 어느 날 활동적이다가, 어느 날은 그렇지 않고, 어떤 상황에서는 활동적이다가 어떤 상황에서는 그렇지 않다. 개인 성향에 따라 어떤 팔로워들은 매우 활동적이고 어떤 팔로워들은 그렇지 못하다.

셋째, 어떤 하나의 리더십 관계 속에서 팔로워는 리더가 될 수 있고, 리더는 팔로워가 될 수 있다. 사람들은 관계가 존재하는 전체 시간 동안 리더 혹은 팔로워 중 어느 하나에 고정되지 않는다. 팔로워는 한동안 리더가 될 것이고, 리더도 한동안은 팔로워가 될 것이다.

넷째, 어느 한 조직이나 집단 속에서 리더가 되었다가, 다른 조직이나 집단 속에서 그들은 팔로워가 될 수 있다. 팔로워는 모든 리더십 관계 속에서 영원한 팔로워는 아니다.

다섯째, 리더들은 팔로워십을 행하고 또한 팔로워들은 리더십을 행한다는 것이다. 새로운 패러다임 속에서 리더와 팔로워는 리더십과 팔로워십을 동시에 행하며, 팔로워와 리더는 모두 하나의 관계를 형성하고 있으며 팔로워십과 리더십은 동일하다고 보는 것이다. 그들의 활동은 동전의 양면과 같으며, 실과 바늘의 개념과 같다.

따라서 팔로워란 리더의 비전과 생각을 공유하는 상호 보완적인 관계이며, 협심하고 협력하는 가운데 조직의 목표를 달성하기 위해 주어진 임무를 상황에 따라 창의적이고 적극적으로 수행해 나가는 사람으로 규정할 수 있다.

그러나 리더라고 해서 반드시 뛰어난 리더는 아니며, 팔로워라고 해서 반드시 효율적으로 리더를 따라가는 팔로워는 아니다. 즉, 리더 중에서 말을 물가로 데려갈 수 없는 사람이 많이 있으며, 팔로워 중에도 퍼레이드 행렬을 맞추어 따라갈 수 없는 사람이 많다는 것이다.

효과적인 팔로워는 활동적인 공헌을 함으로써 리더와 조직에서 가장 중요하다. 그들은

❶ 스스로의 생각과 감정·행동을 효과적으로 통제하며 조절할 수 있는 능력

❷ 조직의 미션과 비전을 추구하는 데 적극적·능동적으로 참여

❸ 자신의 역량을 개발

❹ 도전적이고 솔직하며 신뢰

이와 같은 4가지의 필수적인 자질을 공유하고 있으며, 효과적인 리더들은 이들의 가치를 높이 평가한다.

(2) 팔로워십의 중요성

경영학자인 켈리는 그의 저서 「The Power of Followership」에서 "조직의 성공에 리더가 기여하는 것은 많아야 20% 정도이고, 그 나머지 80%는 팔로워들의 기여로 볼 수 있다."라고 말한 바 있다. 효과적인 리더십, 성공적인 리더십은 팔로워십이 얼마만큼 효과적으로 잘 뒷받침되어 주느냐에 달려 있는 것이다. 훌륭한 리더는 혼자 만들어지지 않는다. 리더십의 성공적 발휘가 리더에게만 달려 있는 것이 아니라, 조직구성원들의 성원과 지지, 합심이나 협력 없이는 기대한 성과를 얻어내기는 어렵다.

인류 역사적으로 보면 계몽시대 이후부터 일반 민중이나 시민들이 사회의 변화나 발전을 이끄는 주체로 인식되기 시작하였기 때문에 역사의 흐름은 영웅이나 제왕적 지도자들의 존재와 역할에 의해 주도되어 왔다고 본 것이 사실이다. 즉, 어떤 조직이나 사회 또는 국가의 운명이나 흥망성쇠는 지도자 곧 리더의 역할에 달려있다고 인식되어온 것이다.

"한 마리의 호랑이가 이끄는 아흔아홉 마리의 양떼가 한 마리의 양이 이끄는 아흔아홉 마리의 호랑이 떼보다 훨씬 강력하다."라는 서양의 격언은 리더십의 중요성을 대변해 주는 표현임에 틀림없다. 이러한 명언이 생겨난 서양적 리더십의 배경에는 리더는 강력한 카리스마와 힘을 가진 자를 상징하는 것이고, 리더십은 강력한 힘의 지배에 의한 억압적 지도와 통솔력을 뜻하는 것이다.

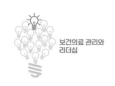

　　서양의 리더는 '남과 다른 사람'으로서 권위주의의 상징이었다. 리더는 통제형이고, 일방형이고, 명령형이었다. 그러므로 리더 이외에는 모두 추종자, 복종자가 되어야 했다. 이러한 서양의 권위주의적 리더십은 이용할 수 있는 모든 수단을 다 이용해서 목적을 달성한다. 그러다 보니 리더 자신 외에는 수하의 사람들을 포함한 주위의 모든 자원들이 목적 달성을 위한 수단으로 여겨질 뿐이었다. 리더를 제외한 모든 조직구성원들은 지배당하고 통제당하는 입장이고 리더가 시키면 따르고 복종하는 종속적인 존재들에 불과하였다.

　　그러나 조직의 현상과 조직 관리 문제를 연구하는 과정에서 리더십의 효과적 발휘는 핵심적 요소인 리더의 자질, 능력과 그의 역할 외에도 주어진 상황과 그를 따르는 조직구성원들의 존재와 역할이 더없이 중요하다는 사실을 깨닫게 된 것이다.

　　팔로워십 없는 리더십도 없다. 단 한 명의 팔로워도 없다면 거기에는 리더도 없는 것이다. 특히 중요한 의사결정을 앞두고 있을 때 가장 중요하게 생각해야 한다. 왜냐하면 지금 이 순간까지도 우리는 '리더'의 존재와 '리더십'의 중요성에 매몰되어 있을 뿐만 아니라 심지어는 '팔로워'의 존재와 '팔로워십'의 중요성을 우습게 취급하고 무시하다가 돌이킬 수 없는 실패를 겪는다는 것을 다양한 사례를 통해 경험한 바 있기 때문이다.

　　힐러리 클린턴Hillrary Clinton이 처음으로 뉴욕시의 상원의원으로 출마하겠다는 의사를 밝혔을 때 그녀의 첫 행보는 '청취 투어(listening tour)'이었다. 그녀는 유권자들에게 교육이나 의료보험에 관한 자신의 생각을 말하는 대신 그들의 생각을 듣기 위해 뉴욕시를 돌아다녔다. 대통령 선거에 출마할 뜻을 밝혔을 때에는 자신이 해야 할 일을 완전히 이해하고 있었다. 그녀가 처음으로 한 일은 웹상의 실시간 대화에 미국인 유권자들을 초대하는 것이었다. 리더와 팔로워 간의 거리가 좁아져야 한다는 것을 그녀는 누구보다도 잘 알고 있었다.

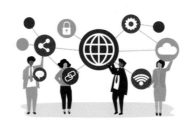

1 켈리의 유형

켈리는 팔로워들의 행동을 최초로 개념화하여 팔로워 활동 분류의 기틀을 마련하고자 하였다. 대부분의 사람들이 자신이 어떤 리더십 유형에 속하는지를 알고 있다. 그들은 자신이 어떤 리더인지, 리더로서의 장점과 약점은 무엇인지, 그리고 자신이 팔로워들에게 어떤 영향을 미치는지는 이해하고 있지만 자기 자신의 팔로워 유형에 대해서는 거의 인식하지 못하고 있다고 지적한다. 이러한 인식의 불균형은 대단히 위험한 일을 초래할 수 있다는 문제의식을 바탕으로 팔로워의 유형을 다섯 가지로 구분하였다.

켈리는 팔로워의 유형을 구분 짓는 데 있어서 팔로워의 행동 차원을 다음과 같이 사고 수준과 참여 수준의 두 가지로 나누었다.

첫째, 사고 수준은 독립적, 비판적 사고(independent, critical thinking)에서부터 의존적, 무비

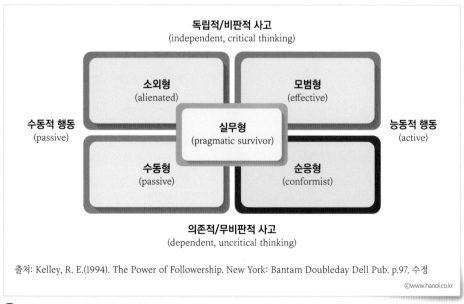

출처: Kelley, R. E.(1994). The Power of Followership. New York: Bantam Doubleday Dell Pub. p.97. 수정

ⓒwww.hanol.co.kr

🎓 그림 3-2_ Kelley의 팔로워십 유형 구분

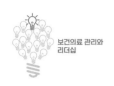

판적 사고(dependent, uncritical thinking)까지의 범위이다. 독립적·비판적 사고를 하는 팔로워는 건설적인 비판을 하며, 능동적으로 생각을 하고, 자기 나름의 개성이 있고, 혁신적이며, 독립적, 창조적인 사고를 하는 행동에서부터 의존적·무비판적 사고를 하는 팔로워는 과업수행에 관한 지식과 명령을 반드시 받아야 하고, 과업을 끝까지 독립적으로 이루어 놓지 못하고, 스스로 과업을 알아서 수행하지 못하며, 생각하려 하지도 않는 행동에 이르기까지의 차원이다. 그리고 그 중간에 전형적인 팔로워가 있는데, 이들은 지시를 받으며 리더나 집단에게 저항하지 않는 사람들로 기술되고 있다.

둘째, 참여 수준은 과업활동에 능동적으로 참여하는 정도부터, 능동적 활동 수준에서 수동적 활동 수준까지의 범위이다. 능동적인 활동을 하는 팔로워는 선도적이고 솔선수범하며, 주체적이고 주인의식을 갖고 있으며, 적극적으로 참여하고 자발적으로 시도하며, 자신이 맡은 일 이상의 업무를 하는 앞서가는 행위에서부터, 수동적 팔로워는 게으르며 격려를 필요로 하고, 소극적이고, 지속적인 감독과 재촉이 필요하고 책임을 회피하는 활동수준까지의 차원이다. 그리고 그 중간에 전형적인 팔로워가 있는데, 이들은 해야 할 일을 지시받은 뒤에는 감독 없이 일을 마치며, 자기 방어를 위해 변명을 늘어놓고, 세태에 편승해 행동하는 사람들로 표현되고 있다.

또한 켈리는 이러한 두 가지 행동차원인 사고수준과 참여수준의 조합으로 소외형, 모범형, 수동형, 순응형, 실무형 등 5가지로 팔로워 유형을 구분하였다. 또한 팔로워십을 설명하는 데 있어서 이차원적(two-dimentional) 분석방법을 사용하여 사분면(quadrant) 상으로 표현하였다.

1. 모범형 팔로워

모범형(effective/star)은 팔로워십의 두 가지 특징인 비판적이고 독자적인 사고와 능동적인 참여를 다 잘 소화해 내는 유형이다. 모범형 팔로워는 건설적인 비판을 내놓으며, 독립심이 강하고, 혁신적이고 독창적이며, 리더와도 용감하게 맞서는 사람이다. 또한 관료적인 미련함이나 비능률적인 동료들로 인해 불이익을 받더라도 조직의 이익을 위해서 자신의 재능을 유감없이 발휘하며 적극적으로 맞선다. 또한 솔선수범하고 주인의식을 가지고 있으며, 팀과 리더를 도와주고 자기가 맡은 일보다 훨씬 많은 일을 한다.

다시 말하면 본인을 적극적이고 긍정적인 에너지로 가득 찬 사람으로 인지한다. 리더의 의사결정 내용에 대해 실재적인 검증을 해보려 노력하고 긍정적인 경우 최선을 다해 지원한다. 반면 긍정적이지 않는 경우 리더와 조직에게 대안들을 제공하면서 건설적이고도 도전적인 모습을 보인다.

모범형 팔로워의 특성은

첫째, 가치를 창출하는 직무활동에서 나타나는데 조직에서도 자신의 가치를 높이고, 자신의 업무에 부가가치를 높이기 위해 노력한다. 그리고 전문지식과 기술을 더욱 연구하고, 목표에 집중, 새로운 아이디어에 도전하며, 헌신하는 필수적인 능력을 갖추고 있다.

둘째, 원활한 인간관계로 조직을 공유지로 인식한다. 조직을 희생하여 자신의 야망을 채우는 것이 아니라 다른 사람과의 상호 책임을 인식하고 이들과의 화합에 저해하지 않고 이들의 이익을 생각한다.

셋째, 적극적인 조직 내 활동으로 스스로 생각하고, 스스로 일을 지휘하고, 맡은 일은 끝까지 책임지며, 끊임없이 기관에 자신을 맞추고 재능을 닦고 자신이 어떻게 기여할 수 있는가의 관점을 맞추며 동료와 협조해 나간다. 그리고 리더와 동료에게 질문을 하며 능동적으로 배움의 자세를 갖춘다.

넷째, 팔로워는 자신의 믿음보다는 명령에 따라야 하는 상황이 많기 때문에 도덕적 궁지에 몰려 있다. 그러한 상황에서 팔로워는 용기와 양심으로 상황을 극복해야 하는데 이는 일의 폐해를 구별하는 능력이며 옳다고 판단되는 신념에서 나오는 불굴의 정신으로 독특한 개성을 발휘한다. 이러한 모범형 팔로워는 적극적인 참여를 통해 리더의 힘을 약화시키는 것이 아니라 오히려 강화시킬 수 있으며, 조직의 업무를 효과적으로 산출하고 인간으로서의 가치를 최대한 높이려고 의식하면서 일상 업무를 수행한다.

2. 실무형 팔로워

실무형(pragmatic survivor) 팔로워는 리더의 결정에 의문을 품기는 하지만 그다지 비판적이지는 않는다. 또한 요구받은 일은 수행하지만, 좀처럼 그 이상의 모험은 하지 않는다. 그들은 훌륭한 일을 하고 싶어 하지만, 위험을 무릅쓰려고 하지 않는다. 그리고 강력한 입장을 취하지만 유력인사와 대립하는 일은 피한다. 의견대립은 최소한으로 억제하고, 어떤 실패에 대해서도 언제나 변명할 수 있는 자료를 주도면밀하게 마련해 놓고 있다. 말하자면 스스로 선봉장이 되지 않지만 그렇다고 조직에서 일어나는 일에 빠지는 법이

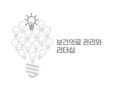

절대 없는 실용주의자이다. "상사나 조직의 비전은 바뀌기 마련이야, 시키는 모든 일을
다 할 필요는 없다는 것을 알게 되지"라고 혼잣말을 하는 사람들이다. 절대 쓸데없는 노
력은 하지 않으려고 하기 때문에 주위로부터 '얄미운 뺀질이'라고 불리기도 한다.

이러한 실무형 팔로워는 각 개인의 성격 탓도 있지만 리더와 조직의 영향도 크게 받
는다. 이러한 유형은 정부 조직이나 인사이동이 잦은 조직에서 리더의 의지와는 달리
안전제일주의의 행동을 원칙으로 삼는다.

3. 순응형 팔로워

순응형(conformist/the yes-people) 팔로워는 적극적인 참여라는 면에서는 높은 점수를 받
을 수 있지만, 독립적인 사고는 아니다. 이들은 리더의 판단에 지나치게 의존한다. 순응
형은 명령을 받고 리더의 권위에 순종하며, 리더의 견해나 판단을 따르는 데 지나치게
의존한다. 그들은 부하가 권한을 가진 위치에 있는 리더에게 복종하고 순응하는 것은
의무라고 생각한다.

말하자면 항상 긍정적인 표정을 지으며 리더 편을 들지만 여전히 리더가 자신에게 방
향과 비전을 제시를 해주기를 기대한다. 상사가 업무를 지시하면 신나게 일을 마무리한
다음, 리더 앞으로 다시 뛰어와 "이제 또 뭘 할까요?"하고 눈을 껌벅인다. 얼핏 생각하
면 이상적인 것 같지만 진정한 팔로워십을 갖추기 위해서는 단순히 시키는 일만 꼬박꼬
박 하는 일꾼 이상의 역량이 필요하다.

이러한 순응형은 개인적인 측면과 조직적인 측면 그리고 사회적인 측면이 있는데, 개
인적인 측면에서 그들은 자유를 두려워하는 성격이다. 자유는 너무 많은 선택과 불확실
성을 초래하기 때문에 이러한 사람들은 자유에 대한 두려움을 제거하기 위해 타인에게
의존하게 된다. 사회적인 측면으로는 순종을 장려하는 사회적 풍토에서 그들은 경쟁에
승리하기 위해 안정적인 것이 효율적이라고 선택한다. 그들은 조직에서 헌신적인 공헌
자, 적극적으로 참여하는 사람으로 평가받고 있다. 그러나 복잡하고 혼란스러운 문제가
발생 시에는 효과적이지 못하다.

4. 소외형 팔로워

소외형(alienated) 팔로워는 독립적이고 비판적인 사고는 가지고 있지만, 능동적이지 않

아 리더의 노력을 비판하며 역할 수행에는 그다지 적극적이지는 않다. 유능하지만 냉소적인 소외형 팔로워는 리더의 노력을 빈정거리며 비판하면서도 스스로는 노력을 하지 않거나 서서히 불만스러운 침묵 속으로 빠져드는 것이 보통이다. 말하자면 리더가 새로운 제안을 할 때마다 그 일을 하지 말아야 하는 이유를 열 개씩 늘어놓는 부정적 유형이다. 어떤 상황에서든 쉽게 행동으로 옮기지 않고 모든 것에 냉소적 태도를 취한다. 하지만 이들은 조직에서 용감히 자신의 의견을 이야기할 수 있는 유일한 유형이므로 상사 입장에서는 유용하게 활용하는 것이 좋다.

이들의 소외는 충족되지 않은 기대와 깨어진 신뢰에서 비롯된 것이다. 신뢰의 결여는 팔로워에게 중대한 문제가 되며, 기대가 충족되지 않았을 때 생긴다. 이러한 소외형 팔로워는 개인이나 조직이 우수한 성과에도 불구하고 공헌에 대해서 인정받지 못하게 되는 현상에서 기인한다.

5. 수동형 팔로워

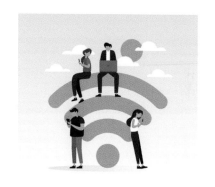

수동형(passive/sheep) 팔로워는 모범형 팔로워와 정반대이다. 극단적인 경우 그들은 생각하는 일은 리더에게 맡기고, 임무를 열성적으로 수행하지 않는다. 책임감이 결여되어 있고 솔선하지 않으며, 지시 없이는 주어진 임무를 수행하지 못하고 맡겨진 일 이상은 절대 하지 않는다. 말하자면 리더 앞에 턱 받치고 앉아 "내가 뭘 할지 알려주세요. 나에게 동기부여를 해주세요"라고 말한다. 상사는 '이 사람에게 오늘 뭘 시켜야 하나, 어떻게 말해주어야 하는가'를 매일 고민하게 된다. 수동형 팔로워가 되는 원인은 그들의 성격이라고 하기보다는 팔로워십 기능을 발전시키지 못한 사람들이라고 할 수 있다. 이러한 현상은 리더가 모든 상황을 통제하고 목표와 결정을 독단적으로 내리고 감시의 눈을 쉬지 않으며, 팔로워가 수동적인 역할로 빠져드는 것을 조장한다. 이처럼 팔로워에게 규정을 지키게 하기 위해서 위협 수단을 사용할 때 수동형 팔로워가 많이 생긴다. 그들은 리더가 팔로워를 어떻게 대하느냐에 따라서 행동을 규정하기 때문이다.

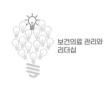

🔹 표 3-1_ Kelley의 팔로워 유형별 특성과 행동

유 형	특성과 행동	
모범형 팔로워 (effective follower)	• 조직구성원의 5~10% 정도 • 조직의 미션과 비전 · 목표를 이해 • 조직성과에 기여 • 리더의 부족한 측면을 보강 • 가치 · 목표에 어긋나는 리더의 결정에 건설적 비판(리더와 협력관계 유지)	• 조직목표와 개인목표 일치(정렬) • 적극적 참여와 자발적 협력 • 새로운 도전 • 아이디어뱅크로 새로운 관점 제시 • 솔선수범형(star형)
실무형 팔로워 (pragmatic follower)	• 조직구성원의 25~35% 정도 • 실패에 따른 후회보다는 안전을 선택 • 사고와 행동에 있어 중간 성향 • 모험 · 갈등 · 대립 회피	• 성실하나 창의성 부족 • 실패 · 실수에 대한 변명 • 적당주의 · 생존형(survivors)
순응형 팔로워 (adaptive follower)	• 조직구성원의 20~30% 정도 • 리더의 판단에 의지, 지시에 순종 • 적극성 · 헌신 • 독립적, 비판적 사고, 담대함(배포) 부족	• 리더와 사적 친밀관계 유지(학연 · 지연) • 부정적 정보 차단 • 리더가 듣기 좋은 말만 전달(yes-man)
소외형 팔로워 (alienated follower)	• 조직구성원의 15~25% 정도 • 비판만 하고 제안과 실행 부재 • 무조건 비판, 불만스러운 침묵 • 행동의 적극성 부족 • 긍정적 인식 회복이 중요	• 유능함 · 자신감 · 자존감 • 냉소적 • 피해의식
수동형 팔로워 (passive follower)	• 조직구성원의 5~10% 정도 • 리더의 판단과 지시가 있어야 행동 • 생각 · 참여 모두 부족 • 주어지는 일만 소극적으로 수행	• 책임감 결여, 방관자적 입장 • 조직에 있는 듯 없는 듯 • 비효율적

출처: 이재희(2016). 자기인식과 미래탐색 리더십프레임, 한올출판사. P.266. 수정

5가지 팔로워 유형 중에서 모두가 개발하고자 하는 팔로워의 유형은 바로 모범형으로서 조직에 대한 공헌력과 비판력을 가진 바람직한 유형이다. '수동적인 양(passive sheeps)'이 결코 아니며 조직의 성공에 적극적으로 참여하면서 동시에 적절하다고 판단될 경우 '용감한 양심을 행사할 수 있는'독립적 인물들이라고 설명하고 있다. 이런 모범형 팔로워는 조직의 운명과 성공의 80%를 결정할 수 있는 핵심적 역량을 보유하게 된다.

켈리는 이와 같이 팔로워십에 대한 5가지 유형을 만들어 냄으로써 많은 학자들과 실무자들의 관심을 끌기 시작하였는데, 이러한 관심은 오늘날의 사회가 필요 이상으로 리더를 떠받드는 잘못된 문화에 젖어 있다고 비판하는 데서 출발하고 있다. 실무적으로도 리더와 팔로워가 서로에게 영향을 미치는 것은 조직에서 필수적인 것으로 되어 있다. 따라서 팔로워십은 조직의 리더 그리고 조직구성원들과 함께 능동적이고 긍정적인 태도로 조직의 목표를 추구하는 데 자신의 맡은 직무를 능률적으로 해낼 수 있는 조직의 유효성과 유능성을 창출하는 데 필요한 지성과 열정, 자기 믿음을 기반으로 참여하는 과정이라고 할 수 있다.

한국 간호사의 유형을 직무와 관련하여 수간호사를 포함한 임상간호사 173명을 대상으로 살펴본 결과 모범형의 간호사들이 다른 유형에 비해서 직무만족과 직무몰입이 더 높은 것으로 나타났다.

② 패트릭 타운센드의 팀십 유형

패트릭 타운센드Patric Townsend의 팀십(team ship) 유형은 팀이 같이 일할 때 중요한 것은 팀을 리드하는 것, 따르는 것과 팀으로 일하는 것이다. 팀십의 유형은 팀워크가 상호 연관된 개념으로 리더십과 팔로워십을 4단계로 구분하여 연속적인 과정(Leadership-Team ship-Followership continuum; LTF)을 보여준다.

팔로워십을 수동적 팔로워십과 능동적 팔로워십으로, 리더십은 소문자 리더십과 대문자 리더십으로 다음과 같이 구분하였다.

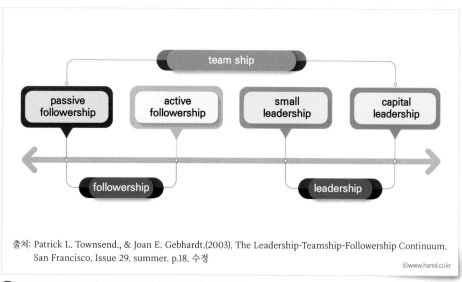

출처: Patrick L. Townsend., & Joan E. Gebhardt.(2003). The Leadership-Teamship-Followership Continuum. San Francisco. Issue 29. summer. p.18. 수정

©www.hanol.co.kr

🎖️ 그림 3-3_ 패트릭 타운센드의 리더십, 팀십, 팔로워십 연속모형

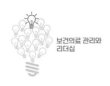
1. 수동적 팔로워십

수동적 팔로워십(passive followership)은 갤리의 수동형과 유사하여 팔로워의 부정적인 고정관념을 형성하고 무방비 상태의 어린아이와 같은 팔로워십 형태이며 마음과 감정을 닫아버리고 의사결정과정에 연관되는 것을 회피하고 최소한의 것만 하는 팔로워를 의미하며 '그들이 리더를 의심 없이 맹목적으로 따르는 유형'으로 보았다.

2. 능동적 팔로워십

능동적 팔로워십(active followership)은 리더와 팔로워 간의 관계가 그들의 이해와 성공을 보장하며 리더와 연관되어 어느 정도 질문을 하거나 제안을 함으로써 의사결정 과정에 개입할 수 있는 역량을 보유하고 있다고 하였다. 팔로워가 자신의 리더를 이해하고 성공을 위해 상호 교류할 때 발생하며 바람직한 팔로워십 형태로 팔로워는 리더와의 관계에 있어서 적극적인 역할을 수행한다고 보았다.

3. 소문자 리더십

소문자 리더십(small leadership)은 대부분의 사람들이 가장 일반적으로 보여주는 리더십 형태로서 리더의 자기중심적인 형태이다. 그것은 대문자 리더십이 가지고 있는 공식적인 책임감이나 권위를 가지고 있지 않기 때문에 대개 사람을 대하는 효과적인 스킬이 필요하다. 따라서 매일매일 협력하도록 하는 팀 리더가 필요하다.

4. 대문자 리더십

대문자 리더십(capital leadership)은 독립적으로 기능하고 조직의 방향을 설정하고 사람과 자원을 움직이는 의사결정을 하며 조직을 특정 방향으로 움직이도록 할 수 있는 리더십 형태이다. 이러한 리더십은 대체적으로 사장, CEO, 기업 회장 등에서 볼 수 있다.

팀십(team ship)은 리더십과 팔로워십이 중복되는 중간에 위치하여 팔로워십과 리더십이 서로 마주치기도 하며 중복되기도 한다. 팀십의 연속적인 과정의 특징은 누구도 어느 한 점에 머무르지 않는다는 점이다. 물론 어느 한 점에 위치할 수도 있으나 개인적인 노력이나 리더의 코칭을 통해 다시 좌·우로 이동할 수 있다. 즉, 팀십은 첫째 매우 유동적이며 이러한 팀에서는 누가 공식적인 리더인지 정확히 구별하기 어렵다. 모든 구성원은 상황에 따라 리더십, 팔로워십, 그리고 팀십을 동시에 가지고 있으며 주위의 도움이나 개인적인 노력을 통해 자유롭게 왕래할 수도 있다. 결국, 조직에서는 구성원들이 자연스럽게 하나의 역할에서 다른 역할로 옮겨가기를 원하며 팔로워십에서 리더십으로, 리더십에서 팔로워십으로, 그리고 리더십과 팔로워십이 폐지 또는 중첩된 팀십으로 자유자재로 이동하는 것을 인정하고 있는 것이다.

둘째로 모든 사람은 동시에 여러 가지 팀십의 연속적인 과정에 있을 수 있다. 예를 들면, 집에서는 대문자 리더십에 있게 되고, 저녁에는 동창 모임에서 소문자 리더십과 팀십에 있을 수 있으며 회사에서는 적극적 팔로워십에 있을 수 있다. 주말에 운동을 하러 가는 의사결정 시에는 대문자 리더십을 보인 후 바로 팀십으로 돌아오기도 한다. 즉, 모든 사람은 팀십의 연속적인 과정을 앞뒤로 자유롭게 왕래할 수 있다.

셋째로 팀십의 주요 원리는 리더십과 팔로워십의 기준으로부터 나온다. 팔로워십, 리더십, 팀십은 서로 다른 것이 아니라 다음 단계의 준비단계에 불과할 뿐이다. 물론 리더십이 맨 앞에 나오는 것이 사실이지만 그것이 유일하거나 삶의 모든 것은 아니다. 어느 순간, 특정 장소, 우선적으로 사람들과 함께 할 때 반드시 리더가 필요하면서도 동시에 팀 동료와 팔로워들도 반드시 필요하다. 또한, 사전에 리더로서, 팀 동료로서, 팔로워로서 정해진 역할이 있는 것도 아니다. 팔로워십과 리더십을 연결하는 것이 바로 팀십이다.

21세기 사회에서는 개인들이 자연스럽게 하나의 역할에서 다른 역할로, 즉 리더십에서 팔로워십으로, 팔로워십에서 리더십으로 그리고 리더십과 팔로워십을 대체한 팀십으로 옮겨가는 것이 요구되며 리더십, 팔로워십, 팀십의 연속이 필요하다.

③ 바버라 켈러맨의 유형

바버라 켈러맨Barbara Kellerman은 그의 저서 「Followership」에서 권력(power), 권한(authority), 영향력(influence)의 역학관계(dynamics)를 기준으로 더 많이 가진 자를 리더로, 덜 가진 자는 팔로워로 구분하면서 팔로워의 유형을 리더와 조직에 연계(level of engagement)된 정도에 따라 나누었다. 모든 팔로워를 일직선상에 올려놓고 아무것도 느끼지 못하고 행동하지도 않는 이들부터 시작해서 매우 열정적이며 깊이 참여하는 이들까지 총 다섯 가

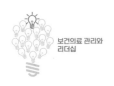
지 유형인 무관심자(isolate), 방관자(bystander), 참여자(participant), 운동가(activist), 완고주의자(diehard)로 분류하여 제시하고 있다.

1. 무관심자

무관심자는 관심의 동기가 없는 자들로 리더와 조직으로부터 완전히 분리돼 스스로 힘이 없다고 생각하고 정보도 갖고 있지 않다. 무관심 속에 기본적으로 아무것도 모르고 아무것도 하지 않는다. 예로는 '미국의 선거 현실'에서 "왜 투표하지 않는가?"라는 질문이다. 이는 우리나라의 상황에도 적용된다. 결론은 특별한 이유와 목적에서가 아니라 단순히 선거와 정치에 관심이 없기 때문이다.

2. 방관자

방관자는 그저 지켜보기만 할 뿐 참여하지 않는 자들이다. 그들의 결정은 사실상 중립선언으로, 현상 유지를 위해서 누구든 그리고 무엇이든 암묵적으로 지지하는 것이다. 중요한 점은 방관자는 상황에 대해 무지한 자들, 즉 무관심자와는 구분되며 또한 적극적으로 참여하는 사람들과도 다르다는 것이다. 그 예로 나치 독일 시대의 독일 민족과 유대인, 방관한 국가들과 국제기구들을 들 수 있다. 방관자가 된다는 것은 '현상유지를 위해 누구든 또는 무엇이든 간에'암묵적으로 지지하는 것과 마찬가지이며 이는 커다란 의미를 가진다. 실제로 그 방관자의 수가 많을 경우 그들은 '사건의 경과를 형성'하는 존재가 된다. 영국의 정치가이자 정치철학자인 에드먼드 버크Edmund Burke는 다음과 같은 유명한 격언을 남긴다. "악이 승리하기 위해 반드시 필요한 것은 선한 자들의 침묵이다."

3. 참여자

참여자는 리더와 조직에 연관된 사람으로 시간 등을 투자하여 자신의 영향력을 최대한 발휘하고자 한다. 전문성이 부족하기 때문에 회사 경영자는 일정 부분을 부하직원들에게 의지할 수밖에 없으며 부하직원의 조언을 상황에 따라 지침처럼 듣는다. 바로 이런 부하들이 참여자이다. 그 예로 최고의 제약회사이자 윤리경영으로 유명했던 머크Merks사가 2,000년을 전후해 바이옥스 제품의 부작용과 회사 측의 은폐로 인해 하루아

침에 명예가 실추된 사건을 들 수 있으며, 여기에 개입했던 나쁜 팔로워와 좋은 팔로워가 있다. 전문가들이 나약하고 우유부단한 리더 밑에서 일할 때 실수를 범할 가능성이 높으며 또한 자신을 비판하는 사람들에 대해 방어하려는 습성을 가지게 될 경우 문제에 봉착할 수 있다. 또한 그들이 속한 조직 또는 개인의 이익을 외부 또는 공공의 이익보다 중요시 여길 경우에도 문제를 야기할 수 있다. 참여자는 대개 보통 사람들이지만 그들의 리더가 방관하는 문제에 대해 매우 강한 감정을 가지고 그것과 관련해 무언가를 하기로 결정한다.

4. 운동가

운동가는 리더와 조직에 대해 매우 적극적이고 의욕적으로 참여하는 자들로서, 리더를 대신하여 열심히 일하거나, 반대로 그들을 약화시키기 위해 노력한다. 리더에 대해 강한 감정을 가지고 그에 따라 행동한다. 운동가는 팔로워임에도 불구하고 어떻게든 변화를 이끌어내고자 하는 사람이다. 그 예는 1990년대부터 드러난 보스턴의 가톨릭교회 성직자의 성추행 사건에 대해 교회가 피의자를 보호하면서 시작된 신자들의 저항이다. '신념자의 목소리'라는 이름의 평신도단체가 어떻게 가톨릭교회의 추기경을 몰아내는지를 보면 알 수 있다.

5. 완고주의자

마지막으로 완고주의자는 목적을 위해 죽을 각오로 뛰어드는 팔로워이다. 완고주의자는 리더에게 매우 높은 수준으로 헌신하거나 그 반대로 리더가 가진 권한, 영향력, 권력을 잃도록 수단과 방법을 가리지 않는다. 그 예로는 아프가니스탄을 배경으로 미국 주도하에 전개된 최대의 지상군 작전인 아나콘다 작전이 있다. 비록 실패한 작전이었지만, 군대라는 조직에서 임무를 수행하기 위해 목숨을 내건 군인들을 다루며 리더와 조직이 어떤 사람의 힘으로 유지되고 움직이는지를 잘 보여주는 예시이다. 또 다른 예로는 자살폭탄 테러와 같은 사건으로 다른 사람의 명령을 따르기 위해 자신의 목숨까지 바치는 것이다. 이들 역시 확실한 권한, 영향력, 권력의 원천 없이 개인이나 이념을 위해 목숨을 바치는 것은 또 다른 종류의 완고주의자를 말한다. 완고주의자는 자기 신념에

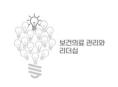

의해 소진되지만, 결국엔 변화를 만들어 낸다. 따라서 팔로워의 모든 유형 중 리더가 될 가능성이 가장 높은 사람은 결국 완고주의자이다.

켈러맨의 팔로워 유형은 우리가 인간이기 때문에 어떤 경우에는 많은 사람들을 이끌기도 하지만 반대로 다른 경우에는 따르기도 한다. 즉, 우리가 팔로워이지만 항상 따르지만은 않는다는 것이다.

제3절 성공하는 팔로워십

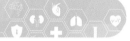

① 팔로워의 성장이론

1. 팔로워 성장의 패러다임

오늘날 팔로워의 중요성이 강조되면서 팔로워에 대한 새로운 인식과 이해를 위한 패러다임의 모색이 요구되고 있다. 이러한 패러다임을 위한 3가지 측면이 있다.

(1) 사분면에서 연속체로의 연속적인 관점

팔로워를 바라보는 관점은 몇 가지 특징에 의해 분류하는 것이 아니라 한쪽 끝에서 다른 쪽 끝까지 물이 흐르듯 연속적으로 바라보게 되었다. 리더십 이론에서는 주로 대인관계와 성과, 배려와 구조주도, 인간과 직무를 중심으로 사분면(dimention)을 구성하여 구분지어왔다. 그러나 팔로워십은 새로운 조직에 진입하면서부터 퇴직에 이르기까지 오랜 기간을 거쳐야 하기 때문에 어느 한 순간, 한 시점만의 기준으로는 모든 과정을 섭렵하기 힘들고 너무 많은 기준이 요구될 수 있다. 따라서 시간의 흐름에 따라 나타나는 모습을 그때 그 당시의 객

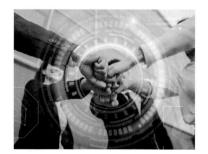

관적인 사실로 개념화할 필요가 있게 되었다.

(2) 고정적에서 유동적으로의 변화의 관점

현재 팔로워는 변하고 있다. 과거에는 팔로워 및 팔로워십에 대한 일반적인 특성 및 유형을 명시하고 당연히 이러한 모습을 갖추기 위해 교육과 훈련이 필요하고 본인 스스로도 노력을 해야 한다는 관점이 지배적이었다. 그러나 조직 내에서 팔로워는 직위와 직급이 상승함에 따라 각각 다른 모습을 보이게 되고 이에 필요한 팔로워십도 따라서 변할 수밖에 없다.

(3) 팔로워십에서 리더십으로의 전환

팔로워십(followership)이 리더십(leadership)으로 전환된다. 리더십은 독자적으로 존재하지만 팔로워십은 완전히 독립적인 것이 아니다. 리더십은 팔로워십으로부터 나오고 팔로워십이 완성되면서 리더십으로 전환된다고 보아야 한다. 과거에는 리더십만 존재했었고 1980년대 이후 팔로워십이 등장하기 시작하였으나 아직 팔로워십의 이론적 토대를 구축하는 데 집중되어 있고, 리더십과 팔로워십을 동전의 양면으로 보고 이를 동일한 관점에서 접근하려는 노력은 부족한 실정이다.

2. 팔로워의 성장모형

팔로워십은 이론이 아니라 실제이며 역동적이며 실천적이다. 팔로워십은 조직이 필요하고 조직 내에서도 리더와 팔로워의 상호작용을 필요로 하며 리더와 팔로워의 상호 영향력을 주고받는 상황 또한 필요하다. 팔로워는 반드시 리더로 성장한다. 리더는 팔로워를 거치지 않고 갑자기 리더가 되는 경우는 없다. 특히 조직 계층구조에서는 더욱 그러하다. 팔로워든 리더든 고정되어 있는 것이 아니라 매일매일 성장한다. 팔로워가 리더로 전환하는 4가지 모델이 있다.

(1) 팔로워에서 리더로 전환되는 모델

팔로워에서 리더로 전환되는 모델은 조직이 연공주의가 우세한 경우에 해당한다고

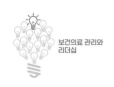
볼 수 있다. 즉, 연공에 의해 일정 기간이 경과하면 자동적으로 리더로 전환되는 경우로서 팔로워로서의 역량이나 수준과는 무관한 경우이다.

조직 내부 직급구조에 따라 일반 조직구성원이 관리자 직위로 승진함에 따라 자연스럽게 팔로워에서 리더로 변화해 감을 의미한다. 여기에서는 팔로워나 리더라는 역할과 책임에 따른 의미보다는 조직 내 호칭, 직급 등에 따른 구분으로 보는 것이 타당하다. 특히 팔로워가 리더로 변해가기 위해 요구되는 리더십의 모습을 따로 제시하지 않음으로 팔로워가 리더가 되기까지의 과정 및 결과에는 무관심한 상황이라고 볼 수 있다. 즉, 조직은 바람직하나 리더의 모습만을 제시하고 있으며 팔로워는 스스로 노력해서 리더의 모습을 닮아가려고 노력할 뿐, 리더는 자동적으로 되기 때문에 리더로서의 모습을 보유하고 있는지에 대해서는 무관심한 형이라고 볼 수 있다.

(2) 팔로워에서 효과적인 리더로 전환되는 모델

팔로워에서 효과적인 리더로 전환되는 모델의 경우는 여러 해 동안 익힌 기술을 지향하는 연공지향적 조직이나 성과지향적 조직에서 모두 나타날 수 있다. 팔로워로 근무하고 있을 때 지속적인 훈련과 교육을 통해 리더로서의 자질과 역할을 감당할 수 있는 역량을 키워 효과적인 리더로 성장시키는 것이다. 조직에서 팔로워를 리더로 육성시키기 위해 시도하는 가장 일반적인 형태이기도 하다. 이는 미래에 리더가 된다는 전제하에 리더십 교육 및 훈련을 통해 리더가 되어야 하고 팔로워로서의 역량은 무시한 체 팔로워를 대상으로 리더십 교육을 시키고 있는 상황이다. 팔로워의 역량 및 가능성을 무시하고 이론적으로 보이는 가장 합리적이고 가장 타당한 리더의 모습만을 제시하여 이를 지향하도록 할 뿐이다. 따라서 어떠한 리더가 되어야 하며 리더가 되는 과정을 체계적으로 이끌고 지도하는 과정은 없다. 극단적으로 교육과 훈련을 통해 '먼 하늘의 달을 지시할 때 효과적인 팔로워는 손끝만이 아니라 달'을 바라보게 되는 상황이 가능해지는 것이다.

(3) 팔로워를 가장 효과적인 팔로워로 개발시킨 후 리더로 전환시키는 모델

팔로워를 가장 효과적인 팔로워로 개발시킨 후 리더로 전환시키는 모델의 경우는 성과지향적인 조직에서 주로 나타나며 현실적으로 우리가 가장 추구해야 할 모형이라고 할 수 있다. 팔로워가 팔로워로 역할을 하고 있을 때 팔로워로서 최대한의 자질과 역량을 키워 효과적인 팔로워가 되고 난 후에 비로소 리더로 전환시키는 것을 의미한다. 이 과정에서 탈락도 생기며 또한 모든 효과적인 팔로워가 효과적인 리더가 되는 것은 아니다. 이 단계에서는 모든 팔로워를 리더로 개발시키는 것도 중요하지만 무엇보다도 먼저 팔로워가 팔로워로서 제 역할을 하도록 개발하는 것이 더욱 중요하다는 것을 말하고 있다고 볼 수 있다. 팔로워로서의 자질과 역량이 되지 않는 팔로워를 무조건 리더로 키운다는 것은 비효율적인 일이다. 모든 조직에서는 처음부터 이 단계를 가장 우선적으로 도입할 것을 고민해 봐야 할 것이다.

(4) 효과적인 팔로워가 효과적인 리더로 전부 전환되고 효과적인 리더가 조직 내에서 확산되어 모든 일반 리더가 효과적인 리더로 전환되는 모델

이것이 가장 이상적이고 합리적인 모형이다. 팔로워의 성숙과 팔로워가 리더로 성장해가는 면을 볼 때 이 모델이 가장 바람직한 모습이라고도 볼 수 있다. 그러나 이 모델은 오랜 시간이 걸리며 아주 복잡하다는 문제가 있다. 왜냐하면 앞의 세 번째 단계, 즉 팔로워를 가장 효과적인 팔로워로 개발시킨 후 리더로 전환시키는 모델도 아직 이루어지고 있지 않기 때문이다.

과거의 리더십 이론과 팔로워십 이론은 리더십과 팔로워십을 설명하는 데 있어서 이차원적인(two-dimentional) 분석방법을 사용하여 사분면(quadrant)상에 나타내는 것이 일반적인 방법이었다. 그러나 팔로워에서 리더로의 4가지 전환모델의 공통점은 팔로워와 리더가 독립적으로 구분되어 조직 내에서 별개로 존재한다는 것이 아니라 상호 유기적으로 연계되어 팔로워로부터 리더로의 연속적인 과정(continuum)으로 개발, 성장한다는 사실이다.

3. 팔로워십 이론을 통한 성장모형

(1) 로버트 켈리의 성장모형

켈리는 사고방식과 행동양식을 두 축으로 하여 이차원적인 분석방법을 사용하여 사분면상의 5개 팔로워 유형을 제시하였다. 팔로워십의 5개 유형을 발표할 당시에도 모범

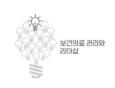

형 팔로워가 조직에서 가장 필요로 하는 팔로워라고 하고 ㅣ나머지 4개 유형의 팔로워는 모범형 팔로워가 되기 위해 노력해야 한다고 하였다.

첫째, 소외형 팔로워는 이미 독립적이고 비판적인 사고를 갖고 있기 때문에 모범형 팔로워가 되기 위해서는 부정적인 면을 극복하고 적극적으로 참여하도록 노력하는 것이 중요하다. 무너진 신뢰를 회복하고 기대를 충족시키기 위해서는 자신의 감정을 리더나 조직에 솔직히 털어놓고 과거의 감정을 버리고 미래를 향해 새롭게 시작하며 리더와 대립에 쏟은 정열과 재능을 역할을 수행함으로써 발휘해야 한다.

둘째, 수동형 팔로워가 모범형 팔로워가 되기 위해서는 팔로워의 재능의 범위를 배울 필요가 있는데 흔히 따르는 것(followering)이 아무 생각 없는 수동적 행동인 단순하게 스포츠를 구경하는 것이 아니라는 점을 이해해야 한다. 수동형 팔로워들은 자신을 희생하여 모든 일에 적극적으로 참여해야 한다.

셋째, 순응형 팔로워는 헌신적인 공헌자이며 적극적으로 참여하고 있는 사람으로 평가받고 있으므로 모범형 팔로워가 되기 위해는 독립적이고 비판적인 사고를 함과 동시에 리더의 의견에 의존하기보다는 본인의 판단과 의견에 따라 행동할 수 있는 용기를 키울 필요가 있다.

넷째, 실무형 팔로워가 모범형 팔로워로 변화하기 위해서는 현재보다 더 정열적인 행동과 공격적인 사고가 필요하다. 이들은 상향적 목표를 설정하고 충분히 발휘하지 않았던 재능을 발휘해야 한다.

(2) 패트릭 타운센드의 팀십 성장모형

패트릭 타운센드는 팀십(teamship) 개념을 도입하여 팔로워로부터 리더로 성장, 전환되어가는 단계가 일 연속선상이 아니라 중첩되어 있음을 보여준다.

타운센드는 이 모델을 통해 팀십(teamship)은 팔로워십과 리더십의 중앙에 위치하고 있으며 팔로워십과 리더십은 팀십을 향해 서로 마주하고 있으며 이들은 서로 중복되기도 한다고 하였다. 또한, 모든 조직구성원은 상황에 따라 팔로워십, 리더십 그리고 팀십을 동시에 가지고 있으며 개인적인 노력이나 주위의 도움을 통해 자유롭게 왕래할 수도 있다고 보았다. 결국, 조직에서는 조직구성원들이 자연스럽게 하나의 역할에서 다른 역할로 옮겨가기를 원하며 리더십에서 팔로워십으로, 팔로워십에 리더십으로 그리고 리더십과 팔로워십이 바라보는 지향점이 같다면 팀십으로 자유자재로 이동하는 것을 인정하고 있는 것이다.

② 성공하는 팔로워십과 실패하는 팔로워십

1. 좋은 팔로워와 나쁜 팔로워

나쁜 리더와 좋은 리더를 구별하기 위해 우리가 어떤 일정한 판단기준을 가지고 있듯이, 좋은 팔로워와 나쁜 팔로워를 구별하게 하는 것에 대한 판단기준도 가지고 있어야 한다. 대개 두 가지 기준이 개입되는데, 그것은 '수단'과 '목적'에 관한 것이다.

첫 번째, 관여의 정도를 말하는 것으로, 어떤 관여든 관여하지 않는 것보다는 낫다.

두 번째, 동기부여를 말하는 것으로, 공공의 이익에 동기부여되는 것이 개인적인 이해에 동기부여되는 것보다 낫다.

이 두 가지 범주로부터 다음과 같은 다섯 가지 원칙이 나온다.

❶ 아무것도 하지 않는 것, 즉 전혀 관여하지 않는다는 것은 나쁜 팔로워가 되는 것이다.

❷ 좋은 리더, 즉 효율적이고 도덕적인 리더를 지지하는 것은 좋은 팔로워가 되는 것이다.

❸ 나쁜 리더, 즉 비효율적 또는 비도덕적인 리더를 지지하는 것은 나쁜 팔로워가 되는 것이다.

❹ 좋은 리더, 즉 효율적이고 도덕적인 리더에 반대하는 것은 나쁜 팔로워가 되는 것이다.

❺ 나쁜 리더, 즉 비효율적 또는 비도덕적인 리더에 반대하는 것은 좋은 팔로워가 되는 것이다.

좋은 팔로워란 나쁜 팔로워의 정반대로 좋은 팔로워는 어떤 방법으로든 집단과 조직에 참여하고 있다. 그들은 아무것도 하지 않기보다는 무언가를 하고 있다. 또한 좋은 팔로워는 윤리적이고, 효율적인 좋은 리더를 따른다. 그리고 그들은 비윤리적이거나 비효율적인, 또는 두 가지 모두에 해당하는 나쁜 리더에게 최선을 다해 저항한다. 켈리는 좋

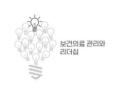
은 팔로워를 '조직의 목표를 지향
하는 데에 열정적이고, 지적이고,
효과적인 팔로워'라고 하였다. 켈
리에 의하면, '효과적인 팔로워는
자기관리를 잘 하고, 그들이 속

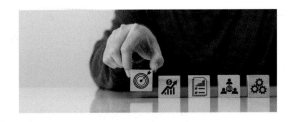

한 집단과 조직에 헌신하며, 용기 있고, 성실하며, 신뢰할 수 있는 이들'을 일컫는다. 달
리 표현하면, 좋은 팔로워가 되는 것은 이상하리만큼 좋은 리더가 되는 것과 아주 비슷
하다. 좋은 리더처럼 좋은 팔로워는 잘 알아야 하고, 독립적이어야 하며, 활기차야 한다.
그리고 또 좋은 리더처럼 좋은 팔로워도 변화를 잘 관리하며, 복잡성에 대처하고, 옳은
판단을 할 줄 아는 능력이 필요하다.

리더와 함께하여 조직을 성공으로 이끄는 좋은 팔로워들이 있는가 하면, 리더의 노력
을 헛되게 하여 조직과 리더를 곤경에 처하게 만들고 급기야 실패의 나락에 빠뜨리는
팔로워도 있다.

2. 리더를 살리는 팔로워십

「Built to Last」의 저자인 제리 포라스Jerry Porras는 「위대한 2인자들(co-leader)」이라는 책
의 추천사에서 "지속적으로 위대한 기업을 경영해 나가기 위해서는 통찰력 있는 최고
경영자와 그를 보조할 위대한 2인자 또한 필요하다."라고 지적한 바 있다. 최고경영자가
위대한 2인자를 필요로 하듯이, 리더 역시 자신을 도와줄 팔로워가 필요하다.

(1) 리더 입장에서 생각하는 팔로워

리더를 살리는 팔로워십은 리더 입장에서 리더가 원하는 것이 무엇인가를 고민하는
데에서 시작된다. "부모가 되어 봐야 부모 맘을 안다."라는 말처럼 팔로워들은 리더의
입장이 되기 전까지는 리더들이 왜 그렇게 행동하는지 도저히 이해할 수 없을 수도 있
다. 하지만 건전한 팔로워는 리더에 대해 다소 불만이 있더라도 왜 리더가 그러한 결정
을 했는지, 그럴 수밖에 없었는지 등에 대해서 한 번쯤 의문을 가지는 사람들이다.

이는 단순히 업무적인 측면에서 이야기하는 것은 아니다. 감성적인 측면에서도 리더
의 고충을 이해하고 마음으로 다가가려는 노력 또한 필요하다. 리더가 아무리 다가서려

고 해도 조직구성원들이 무조건적으로 심리적 방어선을 치고 거부하면 리더로서는 다가갈 특별한 방법이 없다. 바쁜 시간을 쪼개 시시때때 현장을 찾아다니며 이런저런 이야기를 들으려고 하고, 점심식사를 같이 하려는 리더의 행동을 그저 냉소적인 시선으로 바라봐서는 곤란하다. "물은 건너봐야 알고, 사람은 겪어봐야 안다."라는 말처럼 리더를 마냥 거부하기보다는 함께 동고동락하면서 서로의 생각과 마음을 가슴으로 느끼는 것이 필요하다. 높은 자리에 있는 직위적 특성상 외로울 수밖에 없는 리더들에게 힘을 불어넣어 주는 것은 다른 무엇보다도 팔로워들의 리더에 대해 열린 마음과 협조임을 명심해야 할 것이다.

(2) 절반의 책임을 지는 팔로워

대학생들에게 영향을 준 기업 CEO로 뽑힌 안철수 씨가 펴낸 「지금 우리에게 필요한 것은」이라는 책에 나오는 글의 제목 중 하나가 '절반의 책임을 믿는 사람'이다. 저마다 사람을 판단하는 기준 한 가지씩은 가지고 있는데, 안철수 씨가 중요하다고 생각하는 기준 중의 하나는 바로 '절반의 책임을 믿는 사람인가?'라고 한다. 안철수 씨는 자신의 인생과 몸담고 있는 조직을 위해서 절반의 책임을 지는 마인드를 가져야 하며, '나만 잘 하면 된다.'는 소극적인 인식을 버릴 때만이 진정으로 개인이 발전하고, 조직이 발전할 수 있다고 이야기한다. 리더에게만 전적으로 의지하고 책임을 전가하기보다는 내 몫에 대한 책임감을 가지고 일하면서 리더와 함께 성공을 이루어가는 자세가 중요하다는 의미다.

이런 팔로워들은 리더의 목표나 지시를 냉철하게 검토하고 보다 더 나은 의견을 제시하려 노력하며, 일단 목표가 정해지면 최선을 다해 완수하려 한다. 조용히 입을 다물고 시키는 일이나 하는 것은 책임질 줄 아는 사람의 자세가 아니다. 필요하다면 긍정적인 방법으로 리더에게 문제를 제기하고 기존의 의사결정을 다시 검토할 수 있도록 조언하여야 한다. 이와 더불어 결정이 된 사항에 대해서는 한 팀으로서 '운명공동체'라는 인식을 가지고 최선의 결과를 얻기 위해 노력을 다하는 팔로워가 건전한 팔로워다.

때로는 "조국이 당신에게 무엇을 해 줄 수 있는가를 묻기 전에 당신이 조국을 위해 무엇을 할 수 있을지를 고민하라."라는 존 케네디의 말처럼 리더에게 무엇을 요구하기 전에 리더와 조직을 위해 자신이 무엇을 할 수 있을지를 고민할 필요가 있다.

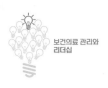

3. 실패하는 팔로워십

(1) 팔로워임을 거부하는 팔로워

우리나라의 속담 중 "사공이 많으면 배가 산으로 간다."라는 속담이 있는데, 이는 모든 사람이 본인이 리더라고 말하는 상황이 얼마나 위험한지를 잘 보여주는 말이다. 조직에서도 간혹 팔로워임을 거부하면서 자신이 팔로워 본연의 역할을 하기보다는 마치 리더인 양 생각하고 행동하는 사람들이 있다. 이들은 상당한 수준의 역량과 경험을 근거로 강한 자신감과 자존심을 갖고 있기 때문에, 리더가 주목받는 만큼 자신들도 주목받기를 원한다. 이들은 '내가 리더보다 못한 것이 무엇인가, 나도 잘 할 수 있는데…'와 같은 생각을 하곤 한다. 그 결과, 이들은 리더가 내리는 의사결정에 대해 감정적으로 반발하거나 비판하는 경우가 있다. 더욱이 나름대로의 대안 제시를 위한 비판보다는 무조건적인 비판, 소위 '딴지'를 걸기도 한다는 것이 더 큰 문제이다.

리더와 팔로워는 나름대로 해야 할 역할이 다른데 팔로워들이 모두 리더의 역할만을 원한다면 조직이 원활히 굴러갈 수 없다. 팔로워들의 반대를 무마하고 동참을 이끌어내기 위해 리더는 일일이 설득의 과정을 거쳐야 하기 때문이다.

(2) 여기는 내 땅, 텃세형 팔로워

리더의 자리에 처음 오르거나, 새로운 조직을 맡게 된 병아리 리더를 대상으로 소위 '텃세'를 부리는 유형이다. 이러한 유형의 팔로워들은 특정 조직에 오랜 기간 근무했거나 부서 내 여러 사람과 다양한 인간관계를 맺고 있는 사람에게서 주로 나타난다. 텃세형 팔로워는 병아리 리더의 실수를 감싸거나, 리더가 새로운 환경에 잘 적응할 수 있도록 도움을 주기보다는 텃세 부리기와 같은 행동으로 리더가 발붙일 틈을 주지 않는다.

새롭게 리더로 승진한 사람이나, 새로운 조직을 맡게 된 리더들은 아직 자세한 조직 현황에 대해 깊이 알지 못할뿐더러, 새로운 자리에도 익숙하지 않기 때문에 모든 것이 낯설고 어설프기 마련이다. 이런 시기에는 병아리 리더가 제시하는 방향과 방침이 다소 혼란스럽더라도 이를 이해하고 적극적으로 협조해 주는 팔로워들이 필요하다. 초기에 팔로워들이 리더를 제대로 받쳐주지 못한다면, 병아리 리더는 본인의 잠재되어 있는 리더십 역량을 발휘해 보지도 못하고 자리에서 물러날 가능성이 높다.

(3) 시키는 것만 하는 팔로워

자신에게 주어진 일은 나름대로 성실하게 수행하나, 그 이상의 창의적인 생각이나 리더나 조직을 위한 적극적인 행동은 하지 않는 유형이다. 이들의 가장 큰 특징은 책임감 부족과 소극적인 태도라 할 수 있다. 이들은 충분한 역량을 가지고 있으면서도 조직에 대한 주인의식이나 리더에 대한 애착이 부족하여 '적당히 하면 되지', '이 정도 하면 나머지는 리더가 알아서 해 주겠지'등의 생각을 하곤 한다. 그 결과 회사를 위한 적극적인 의견 개진 또는 개선 활동이나 자신의 업무 영역을 넘어서는 추가적인 노력이 드는 일에는 소극적인 태도를 보인다.

이러한 팔로워들은 어찌 보면 앞서 언급한 유형보다는 상대적으로 리더를 덜 죽이는 유형이라 말할 수도 있겠지만, 리더가 모든 일에 끊임없이 관여하고 일을 챙기게 만들어 정작 리더로서 집중을 해야 할 중요한 일에 신경을 쓰지 못하게 할 가능성이 높다.

(4) 예스맨형 팔로워

리더에게 항상 듣기 좋은 말만을 하거나, 리더나 회사에 대한 부정적인 정보를 의도적으로 차단함으로써 리더를 현실로부터 단절시키는 유형이다. 흔히 간신(奸臣)이나 예스맨(yes-man)이 이에 해당된다. 학연, 지연 및 혈연 등을 이유로 리더와 과하게 사적인 친분을 쌓거나, 사조직을 만드는 팔로워들도 여기에 해당된다. 이러한 유형은 리더의 바른 생각과 합리적 경영을 가로막거나 자신의 이익만을 챙긴다. 또한 조직 내에서 파벌을 만들어 팀워크를 저해하는 경우도 있다.

(5) 불평불만형 팔로워

이러한 유형은 리더에 대한 불만을 여기저기 퍼뜨려 리더의 부정적인 이미지를 형성함으로써 조직 안팎에서 리더십을 훼손하는 유형이다. 이런 팔로워들은 불만이 있을 경우, 리더와 직접 만나 이야기하고 건설적 방향으로 해법을 찾기보다는 주변 사람과 이야기하며 자신의 불만을 해소하려는 경향이 있다. 예컨대, "상사가 내린 결정에 대해 내가 다른 방식으로 수정할 것을 건의했는데, 잘 수용하지 않더라... 내 상사는 고지식하고 자기주장만 너무 센 거 같다."라고 말하곤 한다. 이런 팔로워 유형이 미치는 가장 큰

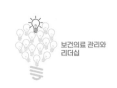

부정적 영향은 조직구성원들이 리더에 대한 믿음과 신뢰감 형성을 막을 수 있다는 점이다. 특히, 리더에 대한 사전적인 정보가 없는 신입이나 외부 고객들에게 리더에 대한 부정적인 이미지를 심어 줄 수 있는데, 이는 리더는 물론, 회사나 팔로워 자신에게도 도움이 되지 않는다.

③ 팔로워십의 성공요소

어떠한 부하가 리더에게 꼭 필요한지는 주어진 상황마다 다를 수 있겠으나, 구체적으로 다음 두 가지를 고려해 볼 수 있다. 그 첫째가 리더를 살리는 팔로워이고, 둘째는 리더 입장에서 생각하는 팔로워이다. 리더를 거부하지 않고 리더에게 열린 마음과 협조를 제공하고 리더의 입장을 배려하면서 힘을 주는 팔로워는 리더에게 가장 큰 힘이 된다. 다음은 성공하는 팔로워의 7가지 키워드이다.

1. 용기

용기(courage)는 많은 팔로워들이 진정한 팔로워십을 발휘하는 데 있어서 가장 큰 장애요인이자, 가장 어렵게 생각하는 것이다. 용기는 남이 주는 것이 아니고, 쉽게 얻는 것도 아니기에 긴 시간 동안 유교 문화의 지배를 받아온 한국의 조직에서 팔로워들이 용기를 발휘한다는 것은 결코 쉽지 않은 일이다. 그렇기 때문에 진정한 팔로워십 발휘를 위해서 가장 필요한 덕목이기도 하다. 사실 용기는 리더의 입장에서 팔로워가 용감하게 다가올 수 있도록 길을 열어 주어야 하기에, 리더나 조직에게 발휘해야 할 덕목이라기보다는 긍정적인 팔로워십을 발휘하면서 가져야 하는 자세, 혹은 건전한 팔로워십 발휘를 가능케 하는 원동력이라는 표현이 옳을 것이다.

2. 몰입

다양한 조직의 인사 담당자들 사이에서 흔히 가장 잘 훈련되고, 조직 내의 성과 창출이 탁월한 직원들의 대표적 예로 마이크로소프트의 직원들을 꼽는다. 그러한 이유는 곧 많은 인사 담당자들이 한 번이라도 마이크로소프트를 방문하고 나면 이내 '세계 최고의 직원'으로 그들을 꼽는 데 절대 주저함이 없다는 것이다. 그 이유는 바로 그들의 몰입하는 능력, 특히 조직과 자신의 업무에 몰입하는 능력을 꼽는다.

마이크로소프트의 직원들은 스스로를 '세상에서 가장 부지런하고 열심히 일하는 사람들'이라고 말한다. 그들은 자신들을 '일 그 자체'라고 생각하고, '마이크로소프트 그 자체'로 여긴다. 왜냐하면 그들은 마이크로소프트에 소속되어 일을 하는 것이 아니라 마이크로소프트의 정신과 그 가치에 모든 것을 몰입하여 그와 함께 커왔기 때문이다.

그렇다면 몰입이 왜 성공적인 팔로워가 되기 위한 핵심 요소이며, 팔로워의 몰입은 조직에 있어서 어떤 긍정적인 효과를 발휘하는 것일까? 몰입은 그 자체로도 엄청난 에너지를 발휘하며 역량 발휘와 발전적 가치 창조에 기여하지만, 열정이라는 또 다른 모습으로 변이되어 이성적인 판단으로는 측정할 수 없는 엄청난 성과를 가져오기도 한다. 팔로워들의 리더나 조직에 대한 몰입은 리더와 함께 무언가를 성취할 수 있다는 강한 의지와 조직의 성공에 대한 무의식적인 확신을 가져오게 된다. 의지와 확신에 의한 에너지는 일상적인 상태에서 일과 조직에 대해 갖게 되는 에너지보다 훨씬 강하고 지속적이다.

3. 방향성 통일

조직에는 분명히 조직의 향방을 이끄는 리더라는 강력한 드라이버가 있고, 조직의 실행적 부분을 주로 담당하는 미들맨과 브레이커 역할을 하는 팔로워가 있다. 그들이 하나의 팀, 곧 회사나 기관 같은 조직을 이뤄 처음 업무를 시작할 때는 별다른 실력 차이가 나지 않는다. 그러나 '경영방향 변경', '매출 하락'등의 위기 상황이 발생했을 때 리더와 팔로워들이 보여주는 모습에서 점차 그 조직의 실력이 드러나게 되는 것이다.

리더의 지시나 방향 설정에 대해서 한 방향으로 정렬할 수 있는 능력, 그것이 바로 성공적인 팔로워가 되기 위한 세 번째 키워드이다. 그러나 세 번째 키워드인 '방향성 통일'을 이야기하면 많은 사람들이 무조건적인 순응을 하거나 예스맨이 되라는 거냐며 되묻는다. 결론부터 말하자면 이는 방향성 통일의 의미를 100% 잘못 이해했기 때문에 나오는 것이다.

만약 평상시 조직에서 일상적인 활동을 할 때에 다른 반론이나 다른 시각을 수용하지 않고 모든 조직원이 한 방향으로만 정렬한다면, 이는 차라리 뿔뿔이 딴 방향을 쳐다보며 달리는 조직보다 더 위험한 상황에 처할 가능성이 많다.

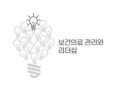

그럴 때는 서로 간의 다양한 의견과 주장들을 존중하고, 심지어 최말단의 팔로워라도 리더의 결정에 대해 의문을 제기하고 보다 나은 방향으로 결정하는 다른 방법론은 없을까라는 생각으로 지속적으로 토론하고 의견을 나누어야 한다. 그러나 회사나 조직이 그 역량을 발휘해야 할 시기이거나 경쟁조직, 경쟁업체와 다퉈야 할 시기, 또는 회사나 조직에게 있어서 위기의 상황이 닥치면 조직구성

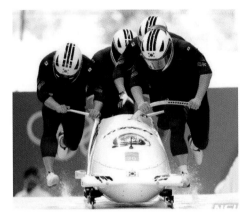

그림 3-4_ 봅슬레이

원들은 일사불란하게 그 방향성을 통일시켜야만 한다. 리더가 오른쪽을 바라보면 함께 오른쪽을 바라보고, 왼쪽을 바라보면 함께 왼쪽을 바라보며, 리더가 뒤를 돌아보면 함께 뒤를 돌아봐야 하는 것이다.

진정 성공적인 조직은 평상시 잘 나갈 때 얼마나 조직이 잘 굴러가느냐로 판별되는 것이 아니라 조직의 명운이 달린 결정의 순간이나 내부의 혼돈이 유발되는 갈등의 상황, 위기감이 증폭되는 순간에 얼마나 빨리 그리고 효율적으로 그를 해결하고 정상을 되찾느냐로 판가름난다.

4. 헌신

헌신(self-sacrifice)이라는 단어의 의미는 영어나 한문에서도 유사한 뜻을 내포하는데, 이는 곧 '제물을 바침'이라는 '희생'을 의미한다. 지금까지 팔로워는 단순한 2인자가 아니라 조직을 이끌어가고 조직의 중추가 되는 또 하나의 1인자라고 말해왔으면서 뜬금없이 '희생'을 말한다면 의문을 가질 수도 있겠다. 하지만 헌신이야말로 성공적인 팔로워십을 발휘하는 데 필수불가결한 으뜸이 되는 요소 중의 하나이다.

헌신이라는 단어는 몸(身)을 바치는(獻) 주체는 바로 그 자신이 됨을 알 수 있다. 즉, 헌신이라는 말에 담긴 진정한 의미는 '자발적'이라는 단어에 있는 것이다. 아무리 조직의 일에 내 몸을 바쳐서 일해도 그것이 자발적이지 않으면 그것은 헌신이 아닌 단순한 동참에 지나지 않는다. 진정한 팔로워인가 아닌가의 해답은 '자발적이냐, 아니냐'에 있다.

진정한 팔로워들은 자발적인 동참을 통해 조직과 자신을 일치시켜 조직의 발전을 위해 자신을 발전시키고, 자신의 발전을 통해 조직을 발전시키는 상호 발전의 선순환을 이루고자 노력하게 된다. 자신의 헌신이 자신의 몸을 던지는 헌신이 아니라, 자신의 발전이 조직의 발전을 불러오고 발전된 조직이 다시 자신의 발전에 힘을 보태주는 선순환 구조를 구축하는 것이다. 헌신이 곧 '투자'가 되는 것이다. 현대에 있어서 자신의 몸을 제물로 바칠 수 있는 사람이라면 헌신은 실제로 투자가 될 수 있다.

5. 표현

　우리가 살고 있는 조직에는 한 가지 방식으로만 재단할 수 없는 수많은 유형의 팔로워와 팔로워십이 존재한다. 마찬가지로 리더와 리더십의 유형 역시 수십, 수백 가지의 형태가 있다. 그렇기 때문에 성공적인 팔로워십을 위해 '표현'이 필요한 것이다.

　한국의 조직 문화에서 윗사람에게 먼저 말을 거는 것은 쉬운 일이 아니다. 그 자체를 너그럽게 대하지 않는 풍토 때문이다. 그러다 보니 극한 경우가 발생하기 전까지 팔로워들은 리더에 대해 침묵으로 일관하게 된다. 하지만 수십 수백 가지가 넘는 리더십의 홍수 속에서 언제까지 침묵으로만 일관하며 자신의 입맛에 맞는 리더십을 기대할 수는 없다. 우연히 자신의 팔로워십 유형에 꼭 맞는 리더를 만나거나 팔로워들에게 알맞은 리더십을 발휘해 줄 수도 있겠지만 그 가능성은 희박하다. 그렇기에 자신이 원하는 바를 정확하고 즉각적으로 리더에게 알려주고 표현할 수 있는 능력, 그것이 성공적인 팔로워십의 중요한 요소가 되는 것이다.

6. 대안 제시

　제2차 세계대전 당시 영국정부의 내각 중 한 명이 전쟁이 끝나고 몇 년이 지난 뒤 미국 방송사 인터뷰를 한 적이 있다. 처칠 행정부가 전쟁에 승리할 수 있었던 이유를 묻는 질문에 다음과 같이 말했다. 히틀러Adolf Hitler의 부하들은 "Bitte Sehr(좋습니다)"라는 말 밖에 할 줄 몰랐기에 패배를 할 것이 뻔한 전투에도 병사들을 밀어 넣었습니다. 반면 처칠의 사람들은 "No, I think…(아니오. 제 생각에는…)"라고 말할 수 있었기에 승리할 수 있었다. 물론 리더와 팔로워가 단순한 대립만 추구하는 조직은 결국에는 파국을 면하기 어렵다. 하지만 앞서 제시한 예시처럼, 다른 방향에서 대립하는 경우 리더에게 지나친 충

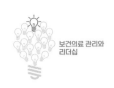

성반을 내비치는 조직보다는 훨씬 나은 결과를 나타내기도 한다. 그 차이는 그들의 대립관계가 단순히 팔로워가 리더에게 반대하여 다른 편에 서서 비난하는 관계인가, 아니면 팔로워가 리더와 같은 편에 서서 같은 방향을 바라보되, 리더의 부족한 부분을 지적하고 함께 해결방안을 모색하는 관계인가에 달려 있다. 결국 조직의 발전을 위해서 리더에게 건설적인 대안을 제시하는 팔로워를 육성해야 하는데 이를 위해 리더가 비난과 비판보다는 수긍과 수용을 하고 적절한 보상을 제공하며, 의도적인 대화의 장을 만들어야 한다고 하였다. 동시에 팔로워들은 대안을 제시하는 것이 절대로 싸우는 것이 아니며, 제시하는 대안은 항상 조직의 발전을 위해 초점을 맞춰야 한다. 그리고 리더의 의견에는 부화뇌동(附和雷同)하지 않고 오로지 조직을 위한 건설적인 대안을 제시할 수 있어야 한다.

7. 보충 및 보완

골프라는 스포츠를 소개해 보면, 이는 1m가 채 안 되는 클럽으로 직경 41.15mm, 무게 45.93g의 공을 때려 250~300m 이상을 날려 보낸 후 땅 위의 지름 10.8cm짜리 구멍에 넣는 게임이다. 한편으로는 가장 단순하게 승부를 내는 방식으로 이해되기 쉽지만, 경기 시간 내내 수많은 변수가 있고 지켜야 하는 규칙이 있으며, 상대방과의 치열한 심리전을 겪어야 하는 경기이기도 하다. 그런 골프에는 다른 스포츠와 차별화되는 독특한 룰 하나가 있다. 바로 '캐디'다.

지구상 어느 스포츠도 경기하는 중간에 다른 사람으로부터 이토록 지속적이고 꾸준하게 조언과 도움을 받지는 않는다. 골프는 스윙 순간을 제외하고는 선수와 캐디가 끊임없이 대화를 통해 코스 공략법을 찾아내고 거리나 방향에 적합한 골프채를 선택하기도 하며, 때로는 선수의 안정을 위해 캐디가 심리상담사가 되어 그를 진정시키기도 한다. 그렇기에 많은 유명 선수들이 최고의 캐디와 함께 팀을 이루기를 바라는 것이다.

기업이나 조직에 있어서도 다를 것이 없다. 물론 결정은 리더가 내리고 그 책임도 리더가 지는 것이 보통이다. 그러나 그 결정의 순간이 있기까지 수많은 팔로워들이 자신의 의견을 통해 리더가 보지 못한 부분, 리더가 고려하지 못한 사항을 보완(supplement)해야 한다. 진정한 팔로워라면 그런 활동을 통해 자신의 리더를 1인자로 만듦과 동시에 자신도 팔로워 중의 1인자로 우뚝 설 것이다.

켈리는 성공하는 팔로워, 이상적인 팔로워의 특성으로 네 가지를 제시하였다. ❶ 조직의 미션과 비전을 추구하는 데 적극적 능동적으로 참여한다. ❷ 스스로의 생각과 감정·행동을 효과적으로 통제하며 조절할 수 있는 능력이 있다. ❸ 자신의 역량을 개발하기 위해 최선을 다한다. ❹ 도전적이고 솔직하며 신뢰할 수 있다. 이를 기반으로

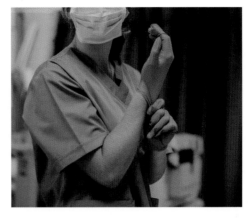

한 '팔로워십 훈련프로그램'에서는 주도적이며 비판적 사고 개발하기, 자기관리능력 높이기, 현명하게 갈등상황 해결하기, 조직 내 신뢰도 높이기, 리더와 팔로워의 역할 경계를 유연하게 넘나들기와 같은 주제를 다룬다. 이와 같은 팔로워십 개발프로그램에다 위에서 제시된 7가지 키워드를 적절히 잘 활용한다면 유능하고도 성공적인 팔로워를 양성해 낼 수 있을 것이다.

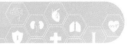

제4절 **리더십과 팔로워십**

❶ 리더십과 팔로워십의 관계

리더십에 관한 연구는 20세기 초부터 리더의 특성에 관한 연구를 시작으로 다양한 형태로 발전되어 왔다. 그중에서도 리더십 이론에 관한 연구는 시대의 요구와 흐름에 따라 진행되어 왔다. 리더십 이론의 흐름은 리더 개인이 지닌 특성과 행동을 분석하는 특성이론(traits theory) 및 행동이론(behavioral theory), 리더의 특성과 행동은 상황에 따라 달라질 수 있다는 상황이론(contingency theory), 그리고 거래적 리더십(transactional leadership), 변혁적 리더십(transformational leadership)과 같은 새로운 리더십 이론으로 이어져왔다.

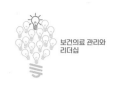
② 리더십과 팔로워십의 관계 비교

1. 리더와 팔로워는 동전의 양면관계

열세 살부터 생계를 위해 주급 1달러 20센트를 받고 방직공장에서 얼레를 잡고 실감기공으로 시작한 소년이 US Steel을 창설하여 미국 철강업계를 지배하는 이른바 '철강왕'이 된 앤드류 카네기(Andrew Carnegie)의 묘비에는 다음과 같이 새겨져 있다.

"여기, 자신보다 더 뛰어난 조력자들의 도움을 구하는 방법을 알고 있던 한 남자가 잠들어 있다(Here lies a man who know how to enlist the service of better men than himself.)."

현대산업의 쌀이라고 하는 철강을 생산하며 엄청난 부를 축적한 카네기, 그가 성공할 수 있었던 것은 자신이 많은 것을 알거나 혼자서 잘 할 수 있어서가 아니라, '자신보다 많이 알거나 뭔가를 더 잘 할 줄 아는 사람들을 가려 뽑아 쓸 줄 알았기 때문'이라고 말한 것이다. 사실, 사람에 대한 이해와 관찰력은 물론, 사람을 알아보는 눈, 사람을 가려 뽑아서 적재적소에 배치하여 활용할 줄 알았던 그는 리더로서의 자질과 능력을 갖추었던 것이다.

그의 성공은 그러한 카네기의 리더십에 그가 발탁하고 기용했던 유능한 참모들이나 부하직원들의 호응과 지지, 합심과 협조 등과 같은 이른바 팔로워십이 잘 어우러져서 훌륭한 결실을 거둔 것이라고 볼 수 있다.

조직 관리의 성공은 리더십과 팔로워십의 시너지 효과의 발휘에 달려 있다. 시너지란 조직 역량의 단순한 총화(summation)가 아니라 역량들 간의 화학적 반응을 통한 상승작용이 일어나는 것이다. 리더십과 팔로워십 간의 작용-반작용의 화학적 반응이 일어날 때에 조직 목표가 성공적으로 달성되고 성과가 극대화될 수 있는 것이다.

대다수의 사람들은 몰락해가던 공룡기업 IBM의 성공적 부활은 루 거스너(Louis. Gerstnerr)라는 뛰어난 리더가 있었기에 가능했다고 말한다. 하지만 경영학의 대가인 헨리 민츠버그(Henry Mintzberg)의 생각은 좀 다른 듯하다. 민츠버그는 루 거스너가 모든 것을 다 한 것으로 알려져 있지만, 사실 루 거스너는 조직구성원들이 IBM의 부활을 위해 최선을 다할 수 있는 여건만 만들어주고, 정작 자신은 뒤로 적당히 물러서 있었다고 이야기한다. 리더와 뜻을 함께 하고 행동하는 팔로워들의 역할 또한 리더십 못지않게 중요함을 시사하는 바라 하겠다.

리더십의 성공적 발휘는 리더 혼자만의 노력으로 이루어지는 것이 아니다. 성공하는 조직, 효과적인 리더십의 발휘를 위해서는 리더와 뜻을 함께 하고 리더의 철학과 비전을 이해하고 조직의 성장과 발전을 위해서 리더와 함께 행동하는 건전한 팔로워가 필요하다. 성과가 좋지 않거나 일이 잘못되었을 때, 리더만을 비방하거나 리더에게 모든 책임을 지우는 경우가 종종 있다. 조직에서 경영상 중추적인 역할을 수행하며, 높은 위상을 갖고 있다는 면에서 경영성과에 대한 최종 책임을 리더가 진다는 것은 어느 정도 이해할 만하다. 그렇지만, 손뼉도 마주쳐야 소리가 난다고 했던가? 리더 혼자만 뛰어난 실력을 갖고 있거나, 홀로 고군분투한다고 해서 좋은 성과를 얻을 수 있는 것은 아니다. 리더의 비전을 함께 바라보고 이를 뒤에서 적극적으로 지원하는 팔로워십 또한 절실히 필요하다.

조직학자 켈리는 "조직의 성공에 리더가 기여하는 것은 많아야 20% 정도이다. 나머지 80%는 팔로워들의 기여다."라고 말했다. 효과적인 리더십, 성공적인 리더십은 팔로워십이 얼마만큼 효과적으로 잘 뒷받침되어 주느냐에 달려 있는 것이다. 훌륭한 리더는 혼자 만들어진다거나 리더십의 성공적 발휘가 리더에게만 달려 있는 것이 아니라, 조직구성원들의 지지와 성원, 합심이나 협력 없이는 기대한 성과를 얻어내기 어렵다.

2. 건전한 팔로워십은 Win-Win

지금까지 언급한 건전한 팔로워십은 리더에게만 득이 되는 것처럼 느껴질 수도 있다. 하지만 건전한 팔로워십은 리더와 팔로워 모두에게 도움이 되는 Win-Win의 관계라고 할 수 있다.

우선, 리더와 팔로워는 기본적으로 성공과 실패를 함께하는 관계이기 때문이다. 조직의 성과가 좋을 때 리더가 더 많은 조명을 받는 것은 사실이지만, 뛰어난 성과를 보인 조직구성원들에게도 더 많은 보상이 돌아가는 것 역시 분명한 사실이다.

한편, 건전한 팔로워십은 자아성장의 원천이 되기도 한다. 리더의 생각을 잘 헤아리고 적극적으로 실천하는 사람에게는 보다 많은 성장의 기회가 주어질 수 있다. 팔로워가 어떤 태도를 가지는가에 따라 리더들이 팔로워를 대하는 태도 역시 달라지기 때문이다. 예컨대, 리더와 같이 책임을 나눠진다고 생각하지 않고 리더만이 모든 책임을 진다고 생각하는 조직구성원과 일하고 싶은 리더는 없을 것이다. 반대로 책임을 나누어질

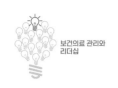

줄 아는 팔로워라면 리더 역시 믿고 중요한 일을 맡김으로써 팔로워에게 더 많은 성장의 기회를 제공하는 등의 배려를 줄 수 있다. 또한 이런 팔로워들에 대해서는 리더가 개인적으로 시간을 내주어 지도를 해주기 때문에 업무와 리더십에 대해 학습할 수 있는 좋은 기회를 얻을 수도 있을 것이다.

3. 모든 사람은 리더이자 팔로워

바람직한 팔로워십을 실행하기 위해서는 무엇이 필요할까? 이 질문의 답은 의외로 쉬운 곳에 있다. 대부분의 사람은 리더이자 팔로워라는 사실이다. CEO나 신입사원을 제외하고는 대부분의 사람은 자신의 상사가 있고, 부하직원이 있다. 이를 알고 나면 답은 분명해진다. 스스로 자신의 리더에게 바라는 바를 자신의 팔로워에게 베풀고, 자신의 부하직원에게 바라는 것을 자신의 리더에게 실천하는 것이다.

아리스토텔레스는 "남을 따르는 법을 알지 못하는 사람은 좋은 지도자가 될 수 없다."라고 하였다. 이는 좋은 팔로워가 된다는 것은 좋은 리더가 되기 위한 선행조건을 뜻한다. 바람직한 팔로워십을 발휘하다 보면 자신도 모르게 자신의 부하에게서 존경과 신뢰를 받는 리더로 커가고 있는 자신을 발견할 수 있을 것이다.

③ 부하의 상사 이해하기

상사만 부하에게 잘 해줘야 하는 것이 아니라, 부하도 상사를 이해하고 더 나은 상사가 될 수 있도록 도와주어야 한다. 다음은 상사에 대한 이해를 높이기 위한 몇 가지 제안들이다.

❶ 상사도 인간임을 이해해야 한다. 완벽한 상사를 기대해서는 안 된다.

❷ 이왕이면 상사와 좋은 인간관계를 형성하고 적극적으로 보좌해야 한다. 상사의 태도는 부하 자신의 태도에 대한 반응임을 알아야 한다.

❸ 상사가 바라는 기대와 욕구가 무엇인지 요구도를 파악해야 한다. 그리고 그것을 만족시켜 줄 수 있도록 노력한다.

❹ 상사에 대한 부하 자신의 태도를 항상 점검해야 한다. 자신의 가치관, 업무스타일이 상사와 부합되는지 성찰하고 개선의 노력을 기울인다.

❺ 상사의 성격(personality)이나 업무처리 스타일이 자신과 다를 수 있음을 인정해야 한다. 또한 자신의 스타일을 상사에게 강요하지 않는다.

❻ 상사의 지시나 명령을 진지하게 듣고 기꺼이 받아들인다. 그리하여 상사가 지시하기 좋은 부하가 되도록 한다.

❼ 상사에 대하여 솔직하고 성실하게 대해야 한다. 부하일지라도 상사로부터 호감을 살 수 있는 인격을 갖추어야 한다.

❽ 상사의 장점을 존중하고 단점을 커버해야 한다. 상사가 자기의 장점을 계속 강화하여 더욱 훌륭한 상사로 발전할 수 있도록 관리하여야 좋은 부하이다.

❾ 상사의 성공을 위하여 협력해야 한다. 상사의 성공은 곧 부하 자신의 성공으로 연결되게 된다.

❿ 상사를 잘 따르고 보좌하되, 아첨하거나 비굴하게 굴지 않는다. 일시적으로 상사의 호감을 얻게 될지는 모르나 결국 상사와의 인간관계는 해치게 된다.

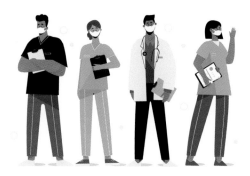

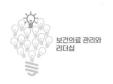

 참고문헌

- 구옥희, 최옥순(2000). 임상간호사의 팔로워십. 한국간호과학회.
- 김진수(2007). 선비리더십. 열린 창고.
- 신유근(1996). 한국기업 최고경영자의 행동특성과 리더십 스타일: 성공기업과 실패기업을 대상으로. 인사조직연구, 4(2). 한국인사·조직학회.
- 신인철(2007). 팔로워십. 리더를 만드는 힘. 한스미디어.
- 양창삼(1997). 인간관계와 갈등관리. 경문사.
- 이정근(1999). 팔로워십 유형이 리더십의 효과에 미치는 영향에 관한 연구. 고려대학교 대학원 석사학위논문.
- 이재희(2016). 자기인식과 미래탐색 리더십프레임. 한올.
- 켈리, R. E.. 장동현 역(1994). 성공기업을 창출하는 팔로워십과 리더십. 고려원.
- 한상엽(2005). 리더의 성공, 팔로워십에 달려 있다. LG주간경제, 818(9). LG경제연구소.
- 홍대식(2011). 성공적 인간관계. 박영사.

- Bass, B. M., Bass and Stogdill. (1990). Handbook of leadership: A Survey of Theory and Research. New York: The Free Press.
- Chaleff, I. (1995). The Courageous Follower: Standing up to and for our leaders. San Francisco: Berrett-Koehler.
- Collins, Jim, Porras, Jerry I. (2004). Built to Last: Successful Habits of Visionary Companies (Good to Great). Haprer Bussiness.
- Follet. M. P. (1949). Freedom and Co-ordination: Lectures in business organization (Repeat 1987). New York: Management Publications Trust Limited.
- Gabarro, J. J. & Kotter, J. P. (1993). Managing your boss. Harvard Business Review, 71.
- Heller, T. & Van Til, J. (1982). Leadership and Followership: Some Summary propositions. Journal of Applied Behavioral Science, 18(3).
- Hersey, P., Blanchard, K. H., & Johnson, D. E. (1988). Management of organizational behavior (10th ed.). New Jersey: Prentice Hal.
- Kellerman, B. (2008). Followership: How Followers Are Creating Change and Changing Leaders. Harvard Business School Press.
- Kelley, R. E. (1988). In Praise of Follower. Harvard Business Review, Nov-Dec, 66(6).
- Kelley, R. E. (1994). The Power of Followership. New York: Bantam Doubleday. Dell Pub.
- Patrick L. Townsend. & Joan E. Gebhardt. (2003). The Leadership-Teamship-Followership Continuum. San Francisco, Issue 29, summer.

- Rost, J. C. (1995). Leader and Followers are the People in This Relationship. In W. J. Thomas, The Leader's Companion: Insights on Leadership Through the Age. Free Press.
- Wortman, M. S. (1986). Strategic Management and Changing Leader-Follower Role. Leader and Followers: Challenge for the Future. JAL Press Inc..

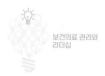

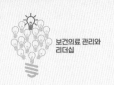

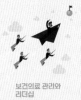

보건의료 관리와
리더십

_____학년 _____반 / 학번_____ 이름_____

❶ 팔로워와 팔로워십의 개념적 정의를 정리하시오.

구 분	설 명
1) 팔로워	
2) 팔로워십	

❷ 켈리(Kelly)가 제시한 팔로워의 유형과 특성을 정리하시오.

❸ 패트릭 타운센드(Patrick L. Townsend)가 제시한 팔로워의 유형과 특성을 정리하시오.

❹ 바버라 켈러맨(Barbara Kellenman)이 제시한 팔로워의 유형과 특성을 정리하시오.

❺ 성공하는 팔로워십과 실패하는 팔로워십의 내용을 정리하시오.

구 분	설 명
1) 성공하는 팔로워십	
2) 실패하는 팔로워십	

❻ 팔로워십의 성공요소에 대해 정리하시오.

Part 02

리더십 이론과
글로벌 간호리더십

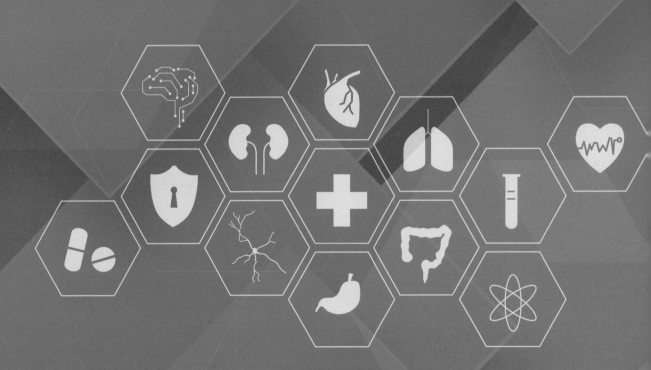

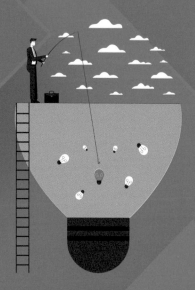

리더십 연구의
주요 흐름

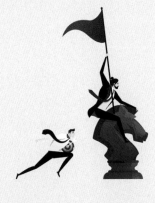

오늘날의 리더십이 체계적으로 연구되기 시작한 것은 20세기에 들어와서부터이다. 초기 리더십 이론은 특성이론, 행동이론, 상황이론 등 세 가지를 들 수 있으며 전통적 이론으로 연구되었다. 이 세 가지 이론은 그동안 리더십 연구의 주류를 형성해왔기 때문에 리더십 이론으로 불리고 있다.

특성론적 리더십 연구는 1940년대에 발전하였으며, 성공적인 지도자에게는 남다른 특성이나 자질이 존재한다고 생각하여 그 특성을 찾으려고 하였으나 지도자들의 공통적인 특성을 찾아내지 못하고 지도자의 특성 간 관련성 파악에 실패하면서 한계에 부딪혔다.

행동주의적 리더십 연구는 1950~1960년대에 이 같은 특성이론의 한계를 보완하기 위한 연구이다. 성공한 지도자와 그렇지 못한 지도자의 행동양식 간의 관계를 규명하는 연구로서 지도자의 행동을 관찰하는 리더십의 행동이론으로 진행되었으나 이 또한 어떤 리더십 행동양식이 높은 성과와 관련이 있는지에 대한 해답을 찾지는 못했다.

그 후 상황론적 리더십 연구는 1970년대 이후 활발히 이루어진 연구로, 리더십이란 추종자와 지도자의 맡은 과업 등을 포함하는 리더십 상황의 산물로 보고 상황에 가장 잘 부합하는 지도자가 가장 효과적인 지도자라고 하는 상황이론이 등장하였다.

최근에는 급변하는 조직 외부환경에 유연하게 적응하고 대처하기 위한 리더십 이론으로 거래적·변혁적 리더십 외에도 새로운 패러다임의 이론이 계속 개발되고 실증적으로 활용되고 있다.

다양한 보건의료 환경에서 업무를 수행해야 하는 간호사들에게 시대적 흐름에 따라 지금까지 개발된 리더십 이론에 관한 기초적 이해가 필수불가결하다. 나아가 간호사 각자 처한 환경에 적절한 리더십 유형을 선택하여 활용함으로써 개인의 바람직한 적응을 도모하여 업무 스트레스와 갈등을 줄이는 조직문화를 구축하고, 나아가 간호전문직의 이미지 제고에 기여할 수 있다.

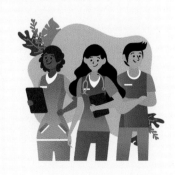

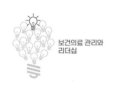

표 4-1_ 시대적 흐름에 따른 리더십 이론별 특성

이론유형	특성이론	행동이론	상황이론
개발시기	1940년대	1950~1960년대	1970년대
전제조건	리더는 선천적으로 리더의 특징을 타고남	모든 상황에 적용 가능한 유일한 리더의 행동 유형이 있음	모든 상황에 적절한 한 가지 리더십 유형은 없음
주요 초점	성공적인 리더와 실패한 리더 간의 차이 기술	성과가 좋은 리더의 행동 유형 기술	상황에 적절한 리더십 유형 탐색 및 기술
분석수준	리더 개인	리더십 유형별 집단	일정한 상황에 놓인 조직

제2절 특성이론

1 특성이론의 개요

특성이론은 리더에게 요구되는 성격과 자질 및 특성에 중점을 두고 있다. 1920년대 리더십 연구에 가장 많이 사용되었던 접근법이다. 특성이론은 성격, 동기, 가치, 기술과 같은 리더가 갖고 있는 자질을 강조한다.

특성이론의 전제는 리더는 타고나는 것이며 리더로서 특별한 특성을 가지고 있는데, 이러한 특성으로는 성격과 욕구, 동기, 가치관 등이 있다는 것이다. 이 이론은 리더십이란 타고난 것이지 개발될 수는 없다고 간주하기 때문에 비판의 여지가 많다.

특성이론은 자질의 획득에 대한 관점의 차이는 있으나 특정한 자질을 가지고 있기 때문에 리더가 될 수 있다는 공통된 가정하에 추종자들로부터 존경과 신뢰를 받을 수 있는 우수성이 리더십의 결정요인이라고 본다.

2 리더의 주요 특성

커크패트릭Kirkpatrick은 유능한 리더는 실제 여러 중요한 측면에서 다른 사람들과 구별되는 유형의 사람이라 정의했다. 또한 스톡딜Stogdill은 리더십의 정의는 리더십을 연구하는 사람의 수만큼 많으며, 다양한 상황에 걸쳐 일관된 특성이 없다는 것을 발견하였다.

1. 커크패트릭이 제시한 리더의 특성

❶ **욕구** 높은 수준의 성취 욕구와 야망, 의지가 있어야 한다.

❷ **동기부여** 타인에게 어떤 목표를 달성할 수 있도록 강한 힘이나 의욕을 북돋아주어야 한다.

❸ **통합성** 언행일치를 통해 직원들과 신뢰관계를 형성한다.

❹ **자신감** 불확실한 상황에서도 할 수 있다는 확고한 신념과 의지를 갖는 것이다.

❺ **정보능력** 다양하고 복잡한 정보를 수집, 분류, 해석할 수 있어야 하며, 풍부한 지식과 문제해결을 위한 올바른 의사결정을 해야 한다.

❻ **지식** 기업과 산업 및 기술적인 문제에 대한 높은 수준의 지식을 이해해야 한다.

2. 스톡딜이 제시한 리더의 특성

❶ **신체적 특성** 연령, 외모, 신장, 체중, 활동성

❷ **사회적 배경** 교육 수준, 이동성, 사회적 지위

❸ **지능과 능력** 지능, 판단력, 지식, 언변

❹ **성격** 기민성, 독창성(창의성), 성실성(윤리성), 자신감

❺ **과업 관련 특성** 성취욕구, 책임욕구, 목표에 대한 책임감, 과업지향성

❻ **사회적 특성** 협력을 구하는 능력, 인기, 명성, 사교성, 사회적 참여, 재치, 외교술

❼ **기타 특성** 개성적인 특성(상황에 따라 결정되는 특성)

❸ 특성이론의 의의

특성이론은 훌륭한 지도자가 되기 위해 어떠한 특성을 가져야 하는가에 대한 지표를 제공한다. 또한 선천적인 특성보다는 후천적으로 개발해야 하는 리더의 특성에는 어떤 것이 있는지에 대한 정보를 제공한다.

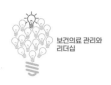

4 특성이론의 한계점

- 리더십 특성의 결정이 매우 포괄적이고 광범위하기 때문에 연구 결과에서 얻은 자료의 의미에 대한 해석이 매우 주관적이다.
- 리더십 특성 연구는 리더십 성과와의 관계에 대해서는 구체적으로 이뤄지지 않았다. 리더의 특성을 확인하고 강조했을 뿐 리더십 특성이 조직구성원의 업적에 어떤 영향을 미치고 있는지에 대해서는 제대로 검증하지 않았다.
- 하급자의 영향과 환경적 영향 및 상황적 요인을 고려하지 않았다.
- 제시된 우수한 특성과 능력을 고루 갖춘 사람은 없다.

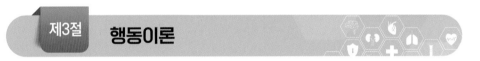
제3절   행동이론

1 행동이론의 개요

1940년대 이후 행동주의 심리학의 영향을 받은 행동이론은 '누가 효과적인 리더인가'보다 '효과적인 리더는 무엇을 하는가'에 더 관심을 가졌다. 리더의 행동을 파악함으로써 효과적인 리더십을 발휘하는 행동 특성을 연구하고자 했다.

2 행동이론의 주요 연구

1. 아이오와 대학교의 연구

1938년 아이오와[Iowa] 대학교에서 레빈[Levin] 등에 의해 10세 소년들을 대상으로 하여 세 가지 리더십 유형을 연구하였다.

❶ **권위형** 명령적이고 참여를 허용하지 않는 유형으로 권력이 리더에게 있다.

❷ **민주형**　집단의 토의나 결정을 존중하고 칭찬이나 비판 시에는 객관적인 입장을 유지하는 유형으로 책임은 부하와 함께 나눈다.

❸ **자유방임형**　집단에게 완전한 자유를 주고 사실상 리더십 행사가 없는 유형으로 책임은 부하에게 있다.

특정의 리더십 유형이 구성원의 만족감, 좌절감 및 도전감 등의 변수에 미치는 영향을 조사한 결과 민주형 리더를 선호하였고 생산성도 가장 높았다.

2. 오하이오 주립대학교의 연구

1945년 오하이오^{Ohio} 주립대학교에 의해, 조직의 목표달성에 도움을 주는 리더십 행동을 연구하였다.

이 연구에서는 리더의 행동을 구조화와 배려의 차원으로 구분하였다.

❶ **구조화**(initiating structure)　리더가 목표달성을 위해 자신의 역할과 조직구성원의 역할을 정의하고 체계화하려는 정도를 말한다.

❷ **배려**(consideration)　리더가 상호 신뢰, 조직구성원의 아이디에 대한 존중, 조직구성원들의 느낌에 대한 배려 등을 반영한다.

· 구조화와 배려의 수준이 다 같이 높을 때 부하들의 불평 수준과 이직률은 가장 낮고 생산성은 높다.

· 구조화와 배려의 수준이 다 같이 낮을 때 부하들의 불평 수준과 이직률은 높고 생산성은 낮다.

· 구조화의 수준은 높으나 배려의 수준이 낮을 때 부하들의 불평 수준과 이직률은 높게 나타났다.

→ 구조화와 배려행동이 모두 높을 때 가장 효과적인 리더십 유형이 나타남을 제시하고 있다.

3. 미시간 주립대학교의 연구

1947년 리커트^{Likert}를 중심으로 어떤 유형의 리더 형태가 조직의 성과와 조직구성원의 만족을 가져오는지를 연구한 결과 직무중심적 리더십과 구성원중심적 리더십 유형으로 구분하였다.

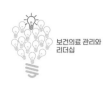

직무중심적 리더십 유형은 조직구성원의 직무수행조건과 직무만족의 영향 관계를 밝히는 연구이다. 리더가 합법적이고 강제적인 권력을 이용하여 조직구성원의 직무를 명확히 하고 조직구성원이 따라야 할 상세한 직무방법을 규정하고 이에 따른 업무성과를 평가하는데 초점을 맞췄다. 구성원중심적 리더십 유형은 조직구성원 중심의 리더가 인간지향적 책임의 위임과 조직구성원의 복지, 욕구, 승진, 개인적인 성장의 관심 정도에 따라 조직구성원과 우호적인 관계를 갖는 경향이 있고 개인적인 의사결정 대신에 집단 의사결정 방법을 선택하며 높은 성취목표를 설정하여 달성하도록 조직구성원들을 격려하고 세심하고 신중하게 대하려고 노력한다. 그 결과 구성원중심적 리더들이 조직에서 더 높은 생산성과 직무만족도를 나타냈고, 직무중심적 리더는 낮은 생산성과 낮은 직무만족도를 보였다.

(1) 직무중심적 리더

- 생산성을 높이기 위해 조직구성원에게 끊임없이 압력을 가하는 리더
- 종업원의 과업수행과 과업성취를 위한 직무의 기술적 측면과 생산성 강조
- 세밀한 감독과 합법적이고 강제적인 권력 활용, 업무계획표에 따라 이를 실천하고 업무성과를 평가하는 데 초점을 둠

(2) 구성원 중심적 리더

- 조직구성원의 만족감과 높은 수행 목표를 지닌 효과적인 작업 집단을 만드는 데 최선을 다하는 관리자
- 조직구성원의 개인적 욕구 충족과 인간관계의 개선을 강조
- 조직구성원에 대한 인간적 관심과 그들의 개성을 중시하며 개개인의 욕구에 특별한 관심을 가짐
- 인간지향적이며 책임의 위임과 조직구성원의 복지, 욕구, 승진, 개인적인 성장에 대한 관심 강조
- → 직무중심적 리더는 단기성과가 향상되는 경향이 있었고, 구성원중심적 리더는 장기성과와 관련성이 높다. 조직구성원의 만족도 또한 구성원중심적 리더가 매우 높다.

4. 관리격자이론

블레이크와 모튼Blake & Mouton이 오하이오Ohio 주립대학의 구조화와 배려라는 리더십의 개념을 기초로 리더의 행동 유형을 더욱 구체화하고 효과적인 리더십 행동을 배양하기 위한 기법으로 개발한 이론이다.

종횡으로 각각 9개의 줄을 그어 두 축을 표시하여, 수평축(X축)은 생산에 관한 관심, 수직축(Y축)은 인간에 대한 관심의 영역으로 나누고 이를 격자로 계량화하여 리더의 행동을 5가지 유형으로 분류하고 있다.

❶ **(1.1형) 무관심형**(Impoverished)   생산과 인간에 대한 관심이 모두 낮은 유형. 조직에서 곧 버려질 유형

❷ **(1.9형) 인기형**(country club)   생산에 대한 관심은 낮으나 인간에 대한 관심은 높은 유형. 인간성은 좋으나 과업생산성은 떨어지는 유형

❸ **(9.1형) 과업지향형**(task or authority-obedience)   생산에 대한 관심은 높으나 인간에 대한 관심은 낮은 유형. 업무의 효율을 높이기 위해 인간적 요소를 최소화하도록 작업조건을 정비하는 등 과업상의 능력을 우선적으로 생각하는 유형

❹ **(9.9형) 팀형**(team)   생산과 인간에 대한 관심이 모두 높은 형. 가장 이상적인 리더십 유형으로 리더는 상호 의존관계와 조직의 공동목표를 강조하고 상호 신뢰적 관계에서 조직구성원들의 몰입을 통하여 과업을 달성하는 유형

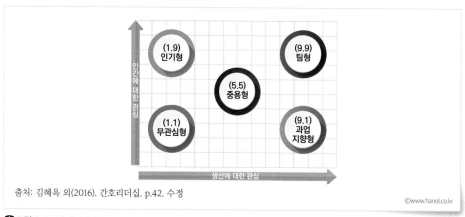

출처: 김혜옥 외(2016). 간호리더십. p.42. 수정

🚓 그림 4-1_ 관리격자이론

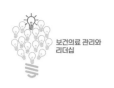

❺ **(5.5형) 중용형**(middle of the road or organization man)　생산과 인간에 적당한 관심을 갖는 유형, 생산과 인간에 대한 관심에 균형을 유지하고 노력하는 중도적인 리더 유형

❸ 행동이론의 의의 및 한계점

행동이론에 대한 리더십 유형을 보면 리더의 개인적인 자질과 능력보다는 행동 유형에 초점을 두었고 리더십의 유효성을 높일 수 있는 리더의 행동을 분석하는 데 노력하였다. 행동이론의 초기 연구자들은 과업지향적 행동보다는 관계지향적 행동의 중요성을 강조하였으나 모든 상황에 가장 적합한 리더십 유형은 없다고 주장했다. 왜냐하면 리더십의 유효성을 결정하는 것은 리더의 행동 외에도 다양한 환경적인 요인들이 상호작용하고 존재하기 때문이다.

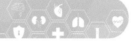
제4절　**상황이론**

❶ 상황이론의 개요

1960년대까지 행동이론에서 리더십 유형에 관한 연구를 통해 조직의 효과성과 가장 적합한 리더십 유형을 찾는 연구가 이루어졌지만 상황과 여건을 고려하지 않고 유효한 결과를 산출해낼 수 있는 특성과 행동만을 연구하는 데 초점을 두었다. 그러나 이러한 연구들이 최적의 모형을 찾는 데 많은 한계점에 직면하게 되면서 이런 유형의 한계를 극복하기 위해 리더십에 대한 효과성과 유효성을 상황과 연계시키고자 등장한 것이 리더십 상황이론이다. 상황이론은 리더가 처한 상황을 중시하며 많은 연구자들이 상황에 따라 효과적인 리더의 특성과 행동은 다르다고 주장하였다. 리더십 상황이론은 피들러Fiedler로부터 시작하였다.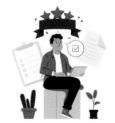

② 상황이론의 주요 연구

1. 상황적합이론

피들러는 1951년부터 대규모의 다양한 집단 리더를 대상으로 1953년 LPC(Least Preferred Co-worker) 척도를 개발하여 종합적 상황적 합성모형(contingency model of leadership effectiveness)을 개발하였다. 피들러는 리더십의 유효성은 리더와 조직구성원의 상호작용 유형과 상황의 호의성에 따라 결정된다고 주장하였다. 즉, 리더의 효과성은 리더의 유형이 상황과 얼마나 적합한가에 달려 있다는 것이다.

피들러는 리더의 효과적인 리더십은 리더와 조직구성원 간의 관계(leader-member relationship), 과업구조(task structure), 리더의 직위권한(leader position power) 등 3가지 상황 요소에 따라 관계중심적 리더십과 과업중심적 리더십에 의해 결정된다고 보았다.

(1) 상황의 분류

❶ 리더와 조직구성원 간의 관계

리더에 대해 부하가 가지는 신뢰나 존경 등의 정도를 말하는 것으로 부하가 리더를 받아들이는 정도를 반영한다. 조직구성원이 리더에게 갖는 반응이 호의적이고 협조적인 정도 혹은 비호의적이거나 비협조적인 정도에 따라 리더와 조직구성원 간의 관계가 결정된다.

❷ 과업구조

조직구성원들에 대한 명확한 과업 내용과 목표가 얼마나 제도화되었고 구체화되었는가의 문제이다. 과업 구조가 명확하게 규정되어 있다면 리더가 자신의 통제력을 쉽게 발휘할 수 있다.

❸ 직위권한

리더가 조직구성원들에게 보상과 제재를 할 수 있는 권한을 갖는 것이다. 리더에게 주어지는 권한은 공식적인 권력과 영향력을 바탕으로 행사하고 있는 인사, 평가, 보상 등에 대한 권한을 의미한다.

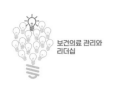

→ 위의 3가지 상황적 조건이 리더에 대한 상황의 호의성을 결정하게 된다. 상황의 호의성이란 그 상황이 리더로 하여금 자기 집단에 대하여 자신의 영향력을 행사할 수 있게 하는 정도를 말한다.

(2) 리더의 유형

리더에 대한 특성은 가장 싫어하는 조직구성원의 척도인 LPC(Least Preferred Co-worker)에 의해 측정된다. LPC 척도는 리더가 가장 싫어하는 조직구성원에 대해 8점 척도로 평가하는 것으로 싫어하는 조직구성원을 관대하게 평가하는 리더는 LPC 점수가 높고 조직구성원을 부정적으로 평가하는 리더는 LPC 점수가 낮다. LPC 점수에 따른 리더십 유형을 다음과 같이 과업지향적 리더와 인간관계지향적 리더로 구분했다.
- 과업지향적 리더: LPC 점수 낮음, 과업달성과 성취에 높은 가치 부여
- 인간관계지향적 리더: LPC 점수 높음, 대인관계의 성공에 높은 가치 부여

(3) 상황과 리더와의 관계

- 과업지향적 리더(LPC 점수가 낮은 리더): 리더의 영향력이 크거나 작은 극단적인 상황에서 가장 효과적이다.

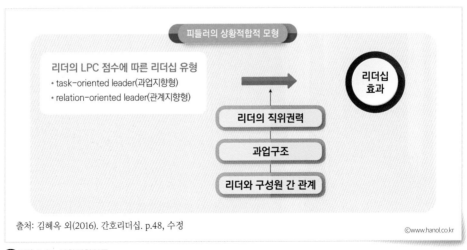

출처: 김혜옥 외(2016). 간호리더십. p.48, 수정
©www.hanol.co.kr

🎓 그림 4-2_ 상황적합이론

· 관계지향적 리더(LPC 점수가 높은 리더): 리더의 권력과 영향력이 중간 정도인 상황에서 가장 효과적이다.

2. 경로-목표 이론

하우스House는 오하이오 연구와 동기부여의 기대이론을 결합하여 경로-목표 이론을 제시하였다. 브롬Vroom의 기대이론에 기반을 두고 있는 이론으로 조직의 구성원은 자신들이 노력하면 과업을 수행할 수 있다고 믿을 때, 노력의 결과가 어떤 성과로 이어질 것이라고 믿을 때, 과업수행의 결과로 얻은 보상이 가치 있는 것이라고 믿을 때 동기가 유발된다고 가정한다.

이 이론은 기본적으로 리더의 행동이 조직구성원들의 동기부여, 만족 및 직무수행능력 등에 어떤 영향을 끼치는가를 밝히고자 하는 것이다. 그리고 조직구성원들의 과업성과에 대한 유의성을 높이고 과업성과를 달성하는 데 필요한 모든 상황적 조건을 조성함으로써 과업달성에 대한 기대감을 높이는 것을 리더의 주요한 기능으로 보고 4가지 리더십 유형을 제시한다. 따라서 리더는 부하의 특성과 환경적 요소를 고려하여 적절한 리더십 행동 유형을 선택하고 활용함으로써 부하의 성취동기를 자극하고 성과와 만족감을 높일 수 있도록 하여야 한다.

(1) 리더십 유형

4가지 리더십 유형으로 분류하고, 상황변수로 부하 특성과 과업 특성을 추가하였다. 4가지 리더십 유형은 지시적, 지원적, 참여적, 성취지향적인 유형이며 리더의 행동과 결과 관계를 조절하는 2가지 상황변수로 부하의 특성과 환경 특성을 제시하였다.

❶ 지시적 리더십

리더가 부하의 활동을 기획, 조직, 통제하는 구조 주도적인 리더십으로 부하에게 기대하고 있는 것을 알려주고 지시하며 부하의 질문에 답하는 유형이다. 이 유형은 부하의 능력이 낮고 환경이 복잡하며 경험이 부족한 조직구성원에게 적합한 유형이다.

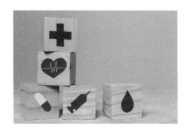

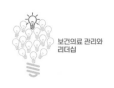
❷ 지원적 리더십

리더가 부하의 복지와 안녕에 대해 관심을 보이고 우호적인 분위기 조성과 작업 집단의 만족을 위해 노력하는 유형이다. 이 유형은 과업이 구조화되어 있는 경우, 부하가 높은 사회적 욕구를 가진 경우, 부하들 간에 상호작용이 필요한 경우에 유용한 리더십 유형이다.

❸ 참여적 리더십

리더가 부하에게 정보를 제공하고 그들의 아이디어를 공유할 것을 권유하며 의사결정 과정에서 부하들의 의견이나 제안을 고려하는 유형이다. 이 유형은 부하의 자존감과 성취욕이 강할 때, 개인과 조직의 목표가 양립하는 경우 유용한 리더십 유형이다.

❹ 성취지향적 리더십

리더가 결과지향적이며 도전적인 목표를 설정하고 부하들이 그 목표를 달성하기 위해 최대한의 능력을 발휘할 것이라 기대하는 유형이다. 이 유형은 부하가 완전히 독립적으로 일할 수 있고 문제해결능력을 가진 경우 유용한 리더십 유형이다.

(2) 상황변수의 설명

❶ 부하의 지각

리더의 행동이 부하의 기대(성과를 가져올 가능성, 성과에 대한 보상의 기대)를 높일 수 있다.

❷ 부하의 특성

- 능력: 부하가 자신의 능력에 대해 지각하는 정도로 부하가 능력이 있으면 성취지향적 유형을 선호하고 지시적 리더십을 덜 선호한다.
- 욕구: 부하의 내면 욕구는 리더의 행동에 영향을 미친다. 부하의 성취동기가 강하면 성취지향적 유형을 선호한다.
- 통제의 위치: 부하가 자신의 신변에 일어나는 일을 통제할 수 있다고 믿는 정도를 말하며, 통제의 위치가 자신의 통제범위 안에 있다고 믿는 내재론자와 밖에 있다고 믿는 외재론자로 분류한다.

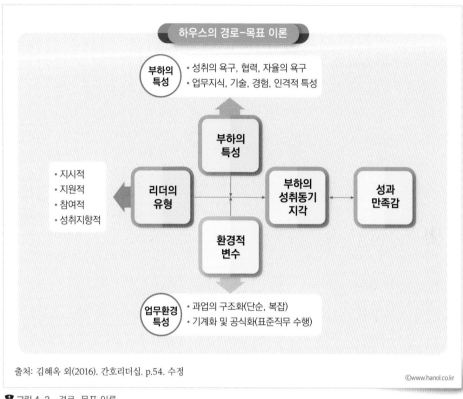

하우스의 경로-목표 이론

부하의 특성
- 성취의 욕구, 협력, 자율의 욕구
- 업무지식, 기술, 경험, 인격적 특성

업무환경 특성
- 과업의 구조화(단순, 복잡)
- 기계화 및 공식화(표준직무 수행)

리더의 유형
- 지시적
- 지원적
- 참여적
- 성취지향적

부하의 특성 → 부하의 성취동기 지각 ↔ 성과 만족감 ← 환경적 변수

출처: 김혜옥 외(2016). 간호리더십. p.54. 수정

©www.hanol.co.kr

그림 4-3_ 경로-목표 이론

❸ 환경적 변수

- 과업의 특성: 과업의 구조화 정도를 말하며 구조화 정도가 낮으면 지시적 리더십을 더 수용하고, 구조화 정도가 높으면 부적절하다.
- 작업 집단 특성: 집단의 발전 단계에 따라 리더의 행동이 달라져야 한다.
- 공식적 권한 체계: 규칙, 절차 등이 조직구성원의 작업활동을 조절하거나 높은 압력과 작업상의 스트레스가 있는 상황 혹은 불확실한 상황을 말한다.

3. 상황적 리더십 이론

상황적 리더십 이론은 허시와 블랜차드Hersey & Blanchard의 리더의 행동을 과업지향적 행동과 인간관계지향적 행동의 두 축으로 한 4분면으로 리더십 스타일을 분류하였고,

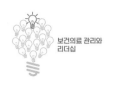

상황요인으로서 조직구성원의 성숙도를 추가하여 성숙도 정도에 따라 리더십 유형의 유효성이 달라진다는 이론이다.

조직구성원들의 성숙도는 다음과 같다.

❶ 조직구성원들이 달성 가능한 범위 내에서 높은 목표를 세울 수 있는 역량

❷ 조직구성원들이 자신의 일에 대해 책임을 지려는 의지와 능력

❸ 조직구성원들이 갖는 과업과 관련된 교육과 경험

(1) 리더십 유형

❶ S₁ - 지시적 리더, Telling 리더

구성원들에게 기준을 제시해주고 가까이서 지도하며 일방적인 의사소통과 리더 중심의 의사결정을 하는 유형으로 과업 수준은 높게 요구되고 관계 수준은 낮게 요구되는 경우에 적용하는 리더십이다.

❷ S₂ - 설득적 리더, Selling 리더

결정사항을 조직구성원들에게 설명하고 부하가 의견을 제시할 기회를 제공하는 등 쌍방적 의사소통과 집단적 의사결정을 지향하는 유형으로 과업 수준과 관계 수준이 모두 높게 요구되는 경우에 적용하는 리더십이다.

❸ S₃ - 참여적 리더, Participating 리더

아이디어를 조직구성원들과 함께 공유하고 의사결정 과정을 촉진하며 구성원들과의 인간관계를 중시하며 조직구성원들을 의사결정에 많이 참여하게 하는 유형으로 과업 수준은 낮게 관계 수준은 높게 요구되는 경우에 적용하는 리더십이다.

❹ S₄ - 위임적 리더, Delegating 리더

의사결정과 과업수행에 대한 책임을 조직구성원들에게 위임하여 조직구성원들이 스스로 자율적 행동과 자기통제하에 과업을 수업하도록 하는 유형으로 과업 수준과 관계 수준은 모두 낮게 요구되는 경우에 적용하는 리더십이다.

→ 리더는 리더십의 효과성을 높이기 위해 조직구성원들의 직무에 대한 성숙도가 높

아짐에 따라 직무상의 지시나 명령 등과 같은 과업지향적인 행동을 감소시키고 관계지향적인 행동을 증가시켜야 한다.

(2) 상황변수 - 조직구성원의 성숙도 분류

조직구성원의 성숙도는 직무성숙도인 숙련성과 심리적 성숙도인 의욕·의지에 따라 4단계로 구분된다.

❶ M_1 　조직구성원들의 능력과 의지가 모두 낮은 단계

❷ M_2 　조직구성원들의 능력은 부족하지만 의지는 높은 단계

❸ M_3 　조직구성원들의 능력은 높으나 의지는 낮은 단계

❹ M_4 　조직구성원들의 능력과 의지가 모두 높은 단계

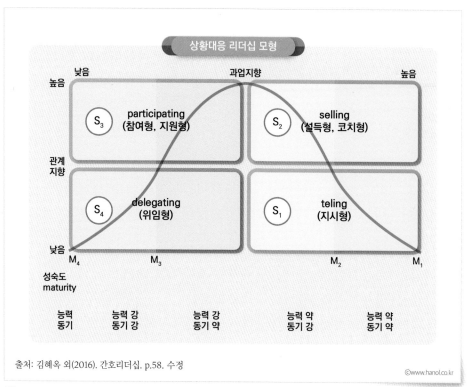

출처: 김혜옥 외(2016). 간호리더십. p.58. 수정

©www.hanol.co.kr

👮 그림 4-4_ 상황대응 리더십 모형

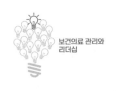

③ 상황이론의 의의 및 한계점

1. 피들러의 상황적합이론의 의의 및 한계점

상황이론의 LPC 설문지가 실제로 리더의 성격이나 행동 성향을 정확히 측정하고 있는지, LPC 점수가 실제 리더의 행동 스타일과 밀접한 관련성을 지니는지에 대한 많은 논란이 있다. 리더와 조직구성원들이 상호작용을 하는 과정에서 관계가 개선될 수 있기 때문이다. 그러나 피들러는 리더십에 관한 상황적 접근방법을 최초로 제시하여 리더의 효과성을 결정하는 상황과 리더의 특성 및 중요성을 분석했다는 점에서 큰 의의가 있다.

2. 하우스의 경로-목표 이론의 의의 및 한계점

경로-목표 이론은 조직구성원들의 동기유발에 초점을 두어 조직구성원의 업적을 만족시키는 데 의의가 있다. 이 이론의 기본적인 전제는 조직의 성과란 조직구성원들에 의해서 달성된다는 것이다. 그러나 리더가 조직구성원들의 동기유발을 지나치게 강조함으로써 교육, 조정, 조직화 등의 조직개발 및 관리적인 측면을 소홀히 했다는 비판적인 견해도 있다. 또한 이 이론은 업무현장에서 실제로 활용하기 어렵다는 비판과 함께 상황에 따라 적당한 리더십 유형을 선택하는 데 한계가 있다. 그러나 핵심적인 리더의 유형과 상황요소들을 확인함으로써 리더십 연구에 많은 공헌을 했다는 점에서 의의가 있다.

3. 허쉬와 블랜차드의 상황적 리더십 이론의 의의 및 한계점

이 이론은 상황을 너무 단순화시켜 현실적으로 이해하려는 것에 대한 비판을 받고 있다. 다른 상황변수들이 고려되지 않고 단지 부하의 성숙도라는 하나의 상황변수에 의해 리더십 유형을 선택하고 결정하는 것은 문제가 있다.

또한 부하의 성숙도 측정 시 명확한 성숙도 측정을 하는 데 있어 모호성이 있다는 비판을 받고 있다.

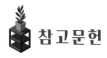 참고문헌

- 김세영(2022). 알기 쉬운 조직문화와 리더십. 양성원.
- 김혜옥, 김요나, 남문희, 어용숙(2016). 간호리더십. 수문사.
- 노성신(2022). 간호지도자론. 신지원.
- 박경록, 이해수, 양승희(2021). Core 핵심리더십 개발. 한올.
- 신미자, 김성진, 김지미, 김현경, 남정자 외(2022). 간호관리학. 수문사.
- 염영희, 고명숙, 김기경, 김보열, 김유정 외(2020). 학습성과기반 간호관리학(7판). 수문사.
- 정기수, 구민성(2021). 리더십과 조직: 이론적 이해. 서평연. 한형서(2021). 리더십의 이해. 비엔엠북스.

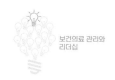

보건의료 관리와
리더십

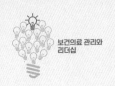
보건의료 관리와
리더십

보건의료 관리와
리더십

_____학년 _____반 / 학번_____ 이름_____

❶ 전통적 리더십 이론의 발달 과정을 서술하시오.

❷ 특성이론의 특징과 한계점 및 의의를 서술하시오.

❸ 행동이론의 특징과 한계점 및 의의를 서술하시오.

❹ 상황이론의 특징과 한계점 및 의의를 서술하시오.

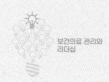

보건의료 관리와
리더십

간호리더십 패러다임의 다각화

조직이 크게 성공하거나 어려움에 처하게 되면 사람들은 그 원인을 리더십에서 찾는다. 조직의 성과나 조직구성원의 직무만족도 등의 원인을 리더십으로 돌리는 것이다. 조직이 처한 상황에 대한 고려보다는 리더의 어떤 특성이 그러한 결과를 만들었다고 생각한다. 일반적으로 훌

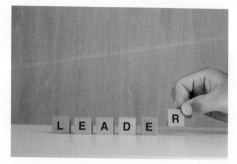

륭한 리더는 지적이고, 성실하며, 설득력이 있고, 쾌활하며, 외향적이고, 사려 깊을 것이라는 생각을 한다. 그러나 이러한 특성이 조직의 성과와 관련이 있는지, 리더의 어떤 특성이 어떤 성과와 연관이 있는지 정확히 밝혀진 바는 없다. 이러함에도 불구하고 이런 특성을 리더의 바람직한 특성이라고 생각하고 있으며, 조직이 성공적인 성과를 내는 경우 또는 그렇지 못한 경우 리더가 그런 특성이 있어서 그렇다고 생각한다. 그러나 조직의 성공에는 리더십의 일관성, 리더의 특징에 영향을 받기도 하지만 그 조직이 처한 환경에도 많은 영향을 받는다. 아울러 조직이 처한 환경과 조직구성원의 특성에 따라 효과적인 리더십은 달라질 수 있다, 예를 들면, 조직구성원들의 목표의식이 뚜렷하고 충분히 성숙된 상황에서는 권위적인 리더십보다는 조직구성원의 자율성을 충분히 보장하는 자율적인 리더십이 더 효과적일 것이다. 반면, 조직이 처해진 상황이 급변하고 혼란스러운 상황에서는 조직구성원 각자의 의사를 존중하는 리더십보다는 조직의 정책과 규칙을 정하고 조직구성원들이 이들 규칙을 따를 수 있도록 일관성을 제공하는 리더십이 더 효과적일 수 있다.

최근 간호업계에서는 의료산업의 급격한 변화와 더불어 조직구성원에서 많은 변화를 겪고 있다. 의료소비자의 높은 기대수준과 더불어 의료산업의 급격한 디지털화, 1980~1990년대 간호교육을 받고 간호업계에 발을 들여놓은 세대의 간호사와 2000년대 태어난 신세대 간호사들이 함께 팀을 이루어 협력을 이끌어내야 하는 조직구성원의 변화 등 조직이 처한 환경이 매우 복잡하고 다양하다. 이러한 상황에서 조직을 성공적으로 이끌어가기 위한 다양한 리더십이 등장하기 시작하였다. 본 장에서는 최근 새롭게 소개되는 다양한 리더십과 이들이 간호현장에서 발휘되는 효과를 살펴보겠다.

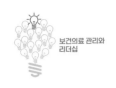

거래적 리더십과 변혁적 리더십

거래적 리더십과 변혁적 리더십은 1978년 제임스 맥그리그 번즈[Burns]에 의해 제시되었으며 그는 역사를 바꾸는 리더십에서 변혁적 리더십의 중요성을 강조하였다. 그 후 1985년 바스[Bass]에 의해 체계적이고 검증 가능한 방식으로 이론이 정립되었다.

① 거래적 리더십

거래적 리더십(transactional leadership) 이론은 리더와 조직구성원 간의 상호작용을 통한 거래관계에 초점을 둔 것으로, 조직의 목표를 달성하기 위해 조직구성원들의 성과에 따라 보상하는 것으로 조직구성원과의 교환거래(transaction)에 바탕을 둔 리더십이다. 이때 리더는 조직구성원들이 효과적으로 목표달성에 집중할 수 있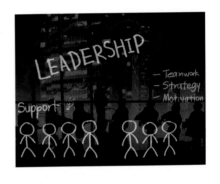도록 조직구성원들의 물질적·정신적 욕구를 명확히 파악하고 조직구성원들이 노력을 기울일 때 이러한 욕구가 어떻게 충족될 수 있는지 알려주고, 그들이 이룩한 성과와 교환할 수 있도록 해야 한다. 조직구성원들은 원하는 보상을 얻기 위해 무엇을 해야 하는지 인식하고 그들의 역할이 무엇인가 분명히 알아야 한다. 이는 조직구성원들에게 보상의 가치를 명확히 인식시켜 줌으로써 자신들에게 기대된 성과를 달성하도록 하는 것이다.(그림 5-1) 거래적 리더십은 일반적으로 반복적이고 기대된 성과가 명확히 측정될 수 있는 상황에서 효과적이다. 피들러의 상황적합성 리더십, 하우스의 경로-목표 이론 등에서 리더가 조직구성원에게 목표를 명확히 제시하고 동기가 유발되도록 자극하여 조직구성원들이 그 목표를 달성하였을 때 이에 대한 적절한 보상을 제공하는 것은 거래적 리더십에 해당하는 것이다. 거래적 리더십을 구성하는 요인은 다음과 같다.

거래적 리더십 차원의 하위요인은 상황적 보상(contingent rewards)과 예외에 의한 관리(management by exception)로 구성된다.

1. 상황적 보상

리더가 어떤 행위나 보상을 이용하여 성과에 따른 보상에 대한 거래를 계약하고, 업적이 많으면 보상에 대한 약속을 지키고 조직구성원의 달성된 업적을 인정하는 것이다. 예를 들면, 업무를 성공적으로 수행한 데 대한 칭찬, 급여 인상, 상여금 지급, 승진 등이 이에 해당하며, 이외에도 근무태도에 대한 감사의 표시 등의 형태로 나타날 수 있다. 이때 리더는 성과가 미흡하거나 합의된 표준에 도달하지 못한 경우에 대비하여 관심을 기울여야 한다.

2. 예외에 의한 관리

조직구성원이 목표달성에 실패하고 일탈된 행동을 보일 때, 리더가 수정활동을 보이거나 개입하는 것이다. 조직구성원이 조직의 규칙이나 기준을 벗어나는지를 항상 경계

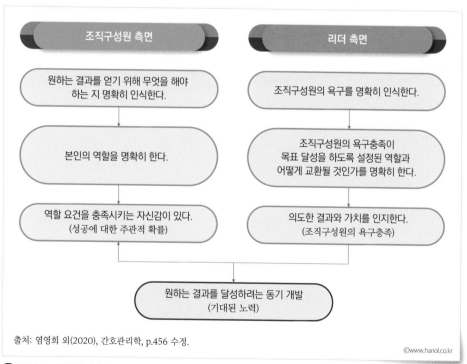

출처: 염영희 외(2020), 간호관리학, p.456 수정.

그림 5-1_ 거래적 리더십 과정

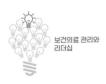

하고 조직구성원이 정상적으로 업무에 임하고 있다면 개입하지 않고, 기준에 부합하지 않을 때 개입하여 규칙과 표준에 부합하도록 지도한다.

② 변혁적 리더십

변혁적 리더십(transformational leadership)은 1985년 미국의 경영학자 번즈Burns에 의해 제시된 것으로, 1980년대 후기부터 정치, 경제, 사회, 문화, 산업기술, 인구 등 복잡하고 급변하는 환경에 적절히 대처하기에 기존의 거래적 리더십으로는 충분하지 않다고 판단되어 새롭게 소개되었다. 변혁적 리더십은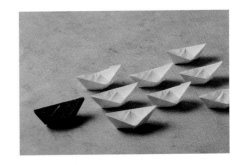
리더와 조직구성원 간의 원활한 상호작용을 통해 조직구성원들을 긍정적으로 변화시켜 성과를 내는 과정이다. 리더는 조직구성원들에게 높은 동기부여와 도덕성, 리더의 카리스마적 특성과 조직구성원 개개인에 대한 개별적 관심과 끊임없는 지적 자극과 격려를 통해 조직구성원들의 의식과 가치관 그리고 태도의 변화를 이끌어내고 조직구성원들에게 조직의 비전을 제시하며 이를 달성하기 위해 다 함께 노력할 것을 설득한다. 다음과 같은 4가지 핵심요인이 변혁적 리더십을 구성한다.

변혁적 리더십의 하위요인은 다음과 같다.

1. 지적 자극

지적자극(intellectual stimulation)은 조직구성원의 열정과 자신감을 자극하고 격려하여 주어진 업무와 목표를 성공적으로 달성하도록 확신을 심어주는 행위이다. 이러한 과정을 통해 문제에 대한 인식, 해결방법에 대한 변화를 유도하며 더 나아가 조직구성원의 가치관 신념의 변화까지 유발할 수 있다. 일선간호관리자들은 간호사들이 끊임없이 학습하고 학습한 바를 적용하여 더 나은 결과를 창출할 수 있도록 배움의 기회를 제공하고 적절한 자극을 제공해 주어야 한다.

2. 카리스마

카리스마(charisma)는 조직구성원들이 할당된 업무에 몰입할 수 있도록 만드는 능력, 조직에 대한 충성심을 발휘하도록 하는 능력, 조직구성원으로부터 존경받는 특성, 조직에 중요한 것을 파악할 수 있는 능력, 조직에 대한 사명감 등을 말한다. 카리스마적 리더는 높은 도덕성과 합리적 인간관계, 성공을 통한 준거적 권력, 우수한 전문지식과 능력을 포함하는 전문적 권력을 소유하고 있으며, 조직구성원들에게 높은 신뢰감을 표시하며 자신감, 관리적 기술, 상황판단능력 등의 특성을 갖추고 있다.

3. 개별적 배려

개별적 배려(individualized consideration)는 조직구성원들을 획일적인 기준으로 생각하는 것이 아니라 조직구성원 개개인을 하나의 인격체로 간주하여 각자의 감정, 욕구 등을 존중하며 동기를 유발하는 것이다. 조직구성원 개개인에 대한 세심한 관심을 통하여 변화의식을 북돋우고 새로운 지식과 기술개발에 필요한 훈련을 제공하여 업무에 대한 자신감을 가지게 하는 것이다.

4. 영감적 동기유발

영감(inspiration)은 리더가 높은 목표를 설정하고 조직구성원들이 그 목표를 성취할 능력이 있다는 데 대한 자신감을 갖도록 하는 것이다. 조직구성원들에 대한 기대감을 높게 유지하고 업무수행의 동기에 대한 믿음을 확고히 하거나 조직구성원들의 자신감을 높이는 행동을 말한다. 변혁적 리더는 공유목표가 무엇이 옳고 중요한지에 대한 상호이해를 발표함으로써 조직구성원들에게 영감을 제공하고 자극을 주는 이야기를 함으로써 그들의 낙관적인 사고와 비전이 제시하는 미래에 대한 열정을 갖도록 한다.

③ 거래적 리더십과 변혁적 리더십 비교

한편 보비 등Bovee et al은 조직구성원의 동기를 강화시키고 성과를 높이기 위해서는 변혁적 리더십만으로는 충분하지 않고, 변혁적 리더십과 거래적 리더십 모두 요구된다고

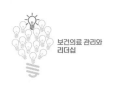

하였다. 또한 조직 내 문제를 효과적으로 해결하기 위해서는 경제적 비용, 효과적인 보상 등의 거래적 리더십의 필요성을 강조하였다.

표 5-1_ 거래적 리더십 변혁적 리더십과비교

	거래적 리더십	변혁적 리더십
상황	현상/ 상황을 유지하기 위한 노력	현상/상황을 변화시키고자 함
목표	현상에서 너무 동떨어지지 않은 목표수립	매우 높은 이상적인 목표지향
시간적 요소	단기적 목표, 보통 가시적 보상으로 동기 유발	장기적 전망, 조직구성원들에게 장기적 목표달성을 위해 노력하도록 동기유발
동기유발 전략	즉각적이고 가시적인 보상제시	자아실현과 같은 높은 수준의 개인적 목표를 동경하도록 자극
문제해결	조직구성원들을 위해 문제를 해결하거나 해답을 알려줌	질문을 통해 조직구성원들이 스스로 문제해결을 위한 방안을 찾도록 코칭 제공
행위표준	조직구성원들이 규칙과 관례를 따르기를 좋아함	조직구성원들이 변혁적이고 새로운 시도를 할 수 있도록 격려

④ 간호관리자의 거래적 리더십과 변혁적 리더십

간호관리자의 리더십 양상에 따라 간호사의 간호서비스 질이 달라질 수 있다, 최근 간호업계의 빠른 변화상황에서 간호서비스의 질과 효율성을 높이고 간호사들의 자율성과 간호업무의 전문성을 높이는 데 변혁적·거래적 리더십의 중요성이 강조되고 있다. 간호관리자들이 변혁적 리더십을 적절히 발휘하였을 때 간호사의 창의적 활동과 임상 실무능력 개발에 도움을 주어 간호사가 제공하는 간호서비스의 질이 향상되고 간호실무의 생산성과 효율성이 높아진다는 연구보고들이 있다. 간호관리자의 변혁적 리더십은 간호사의 직무만족과 조직몰입, 조직의 유효성은 높이고 간호성과에 긍정적 영향을 미치며 간호사의 이직의도를 낮추는 것으로 확인되고 있다. 또한 간호사의 직무에 대한 만족과 조직몰입, 조직유효성에 긍정적 영향을 미치고 이직의도가 낮아지는 것으로 확인된다. 간호관리자의 변혁적 리더십 수준을 높이기 위해서는 간호사의 성숙수준과 학습지향성이 중요한 것으로 밝혀지고 있다.

간호관리자의 변혁적 리더십은 거래적 리더십보다 간호사의 창의적 활동과 조직의 유효성과 더 높은 상관관계를 보이고, 비판적 사고에 근거한 실무역량에 긍정적 영향을 미치는 반면, 거래적 리더십은 간호사의 근거기반 실무역량과 조직몰입을 높이고, 이직의도를 낮추는 데 크게 기여하지 못한다는 연구결과들도 있다. 그러나 최근 MZ세대 간호사들에게는 변혁적 리더십보다는 거래적 리더십이 더 효과적이라는 연구들이 보고되고 있어 간호사 세대에 따른 효과적인 리더십이 확인될 필요가 있다.

제2절 슈퍼리더십과 셀프리더십

셀프리더십은 스스로에게 영향력을 행사하여 무엇인가를 성취하는 것으로, 자발적으로 목표를 세우고 방향을 설정하며, 그 목표를 달성하기 위해 동기를 유발하고 용기를 북돋아주는 등 자아를 완성해가는 리더십이다. 반면 슈퍼리더십은 조직구성원들이 스스로 셀프리더가 될 수 있도록 이끌어주는 리더십이다. 조직구성원들이 스스로 리더십을 발휘할 수 있도록 학습하는 과정에서 슈퍼리더의 역할이 매우 중요하다고 할 수 있다. 본 절에서는 셀프리더십을 학습하는 과정에서 슈퍼리더의 역할을 살펴보고자 한다.

1 셀프리더십

셀프리더십(self leadership)은 스스로 자신에게 영향을 미쳐 원하는 무언가를 달성하는 것으로, 셀프리더십의 창시자인 만즈Manz와 심즈Sims는 무언가를 성취하는 데 있어 필요한 동기를 스스로 유발하고 자발적으로 방향을 설정하는, 즉 자기 자신에게 영향력을 행사하는 방법이며, 자기효능감을 위한 기술이고 행동통제의 기초이며 자아를 완성해가는 학습과정이라고 정의하였다. 또한 셀프리더십 관련 연구자인 넥Neck, 스튜어드Stewart와 만즈Manz는 셀프리더십을 "과업수행에 필요한 자기지시와 동기를 고양시키기 위해 스스로에게 영향력을 행사하는 과정이다."라고 하였다.

셀프리더십은 자기 스스로 자신의 인생 방향을 설정하고 자신에게 주어진 일에 최선을 다하는 자기경영 마인드이다. 최근 조직이나 대학에서 자기계발에 대한 관심이 높아지면서 셀프리더십이라는 말을 많이 사용하고 있다. 자신을 변화시킴으로써 주변 다른 사람도 변하게 할 수 있다는 셀프리더십은 매우 중요한 개념으로, 사회적으로 성공한

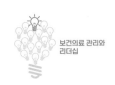

사람들을 관찰해 보면 그들이 철저하게 셀프리더십을 실천하고 있다는 것을 알 수 있다. 셀프리더십은 스스로 자기 자신에게 긍정적 영향력을 미치기 위해 인지전략과 행위전략을 활용한다. 즉, 상대방에게 영향력을 행사하여 상대방이 변하도록 이끄는 일반적인 리더십과는 달리, 셀프리더십은 한 개인이 스스로 자기 자신에게 영향력을 미쳐 자신을 이끌어가기 위한 리더십이다. 자신에게 자율성과 책임이 주어질 때 스스로 책임지고 행동하는 독특한 행동을 취하는 것이 바로 셀프리더십이다.

코이 법칙(Koi's Rule)이라는 것이 있다. 일본인들이 관상용으로 기르는 물고기인 코이(Koi)는 작은 어항에 넣어두면 5~8cm 정도 자라지만, 연못에서 기르면 15~25cm까지 성장한다고 한다. 그러나 더 큰 강물에 풀어주면 90~120cm까지 자란다고 한다. 코이라는 물고기는 자기가 생활하고 활동하는 환경에 따라 아주 작은 물고기 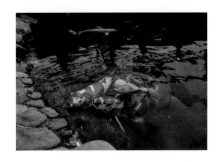 가 될 수도 있고 대어가 되기도 한다. 미래에 대한 '꿈'은 코이라는 물고기가 생활하는 환경과 같다, 어떤 크기의 꿈을 꾸느냐에 따라 미래는 달라질 수 있다. '코이'라는 물고기의 크기를 결정하는 것은 환경이지만, 인간에게 '어떤 환경을 선택할 것인가?'를 결정하는 것은 바로 '자신'이다. 셀프리더십은 자신을 스스로 이끌어가도록 하는 것이며 무엇보다 자율성이 중요하다. 최근 조직에서는 조직구성원들이 이러한 자율에 의해 자발적 참여를 이끌어내는 것이 조직의 경쟁력 확보 차원에서 매우 중요하다고 여겨 많은 노력을 기울이고 있다. 많은 조직에서 팀제를 도입하고 팀 내에서도 팀원의 자발적 행동을 유도하는 것은 조직구성원의 자율성과 자발성을 강조하는 오늘날의 직무환경에 적합하다.

셀프리더십에서 조직구성원을 관리하는 방식은 조직구성원 스스로가 자신에게 부과하는 자율적인 통제이다. 조직이 조직구성원에게 부과하는 목표, 평가, 보상 등을 조직구성원이 자율적으로 설정한다, 조직구성원이 스스로 목표를 설계하고, 실행계획을 세우고, 실행한다. 그리고 목표를 달성하기 위해 스스로 통제한다.

1. 셀프리더십 전략

만즈Manz와 심즈Sims는 셀프리더십이 자기 자신에게 긍정적 영향력을 행사하기 위해 인지전략(cognitive strategy)과 행위전략(behavior strategy)을 사용한다고 하였다.

(1) 인지전략

인지전략은 서로 밀접하게 관련된 두 부분으로 나누어 살펴볼 수 있는데. 첫 번째 전략은 과업체계에서 자연적 보상(natural rewards)을 통해 자기존중을 추구하는 것이다. 이는 내적 보상전략으로 스스로 자신의 과업을 재설계하고 환경여건을 재설계하는 것이다. 두 번째 전략은 건설적 사고형태를 확립하는 것이다. 결국 셀프리더십의 인지전략은 자신의 일에서 자연적 보상 측면을 생각해서 일의 즐거운 측면에 생각을 집중하고 일의 진행을 방해하는 장애요인에 초점을 맞추는 것보다는 기회요인을 찾음으로써 건설적인 사고를 하도록 관리하는 것이다.

❶ 자율적 과업 재설계

자신의 일에서 직무를 통한 내적 보상 수준을 높이기 위해 무엇을 어떻게 할 것인가를 스스로 설계한다. 조직구성원의 자율적 행동은 자기효능감, 자기통제감, 목적의식과 의무감을 가져다주는 활동에서 초래된다. 자신의 일에서 사고의 초점을 관리함으로써 자율적으로 통제할 수 있다고 생각하는 자기존중행위이다.

❷ 환경여건 재설계

업무환경에서 오는 내적 보상을 높이기 위해 업무환경을 다시 설계하거나 작업의 시간과 장소를 변경하는 것이다. 스트레스 정도가 높은 사무실 또는 회의실 환경을 즐겁고 쾌적한 업무환경에서 회의를 진행하거나 업무시간이나 일정계획을 변경하는 행위 등이 이에 해당한다.

❸ 건설적 사고패턴

건설적이고 효과적인 습관 또는 사고 유형을 형성하는 행위로 장애요인에 집착하기보다는 기회요인을 찾는 데 집중함으로써 건설적인 사고를 하도록 관리하는 것이다. 자신에 대한 믿음(belief), 가정(assumption), 정신적 상상(mental imagery), 자기대화(internal self-talking) 등이 주로 활용된다.

(2) 행위전략

다른 사람을 이끌기 위해서는 자신을 효과적으로 이끌 줄 알아야 한다. 셀프리더십

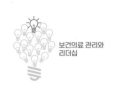

의 첫 번째 행위전략은 자신의 행위에 맞춘 전략으로 관리자와 조직구성원들이 어려워하고 싫어하는 그러나 반드시 해야 하는 과업을 수행하는 데 있어 스스로를 이끌어가도록 하는 것이다. 자기목표설정, 리허설, 자기관찰, 자기보상, 자기처벌, 단서관리 등이 있다.

❶ 자기목표설정

자기 스스로 목표를 설정하는 자기목표설정(self goal setting)은 자신의 일의 결과에 대한 목표를 세우고 이들의 우선순위를 정하는 것을 스스로에게 지시하는(self direction) 행위를 말한다. 체계적이고 세심하게 의도적으로 설정한 목표는 자신의 행동에 직접적이고 긍정적인 영향을 줄 수 있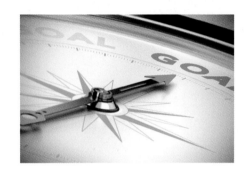다. 목적을 달성하기 위한 목표를 설정할 때 우리가 원하는 것이 무엇인지 명확히 하여야 한다. 이는 철저한 자기분석을 통해 이룰 수 있다. 목표가 구체적이고 도전적일 때 효과적으로 자신의 행동을 관리할 수 있으며, 언제까지 달성할지, 도달가능성을 평가할 수 있는 구체적인 항목으로 설정하는 것이 적극적인 행동을 유도할 수 있다.

❷ 리허설

리허설(rehearsal)은 어떤 일을 실행하기 앞서 심사숙고하고 중요한 부분을 미리 연습하는 것으로, 이러한 태도는 업무수행에 많은 도움이 된다. 실제로 업무를 수행하기 전에 작업활동에 대한 신체적·정신적 연습을 실시하는 것은 업무수행의 성공률과 효과성을 높이는 행위이다.

❸ 자기관찰

자기관찰(self-observation)은 자신의 업무수행 결과에 대한 정보를 수집하고 관찰하여 자신의 업무활동에 대한 효율성을 높이고자 하는 행위이다. 업무수행 결과를 좋게 하기 위해 스스로 평가하고 수정·변경하여야 하는 부분이 어떤 것이 있는지에 대한 단서를 발견하는 것이다.

④ 자기보상

자기보상(self-reward)은 바람직한 행동을 수행하였을 때 스스로에게 가치 있는 보상을 제공함으로써 일에 대한 의욕을 북돋우고 차후 행동을 선택하는 데 중요한 영향을 미치는 행위이다. 자신에게 보상하는 내적 보상은 조직이나 다른 사람으로부터 받는 외적 보상 못지않게 중요한 요인이 된다.

⑤ 자기처벌

자기처벌(self-punishment)은 바람직하지 못한 행동을 하였을 때 스스로 일정수준의 징계나 비판을 가함으로써 반복적인 실수나 실패를 하지 않도록 하는 행위이다. 부적절한 행동을 했거나 자신을 변화시키기 이전의 행동으로 돌아갔을 때 자기처벌을 사용하나 지나친 자기비판이나 처벌은 일에 대한 의욕을 저하시킬 수 있으므로 주의하여야 한다.

⑥ 단서관리

단서관리(clue-management)는 스스로 바람직한 행동을 유도하고 그렇지 못한 행동을 억제하도록 단서가 될 만한 것들을 작업환경 주변에 설치하는 것이다. 이렇게 함으로써 자신의 잘못된 행동을 자제하고 바람직한 행동을 유도하는 행위이다.

② 슈퍼리더십

슈퍼리더십(super leadership)은 조직구성원들의 셀프리더십을 자극하고 활성화하기 위한 리더십으로, 평범한 사람을 셀프리더로 키우는 리더십이다. 슈퍼리더는 조직구성원의 자율적 관리능력, 즉 스스로 문제를 파악하고 해결하는 능력을 향상시켜 잠재능력을 최대한 발휘할 수 있도록 자극하고 스스로 모범을 보이며 결국에는 외부관리가 필요 없는 수준까지 끌어올려 조직의 역량을 향상시킨다. 성공적인 리더가 되기 위해서는 평범한 사람을 인재로 키울 수 있는 능력이 있어야 한다. 이것이 바로 슈퍼리더십의 핵심이다. 전통적인 리더십과는 근본적으로 다른 개념으로, 조직구성원으로 하여금 셀프리더십을 배양하고, 실행하도록 자극하고 활성화하는 것에 그 목표를 둔다. 슈퍼리더는

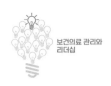

조직구성원으로 하여금 스스로 이끌어가도록 지도해 주는 사람이다. 결국 조직구성원들이 리더의 도움 없이도 스스로 일할 수 있게 만드는 사람이며, 세계의 무게를 홀로 떠맡지 않고 다른 사람들과 함께 나누는 리더이다.

슈퍼리더십의 효과로는 조직구성원의 열의와 동기유발, 능력으로부터 얻어지는 조직성과 향상과 조직구성원들의 혁신성 등을 기대할 수 있다. 조직에서 뛰어난 조직구성원들을 배출한다는 것은 결국 각 조직구성원의 내부에서 작용하는 셀프리더십, 즉 각 개인의 잠재력을 이끌어내도록 자극함으로써 성취될 수 있다. 어떤 훌륭한 경영자 또는 리더라 하더라도 슈퍼리더 자신을 둘러싸고 있는 사람들의 뛰어난 능력을 키워주는 것 이상의 좋은 전략은 없을 것이다. 즉, 슈퍼리더십이란 조직구성원들이 뛰어난 잠재력을 발휘하도록 이끄는 것이다.

역사 속에서 슈퍼리더는 장애를 극복하고 스스로 독립적인 삶을 살아가도록 도와준 설리반Sullivan 선생이 대표적인 슈퍼리더라고 할 수 있다.

1. 슈퍼리더십 모델

슈퍼리더십을 구성하는 하위요인은 역할모델(role modeling), 끊임없는 격려와 지도, 구체적인 목표설정, 그리고 성과에 따른 보상과 건설적 비판으로 구성된다.

(1) 역할모델

모델링(modeling)은 슈퍼리더 자신의 셀프리더십 행동이 조직구성원들에게 효과적으로 영향력을 발휘할 수 있도록 강력한 역할모델(role model)이 되는 것이다. 리더는 조직구성원들을 성공적으로 이끌기를 기대하기 전에 자기 자신부터 효과적으로 리드하는 방법을 배워야 한다. 이 모델링 단계는 슈퍼리더십 모델에서 가장 중요한 단계이다.

(2) 격려와 지도

효과적으로 셀프리더십을 발휘하기 위해서는 조직구성원들에게 끊임없는 격려와 지도가 필요하다. 리더는 조직구성원들의 창의성과 자율성을 격려하고 그들의 독창성에 대하여 확신시켜야 한다. 따라서 조직구성원들이 셀프리더십 기술을 향상시키고 발전하도록 돕고 지도하는 것이 리더의 역할이다.

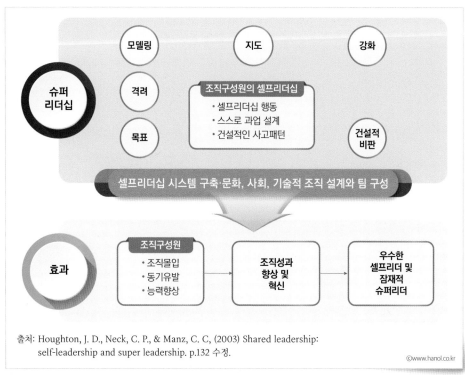

출처: Houghton, J. D., Neck, C. P., & Manz, C. C, (2003) Shared leadership: self-leadership and super leadership. p.132 수정.

©www.hanol.co.kr

그림 5-2_ 슈퍼리더십과 셀프리더십 모델

(3) 목표설정

목표설정은 조직에 대한 성과목표뿐만 아니라 조직구성원의 창의성, 독창성, 책임의식, 동기유발에 대한 목표 또한 슈퍼리더십에서 중요하다. 이 목표는 도전할 만하면서도 조직구성원들에게 구체적이면서 의미 있는 것으로 설정되어야 한다.

(4) 보상과 건설적 비판

슈퍼리더는 보상과 비판을 능숙하게 활용할 수 있어야 한다. 조직구성원들이 창의성을 발휘하거나 자기목표, 자기관찰, 자기보상 등과 같은 셀프리더십 전략을 효율적으로 이용했을 때는 그에 상응하는 적절한 보상이 주어져야 한다. 반면, 기대에 부응하지 못하였거나 부적절한 경우, 건설적인 비판을 제공하여 스스로 자기반성을 통해 셀프리더로 성장할 수 있도록 하여야 한다.

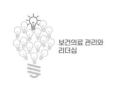
💌 표 5-2_ 전통적인 리더와 슈퍼리더 비교

	전통적인 리더	슈퍼리더
리더십 스타일	• 목표를 강조하여 조직구성원들이 달성하도록 한다.	• 조직구성원들의 자기관리를 강화함으로서 목표를 달성하도록 격려한다.
조직구성원에 대한 안내	• 조직구성원들을 감독하고 정보를 제공하며 해결 방안을 제시한다. • 문제를 확인하고 이를 조직구성원에게 알린다.	• 조직구성원이 자기를 관찰하고, 평가하며, 자신에 대한 기대를 높여 스스로 목표설정을 하도록 격려한다. • 끊임없는 자기반성과 연습을 반복하도록 격려한다.
영향력	• 조직구성원에게 대화를 시도하고 영향력을 행사한다.	• 조직구성원 스스로 자기비판과 반성을 하도록 기회를 제공하고 격려한다.

2. 슈퍼리더의 3가지 역할

(1) 스스로 셀프리더의 모델이 된다.

슈퍼리더가 효과적으로 셀프리더십을 보이게 되면 조직구성원들은 자신의 역할모델로 생각하고 관찰을 통해 학습하고 내면화한다. 이를 위해서 리더는 자기개발을 통해 자질과 능력을 함양하고 조직구성원들로부터 인정받고 신뢰받는 지도자가 되어야 한다.

(2) 리더 자신이 셀프리더가 되는 것과 동시에 조직구성원들을 셀프리더로 만든다.

조직구성원들을 셀프리더로 양성하기 위해서 조직구성원 스스로 목표를 설정하고 그 목표달성에 대한 의욕과 책임의식을 갖도록 해주어야 한다. 그러나 조직구성원이 목표달성을 위한 역량이 부족한 경우, 조직구성원을 자율적으로 관리할 수 없다. 따라서 조직구성원들을 셀프리더로 만들기 위해서는 조

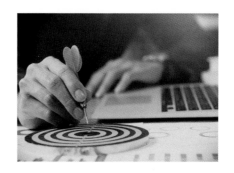

직구성원들의 능력과 역량개발에 중점을 두고 먼저 노력하여야 한다. 조직구성원들은 효과적인 셀프리더십을 발휘하기 위해 슈퍼리더의 지도와 안내, 격려를 필요로 한다. 슈퍼리더는 조직구성원 스스로 목표달성을 위한 과업수행의 방향을 설정하고, 개선방안을 고안해내고 과업을 재설계할 수 있는 역량을 갖추도록 안내하고 이끌어가야 한다.

(3) 변화담당자의 역할을 수행한다.

리더는 조직구성원들이 자율적으로 활동하고 그들의 활동을 격려할 수 있는 조직운영체계로 바꿀 수 있는 변화담당자로서의 역할을 해야 한다. 조직구성원들이 스스로 셀프리더가 되고자 할 때, 조직문화나 조직의 시스템, 권한관계, 자원지원 등을 적극적으로 지원할 수 있는 조직체계로 변환시켜야 한다. 이러한 지원이 원활하지 않을 때, 조직구성원의 셀프리더십 실현은 현실에서 어렵다. 이러한 자율적 풍토를 적극 장려하고 권장하는 조직 내부의 여건조성이 필요하다.

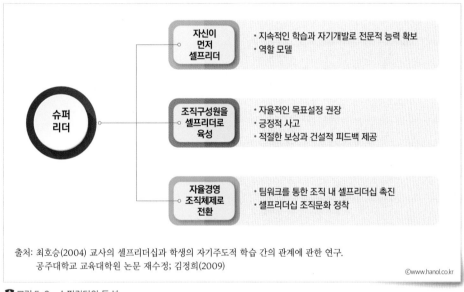

출처: 최호승(2004) 교사의 셀프리더십과 학생의 자기주도적 학습 간의 관계에 관한 연구.
공주대학교 교육대학원 논문 재수정; 김정희(2009)

ⓒwww.hanol.co.kr

🎓 그림 5-3_ 슈퍼리더의 특성

③ 슈퍼리더십과 셀프리더십의 관계

자신의 업무를 시작하는 첫 단계부터 셀프리더십을 발휘할 수 있는 조직구성원은 매우 드물다. 그러므로 슈퍼리더는 조직구성원이 스스로 이끌어갈 수 있도록 효과적인 과정을 통하여 셀프리더십을 학습하도록 하는 것이 필요하다. 셀프리더십은 학습을 통하여 획득할 수 있는 역량이다. 슈퍼리더가 함께 일하는 조직구성원이 스스로 셀프리더가 될 수 있도록 훈련하는 절차는 다음과 같다.

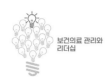
표 5-3_ 슈퍼리더의 셀프리더십 훈련단계

단 계	수 제	내 용
1단계	스스로 셀프리더가 된다.	슈퍼리더 자신이 먼저 셀프리더십의 인지전략과 행위전략을 실천함으로써 스스로 셀프리더가 된다.
2단계	셀프리더십의 모델이 된다.	조직구성원의 역할 모델이 된다. 먼저 주의 기울이기(attention), 기억하기(retention), 행동화(behavior re-production), 동기유발(motivation)의 단계로 이루어지는 복잡한 과정으로 여러 모델 중에서 특정한 모델을 선정하여 그 모델의 이상적인 부분에 주의(attention)를 기울이고 관찰한다. 관찰하고 나면 기억(retention)하기 위해 일상에서 반복하거나 꾸준히 연습한다. 이러한 기억은 유사한 상황에서 기억된 행동을 실제로 행동하도록 한다. 그러나 이러한 이상적인 행동은 정확히 기억하고 행동할 준비가 되어 있다고 하더라도 이를 실천할 동기(motivation)가 유발되지 않으면 행동은 일어나지 않는다. 즉, 이 4단계가 모두 이루어질 때 모델링이 이루어지는 것이다.
3단계	조직구성원 스스로 목표를 설정하도록 유도한다.	슈퍼리더십에서 매우 중요한 점은 조직구성원 스스로 개인적인 목표를 설정하도록 격려하는 것이다. 그 방법으로는 • 슈퍼리더가 스스로 목표를 설정하는 모습을 보여주거나, 조직구성원에게 목표설정의 좋은 예시를 제시한다. • 조직구성원이 목표설정에 참여하도록 유도한다. 이때 목표설정은 관리자와 조직구성원이 서로 조화를 이루고 협의하여 진행하는 것이 좋다. • 조직구성원 자신이 목표로 하는 셀프리더십 기술이 무엇인지 알도록 한다. 이 과정에서 조직구성원의 실수를 너그러이 인정하고 실수를 학습의 기회로 활용하도록 안내한다.
4단계	긍정적 사고유형을 만든다.	슈퍼리더는 조직구성원들이 현재 수준보다 높은 수준의 능력을 발휘할 수 있다는 믿음을 갖도록 함으로써 조직구성원들에게 긍정적인 사고유형을 만들어 낸다.
5단계	보상과 건설적인 비판을 통하여 셀프리더십을 개발한다.	슈퍼리더가 조직구성원의 셀프리더십을 개발하기 위해 활용할 수 있는 가장 유용한 전략은 보상과 강화이다. 효과적으로 보상을 활용하기 위해 ① 보상의 적절성으로, 보상받을 만할 때 보상을 해야 셀프리더십 역량 증진을 위한 바람직한 행위가 강화된다. ② 보상의 신속성으로, 목표행동이 실행된 후 즉시 보상이 이루어져야 한다. ③ 보상의 개별성으로, 조직구성원 개개인에 따라 보상의 양과 질이 달라야 한다. ④ 보상의 욕구충족성으로, 조직구성원의 욕구가 강할 때, 즉 조직구성원이 결핍된 상태에 있을 때 보상의 효과는 커진다.
6단계	팀워크를 통하여 셀프리더십을 격려한다.	슈퍼리더는 조직구성원들이 스스로 팀을 운영할 수 있도록 적절히 권한위임을 하고, 권한위임이 조직 전체에 확산되도록 한다.
7단계	조직 전체에 셀프리더십 문화를 확산한다.	최선의 결과를 이끌어내기 위해 조직 전체에 셀프리더십을 격려하고 지지, 강화하기 위해 총체적으로 조직 환경을 설계하고 긍정적인 조직문화를 창출한다.

④ 간호사의 셀프리더십과 슈퍼리더십

간호사에게 전문직업인으로서 업무성과를 높이고 조직유효성을 높이기 위해 조직구성원에게 자율성과 권한을 부여하고 스스로 문제를 해결해 나가는 셀프리더십이 요구된다. 간호사의 셀프리더십은 급변하는 임상현장에서 간호사들이 효과적으로 대처할 수 있도록 하는 요인으로 간호업무에 대한 몰입과 직무에 대한 만족도를 높이고, 업무의 효율성과 능률성을 향상시켜 간호업무성과에 긍정적 영향을 미친다. 간호사의 셀프리더십은 조직의 목표를 달성하기 위해 스스로 동기를 유발하여 창의적 사고로 업무에 임할 수 있도록 한다. 또한 직무에 대한 스트레스를 줄이고 이직의도를 낮추는 등의 효과들을 보고하고 있다. 뿐만 아니라 간호업무수행에 자기기대와 업무에 대한 사전 연습인 리허설, 자기목표설정, 건설적 사고가 긍정적 영향을 미친다고 많은 연구에서 밝히고 있다.

간호사의 셀프리더십을 향상시키기 위해서는 새로운 지식습득을 위해 교육에 참여하고 습득한 지식을 대상자 간호에 적용시켜 임상간호의 발전을 도모할 수 있는 행동전략과 인지적 전략을 함께 사용하는 것이 중요하다. 또한 간호사의 셀프리더십은 연령이 적고 임상경력이 적고, 직위가 낮은 경우 그렇지 않은 경우보다 상대적으로 낮으므로 간호관리자들에게는 임상 경력이 낮은 간호사의 셀프리더십을 향상시키기 위한 방안이 필요하다.

간호사가 발휘하는 슈퍼리더십은 환자와 보호자들의 자기관리능력을 이끌어내어 자기 자신에 대한 건강관리를 스스로 할 수 있도록 목표를 세우고 긍정적인 방향으로 건강행위를 할 수 있도록 하는 슈퍼리더십이 필요하다.

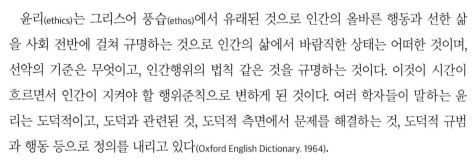

제3절 윤리적 리더십

윤리(ethics)는 그리스어 풍습(ethos)에서 유래된 것으로 인간의 올바른 행동과 선한 삶을 사회 전반에 걸쳐 규명하는 것으로 인간의 삶에서 바람직한 상태는 어떠한 것이며, 선악의 기준은 무엇이고, 인간행위의 법칙 같은 것을 규명하는 것이다. 이것이 시간이 흐르면서 인간이 지켜야 할 행위준칙으로 변하게 된 것이다. 여러 학자들이 말하는 윤리는 도덕적이고, 도덕과 관련된 것, 도덕적 측면에서 문제를 해결하는 것, 도덕적 규범과 행동 등으로 정의를 내리고 있다(Oxford English Dictionary. 1964).

리더는 조직구성원들에게 바람직한 행동을 하도록 격려하고 인지적 자극을 주어 그들의 발전에 영향력을 행사하는 역할모델(role model)로서의 역할을 강조한다. 리더십 이론에서 공통적으로 강조하는 것이 리더의 윤리성이다. 이는 리더의 행동과 리더의 내면가치

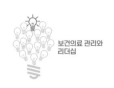
간의 일치가 조직구성원들이 인식하는 리더십에 중요한 영향요인으로 작용하기 때문이다. 또한 조직 내에서의 비윤리적 행동은 그 행위를 저지른 개인의 문제보다는 그 조직의 문화를 구성하는 가치관, 태도, 조직구성원들의 행동양식 등 윤리적 문제와 관련이 있다.

① 윤리적 리더의 행동특성

윤리적 리더십(ethical leadership)이라는 용어는 앤덜(Enderl)의 논문 「Some perspectives of Managerial Ethical leadership」에서 처음 사용되었다. 윤리적 리더십은 조직구성원들과의 상호관계를 통해 조직구성원들에게 규범적으로 적절한 행위를 보이고, 양방향 의사소통을 강화하고, 공정한 의사소통을 통해 조직구성원들에게 윤리적 행위를 하도록 하는 것으로 정의된다. 규범적으로 적절한 행동을 보인다는 것은 조직 내 조직구성원들이 리더를 규범적으로 바르다고 인식하는 역할모델로 바라보는 것을 의미하고, 조직구성원들에게 윤리적으로 합당한 절차를 제공하도록 기준을 설정하고 이를 조직구성원들과 적극 의사소통을 한다. 이를 통하여 조직구성원들이 윤리적 행동을 하도록 유도하고, 조직구성원들의 윤리적 행동에 대해 적절한 보상과 제재를 한다. 윤리적 리더십은 집단의 윤리적 의사결정에 영향을 미치고, 조직구성원의 윤리적 의사결정, 윤리적 행동, 동기유발, 조직시민행동, 조직몰입, 직무만족과 이직의도 등과 같은 조직성과에 직·간접적으로 영향을 미친다.

윤리적 리더는 윤리적 가치에 대해 조직구성원들과 공유하고, 상호작용하며, 투명성에 대한 일관적인 행동을 통해 조직 내에서 도덕성을 만들어나간다. 윤리적 리더의 공통적 특성은 정직, 결단력, 공정함, 솔직함, 겸손함, 인내심, 열의, 용기, 책임감 등이 있다.

② 윤리적 리더십의 구성요소

윤리적 리더십이 잘 발휘되기 위해 리더는 도덕적 판단에 기반을 두고 의사결정을 하고, 조직 전체의 이익을 목표로 행동하며, 수단과 결과를 모두 중시한다. 더 나은 선을 위한 봉사에 초점을 두고 자신의 리더십이 타인에게 미치는 영향에 대해 숙고하며, 이기주의보다는 이타주의에 바탕을 두고 행동한다. 조직구성원의 의사와 자율성을 존중하고 조직구성원들이 준수해야 할 윤리적 기준을 제시하고, 조직구성원들이 그렇게 하도록 유인함으로써 조직 전반에 윤리적 리더십이 정착되도록 관리하여야 한다.

윤리적 리더십은 다음과 같은 요소로 구성된다.

❶ **인간중심** 구성원을 염려하고 존중하고 지지하는 것으로 인간중심의 리더십을 발휘한다.

❷ **공정성** 구성원을 편애하지 않고 바르고 동등하게 대하며 원칙에 따라 공정한 결정을 내린다(직무책임 공정성, 관계공정성).

❸ **권력공유** 구성원을 의사결정에 참여시키고, 그들의 생각이나 관심에 귀 기울이고 이를 적극 반영한다.

❹ **환경의 지속유지가능성** 환경을 염려하고 구성원들이 자원을 재활용하도록 적극 격려한다.

❺ **윤리지침** 구성원들과 윤리에 대해 의사소통하고 윤리규칙을 만들어 이를 설명하며 윤리적 행동을 격려하고 보상한다.

❻ **역할의 명확성** 구성원의 책임, 구성원에 대한 기대, 구성원의 직무수행 목표를 명확히 한다.

❼ **윤리적 진실성** 리더는 말과 행동을 일치시키고 구성원과의 약속을 지킨다.

③ 간호사의 윤리적 리더십

현대사회 의료환경 변화에 따라 의료윤리에 대한 관심이 증대되고 한국에서도 의료법 시행규칙이 개정되어 직업윤리교육이 법제화되었으며, 의료윤리의 중요성이 강조되고 있다. 대한간호협회나 각종 간호 관련 단체에서도 간호사 윤리강령, 윤리선언 및 윤리지침을 제시하고 간호사로 하여금 지키도록 권유하고 있다. 임상현장에서 간호사들이 윤리적으로 행동하도록 하기 위해서는 간호관리자의 윤리적 의사결정과 행동이 선행되어야 한다. 또한 간호사들은 수많은 윤리적 딜레마 상황에서 자신의 태도와 행동에 대한 의사결정을 하여야 하는 데, 간호사의 윤리적 의사결정에 대한 자신감은 간호관리자의 윤리적 리더십에 많은 영향을 받는다.

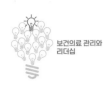

1. 간호관리자의 윤리적 리더십

우리나라 임상간호사가 인지하는 간호관리자의 윤리적 리더십에서 조직구성원인 간호사를 편애하지 않고 동등하게 대하는 공정성과 환경의 미래를 생각하는 환경의 지속 유지가능성과 말과 행동이 일치하고 약속을 지키는 윤리적 진실성 부분은 상대적으로 높았다. 반면, 간호사의 의견을 청취하고 의사결정에 그들의 의견을 수렴하는 권한위임, 조직구성원의 감정을 관찰하며 개인적인 관심을 기울이는 인간적으로 마음을 쓰는 인간중심과 윤리에 대해 의사소통하고 윤리규칙을 설명하는 윤리적 진실성과 관련된 윤리지침 영역은 상대적으로 낮았다. 간호관리자의 윤리적 리더십의 구성요소 중 윤리적 의사결정에 영향을 미치는 구성요소는 윤리적 지침이 가장 많은 영향력을 미치고 그 다음으로 근무경력, 윤리교육 이수경험으로 나타났다. 그러므로 간호사의 윤리적 의사결정 자신감을 향상시키기 위해 간호관리자는 윤리적 지침을 명확히 하고, 윤리성과 진실성에 관련된 지침을 준수하는 조직구성원을 격려하고 칭찬하는 등의 보상 등의 관리가 필요하다. 또한 윤리적 진실성과 관련된 행동규범을 명확히 설명하고, 간호사들에게 윤리적으로 진실되게 행동하는 것이 무엇인지 등과 같은 윤리적 진실성에 대한 지침을 명확히 하며, 간호사를 위한 윤리교육의 기회를 정기적, 비정기적으로 가능한 많이 제공할 필요가 있다.

우리나라 간호사가 인지하는 간호관리자의 윤리적 리더십 구성요소는 다음과 같다.

표 5-4_ 간호관리자의 윤리적 리더십 구성요소

영 역		문 항
인간중심	1	내 기분이 어떤지 내가 어떻게 지내고 있는지에 관심이 있다.
	2	부하직원들과 개별적으로 연락하거나 만나기 위해 시간을 낸다.
	3	내가 개인적으로 필요한 것들에 대해 관심을 기울인다.
	4	업무와 관련된 감정에 대해 이야기할 시간을 가진다.
	5	내 개인적인 발전에 대해 진심으로 관심이 있다.
	6	내가 어려움을 겪고 있을 때 나를 측은히 여긴다.
	7	부하직원들에게 마음을 쓴다.
직무책임 공정성	8	내게 관리책임이 없는 문제에 대해 책임을 묻지 않는다.
	9	내가 관여하지 않았던 업무의 이행에 대해 내게 책임을 묻는다.
	10	내 잘못이 아닌 것에 대해 나에게 책임을 묻는다.

영 역		문 항
관계 공정성	11	다른 사람에게 손해를 끼치면서라도 자신의 성공을 추구한다.
	12	주로 자기 자신의 목적달성에 중점을 둔다.
	13	속임수를 써서 부하직원을 조종한다.
권력공유	14	부하직원이 중요한 결정에 영향을 미치는 것을 허용한다.
	15	간호부서나 병동의 전략에 대해 부하직원들에게 조언을 구한다.
	16	자신에게 보고된 제안에 따라 결정사항을 다시 고려할 것이다.
	17	부하직원에게 도전할 만한 책임을 위임한다.
환경지속유지 가능성	18	환경친화적 방식(an environmentally friendly manner)으로 일하기를 원한다. 예 의료폐기물 분리수거, 물품재활용 등)
	19	환경을 파괴하지 않고 보존하며 지속적으로 유지하는 문제에 관심을 가진다.
	20	부서 내에서 재활용이 가능한 물품과 재료들을 재활용하도록 격려한다.
윤리지침	21	윤리적 진실성과 관련된 행동규범을 명확히 설명한다.(윤리적 진실성이란 자신이 옹호하는 윤리적 신념과 실제로 실천하는 윤리적 신념을 일치시키기 위해 노력하는 것을 말한다.)
	22	부하직원들에게 윤리적으로 진실되게 행동하는 방법이 무엇인지 설명한다.
	23	윤리적 진실성과 관련된 지침을 명확히 한다.
	24	부하직원들이 윤리적 진실성 관련 규범을 준수하게 한다.
	25	나와 조직구성원의 비윤리적 행동이 초래할 수 있는 결과를 분명히 한다.
	26	조직구성원들이 윤리적 진실성 이슈에 대해 토의하도록 격려한다.
	27	윤리적 진실성 관련 지침을 준수하는 조직구성원을 칭찬한다.
윤리적 진실성	28	자신의 개인적 약속을 지킨다.
	29	자신이 말하는 것을 이행할 것이라고 신뢰할 수 있다.
	30	자신이 업무상 약속한 것들을 지킬 것이라고 믿을 수 있다.
	31	항상 약속을 지킨다.

출처: 김정언, 박은준(2015). 간호사가 인지하는 간호관리자의 윤리적 리더십 측정도구. 대한간호학회지 45(2), 240~250. 8-13(역문항).

4 임상간호사의 윤리적 간호역량

복잡하고 다원적인 임상상황에서 간호사는 자주 자신의 태도와 행동에 대한 의사결정을 하여야 한다. 간호사들이 실무에서 윤리적으로 행동하기 위해서는 윤리적 의사결정능력이 선행되어야 하며, 자신의 의사결정능력에 대한 의사결정자신감을 갖출 필요가 있다. 윤리적 의사결정자신감은 자신의 능력에 대해 주관적으로 인정하는 것으로 중요한 가치에 대한 식별능력, 역할기대에 대한 인정, 지식과 기술에 대한 준비성에 대한 인정, 주어진 상황에서 옳은 일을 한다는 것을 인정하는 능력 등을 포함한다. 간호사들

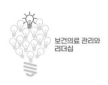
은 윤리적 딜레마 상황에서 윤리적으로 옳은 의사결정을 할 수 있도록 윤리적 간호에 대한 역량을 갖추어야 한다. 임상간호사의 윤리적 간호역량은 다음과 같은 내용을 포함한다.

표 5-5_ **임상간호사의 윤리적 간호역량 자가평가도구**

영 역		문 항
윤리적 태도	4	나는 모든 환자를 정직하게 대한다.
	6	나는 환자의 자율성을 존중한다.
	7	나는 투약 및 기록 등 간호업무에 대한 부정행위를 하지 않는다.
	8	나는 모든 환자를 평등하게 대한다.
	18	나는 간호에 필요한 정보공유원칙을 준수하여 환자의 비밀을 유지한다.
	19	나는 환자의 프라이버시를 존중하기 위해 노력한다.
윤리적 민감성	2	나는 의료진의 실수에 대해 환자에게 사실대로 밝히지 못할 때 윤리적 갈등을 느낀다.
	3	나는 의료기관의 관행 또는 타당하지 않은 의견을 따라야 할 때 윤리적 갈등을 느낀다.
	13	나는 환자에게 필요한 정보제공이 제한되는 경우 윤리적 갈등을 느낀다.
	17	나는 환자가 원하지 않은 연명치료를 지속해야 할 때 윤리적 갈등을 느낀다.
윤리적 지식	11	나는 윤리적 간호를 수행하는 데 필요한 이론적 지식을 충분히 가지고 있다.
	20	나는 대상자가 윤리적으로 옳은 치료방향을 선택하도록 돕는 데 제공할 지식을 충분히 가지고 있다.
윤리적 의사결정과 행동	1	나는 환자와 평등한 관계에서 간호를 수행할 수 있다.
	5	나는 윤리적 간호에 대한 신념을 바탕으로 간호를 수행할 수 있다.
	9	나는 간호 수행 시 전문직에 맞는 태도로 임한다.
	10	나는 협의를 통한 윤리적 의사결정에 따라 행동할 수 있다.
	16	나는 윤리강령에 따라 행동할 수 있다.
	12	나는 정의로운 판단에 따라 행동할 수 있다.
윤리적 성찰	14	나는 평소 윤리적 간호역량을 개발하기 위해 노력한다.
	15	나는 나 자신의 윤리적 가치관과 규범인식 정도를 정기적으로 되새긴다.

출처: 강보라, 오희영(2020). 임상간호사의 윤리적 간호역량 자가평가도구 개발. 성인간호학회지, 32(5). 482~493.

전통적인 조직관리에서 관리자와 조직구성원의 수직적 관계는 관리자는 자신의 경험과 정보의 독점화를 이용하여 조직구성원에게 업무에 대한 지시를 하고 조직구성원은 그 지시를 받아 수행하는 것으로 이루어진다. 그러나 최근 조직관리에서는 관리자와 조직구성원의 수직적 관계에서 수평적 관계로 변하면서 기존의 방식에서 벗어날 필요성이 대두되었다. 코칭은 1959년 'The Growth and Development of Executives'에서 "관리의 중심은 인간이고 인간중심의 관리 속에서 코칭은 매우 중요한 기술이다."라고 평가한 것에서 출발한다.

① 코칭 철학

코칭 리더십을 발휘하는 코치는 인간의 무한한 가능성에 대한 믿음을 바탕으로 개인의 잠재력을 일깨울 수 있는 의미 있는 질문을 던지고 조직구성원들과 함께 그 질문에 대한 답변을 찾는 대화과정에서 이들의 잠재력을 스스로 깨닫고 삶의 과정에서 마주치는 문제에 대한 해답을 스스로 찾을 수 있도록 도와주는 파트너 역할을 수행한다. 코칭은 인간 그 자체를 존중하고 문제해결의 주도권을 철저하게 조직구성원에게 주고 스스로 자신의 장점과 탁월성을 발견하도록 지원하고 인정함으로써 조직구성원의 자긍심을

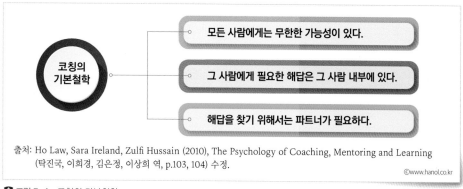

출처: Ho Law, Sara Ireland, Zulfi Hussain (2010), The Psychology of Coaching, Mentoring and Learning
(탁진국, 이희경, 김은정, 이상희 역, p.103, 104) 수정.

©www.hanol.co.kr

그림 5-4_ 코칭의 기본철학

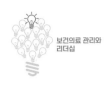
높여 최상의 변화와 성장을 이끌어내는 것이다. 이러한 성장과 변화를 이끌어주는 누군가의 노움이 필요히며, 그 도움을 주는 지지자가 바로 코치인 리더인 것이다.

② 코칭 리더십

코칭이란 모든 조직구성원의 잠재력을 개인발전단계에 부합하도록 개발하여 그 능력을 극대화하는 것으로 조직구성원들에게 무엇인가를 지시하거나 가르치는 대신 조직구성원 스스로 가능성을 인지하고 학습하고 문제해결능력을 향상시키도록 이끄는 것이다. 이러한 활동을 통하여 리더와 조직구성원은 과업과 인간관계에서 서로의 기대를 이해하고 목표를 공유하게 된다. 현재의 코칭은 1980년 초 레너드Leonard에 의해 소개된 것으로 현 상황에서 아무런 부족함이 없는 사람이라도 파트너와 대화를 함으로써 현재보다 더 나은 미래를 설계하고 잠재력을 개발할 수 있는 능력을 스스로 보유하고 있다는 신념에 바탕을 둔다.

코칭 리더십(coaching leadership)은 리더와 조직구성원의 강력한 신뢰를 바탕으로 파트너십을 형성하고, 리더와 조직구성원이 적극적인 대화를 통하여 조직구성원 스스로 잠재력을 향상시키고 자발적으로 문제해결능력 향상으로 이끄는 것이다. 성공적인 코칭을 위한 적극적인 대화, 리더와 조직구성원의 신뢰를 바탕으로 한 인간관계, 서로의 마음을 여는 개방적인 태도와 조직구성원의 적극적인 참여로 조직구성원의 행동변화를 이끌어낸다.

1. 코칭 리더십의 구성요인

코칭 리더십의 핵심적인 요소는 리더와 조직구성원의 양방향 의사소통을 통하여 서로에게 긍정적인 영향을 미치는 것이다. 성공적인 코칭을 위한 대화에는 방향제시(direction), 개발(development), 수행평가(accountability), 관계형성(relationship)이 필요하다.

(1) 방향제시

코칭을 하는 사람, 즉 리더 또는 코치(coach)는 조직구성원의 업무나 과제가 어떤 목적이나 목표를 향해 가야 하는지 방향을 설정하여야 한다. 이때 리더는 조직구성원에게 일방적인 목표제시가 아닌 조직구성원과 함께 방향을 설정하여야 하며, 특히 조직구성원 스스로 목표를 설정하도록 이끌어주면서 목표나 방향을 명확히 제시해 주어야 한다. 성공적인 업무성과는 목표를 정하는 것에서부터 시작하고, 방향제시는 조직구성원의 비전과도 관련이 있다, 조직구성원 스스로 목표와 방향을 정하고 그에 따른 비전을 가짐으로써 업무에 대한 동기가 유발되고 잠재력을 발휘할 수 있다. 리더는 조직구성원과의 대화과정에서 조직구성원 스스로 방향을 찾을 수 있도록 이끌어주어야 한다.

(2) 개발

개발(development)은 조직구성원의 재능, 역량, 기술을 향상하여 더 나은 성과를 만들어 낼 수 있도록 이끌게 하는 것으로 코칭에서 가장 중요한 목적 중의 하나이다. 즉, 개인의 발전은 조직의 발전으로 연결될 수 있다. 리더는 조직의 장기적, 단기적 성과를 위해 조직구성원의 잠재력을 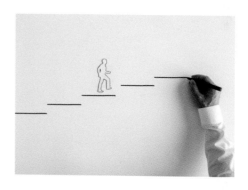 개발하고 육성하기 위한 지속적인 지원을 아끼지 말아야 하며, 조직구성원에게 학습하는 환경을 조성해 주고, 정보나 자료를 제공하고 필요한 지식을 가르쳐 주어야 한다.

(3) 조직구성원의 수행에 대한 평가

코칭은 리더와 조직구성원의 충분한 대화를 통해 설정한 목표를 이룩하는 과정에서 조직구성원의 적극적인 실천과 그에 따른 책임(accountability)을 요구하며, 리더는 조직구성원이 수행한 결과를 진지하고 공정하게 평가하고 그 결과를 조직구성원이 인식하도록 피드백(feedback)을 하는 것이다. 조직구성원이 수행한 결과에 대하여 솔직하게 평가를 제공함으로써 조직구성원은 성장할 수 있다. 이때 리더는 조직구성원을 고유한 가치를 지닌 인격체로 존중하고 가능성과 능력을 높이 평가하여 긍정적으로 지원해 주어야 한다. 건설적인 피드백을 통해 업무과정 및 결과 그리고 개선점을 확인하고, 조직구성원 스스로 수정하고 발전할 수 있도록 이끌어야 한다.

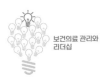

(4) 신뢰관계형성

코칭을 위해 리더와 조직구성원은 서로 개방적이고 신뢰적인 인간관계를 맺어야 한다. 조직구성원에 대한 신뢰는 조직구성원 스스로 기대에 부합하게 행동하려는 노력으로 조직구성원의 발전에 결정적인 도움이 된다. 활발한 대화를 통하여 조직구성원들을 인정하고 지속적인 관심을 표현하며, 잘 경청해주고 칭찬하며 지지하고 격려함으로써 좋은 관계가 이루어지고 성공적인 업무수행에 대한 동기가 유발될 수 있다.

③ 간호사의 코칭 리더십

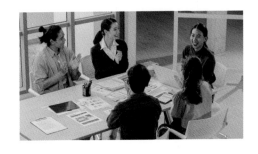

간호사들은 간호현장에서 자신을 믿고 성장하도록 돕는 코칭 리더십을 기대하며 간호관리자는 간호사의 역량개발과 지지를 통해 간호사 개개인의 잠재력을 최대한 발휘할 수 있는 역량을 개발할 필요가 있다. 실제 코칭형 간호리더들은 임상실무현장에서 간호사의 학습을 장려하고 전문성 개발에 관한 피드백을 제공하여 간호사들이 성장과 발전에 많은 도움을 주고 있는 것으로 보고되고 있다.

종합병원 의료인들을 대상으로 한 연구에서 리더의 코칭 리더십은 조직구성원의 심리적 임파워먼트(권한위임)에 긍정적 영향을 주고, 권한위임을 받은 조직구성원들은 자신의 업무에 보다 자발적이고 주도적인 형태로 임하게 되어 조직유효성에 긍정적 영향력을 미치게 된다. 또한 심리적으로 권한위임이 된 조직구성원들은 자신의 직무에서 요구되는 역할 이상의 행동을 함으로써 조직 전반의 복리에 긍정적으로 기여하는 조직시민 행동을 하게 되어 환자와의 공감능력이 증가하고 이는 의료서비스를 더 잘할 수 있는 요인이 된다. 특히 간호조직에서의 코칭 리더십은 일반 의료인들과 다른 양상을 보여주고 있는데, 코칭 리더십의 여러 요인 중 리더와 조직구성원의 관계형성(relationship) 요소가 심리적 권한위임에 가장 큰 영향을 미치는 요인으로 조사되었다. 이는 간호관리자들이 코칭 리더십을 발휘하여 조직의 유효성을 높이고자 할 때 간호사들과 관계형성에 더 많은 노력을 기울여야 할 필요가 있음을 시사하는 것이다.

진성 리더십(authentic leadership)이 등장하게 된 배경에는 2000년대 초 미국의 거대한 에너지 기업 리더들의 비윤리적인 태도와 행동이 조직에 막대한 손실을 끼치면서 기존의 리더십 이론으로는 미래의 리더 양성에 한계를 느끼면서 등장하게 되었다. 조직의 경쟁 우위를 확보하고 생존경쟁에서 살아남기 위해서는 조직구성원들에게 주어진 역할뿐만 아니라 스스로 행동하도록 하는 것이 무엇보다 중요하다. 최근 조직을 둘러싸고 있는 환경이 끊임없이 변화하고 불확실성이 증가하고 있는 환경에서 리더가 일방적으로 조직을 이끌어가는 예전 방식으로는 그 효과를 발휘하기가 쉽지 않다. 이러한 시대적 환경 변화에 따라 최근 리더의 진정성(authenticity)에 관심을 갖기 시작했다. 진성 리더십의 주요 핵심은 리더가 가지고 있는 고유의 특성이나 기술, 역량이 아닌 진정성 있는 리더 개인의 품성이다. 리더가 진정성을 가지고 행동할 때 진성 리더십은 그 효과를 발휘할 수 있다

진성 리더십(authentic leadership)은 소크라테스의 "너 자신을 알라"라는 말에서 유래되었다. 가면을 쓰거나 원하는 이미지를 만들어 내는 리더십이 아닌 스스로 있는 그대로 행하는 리더십을 말한다. 진성 리더십은 리더가 자기 자신을 정확히 알고, 자신의 신념, 가치 내면의 생각 등에 일치하도록 행동하는 것, 즉 자기 자신에 대한 정확한 이해를 바탕으로 행동을 옮겼을 때 비로소 진정성이 실현된다. 리더의 스타일이나 기술이 아닌 리더 개인의 진정성 있는 품성을 바탕으로 조직구성원들과 진실된 관계를 형성하는 것을 의미한다.

가드너 등Gardner et al은 리더가 자신의 모습을 인지하고 자신의 내면감정과 생각, 가치관과 일치하는 모습을 보여줌으로써 자신은 물론 주위 조직구성원들의 자아를 성취하고 더 나아가 조직의 변화를 유도하는 것이다. 진성 리더십이 다른 리더십과 다른 부분은 타인이 아닌 먼저 자신을 돌아봄으로써 진정한 나의 모습을 찾고 보여주려고 한다는 것이다. 아울러 진성리더는 타인에게 봉사하고자 하는 진실한 욕구를 가지고 명확한 삶의 목적과 가치관을 가지고 있다. 따뜻한 마음으로 리더십을 발휘하고 오랫동안 다른 사람들과 좋은 관계를 유지하며 자신의 가치관에 따라 행동한다.

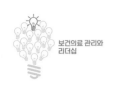

진정성을 갖춘 리더가 조직구성원에게 보여주는 투명하고 공정한 품성으로 조직구성원들이 리더를 존중하게 되고 신뢰를 구축하게 되며, 이를 통해 리더는 조직구성원의 성장잠재력을 일깨우고 하나의 인격체로 존중하며 자신의 역량을 증진하게 되고, 자기효능감을 내면화하는 과정을 도와준다. 조직구성원에게 자신의 일에 만족감을 느끼게 하고 조직에 헌신하도록 한다. 자신이 하고 있는 일에 대한 의미를 제공하고 이를 통해 조직구성원들이 직무에 대한 열의를 가지고 직무에 몰입하도록 한다.

❶ 진성 리더십의 구성요소

진성 리더십은 조직구성원과 함께 일하는 리더로 자기 자신에 대한 높은 의식과 내재화된 도덕적 관점, 균형적인 정보처리, 관계적 투명성을 장려하기 위한 긍정적 심리수용과 윤리분위기를 촉진한다. 이러한 특징을 가진 진성 리더십의 구성요소는 다음과 같다.

1. 자아인식

자아인식(self-awareness)은 진성 리더십의 가장 기본이 되는 요소로, 자신의 모습을 정확하게 인식하고 동시에 자신의 강점과 단점에 대해 명확히 인지하는 것이다. 즉, 자신을 객관적으로 인식하고 자신의 욕구, 감정, 가치관 등 스스로가 가진 양면성에 대해 수용하며 자신의 행동에 미치는 영향에 대해 인지하는 것이다.

2. 자기규제

자기규제(self-regulation)는 현재의 자아와 이상적 자아 사이에 발생하는 불일치를 줄이기 위해 자신의 가치와 신념에 일치하는 행동을 스스로 하는 것이다. 자신의 가치와 행위를 일치시키는 과정으로 자기인식을 통해 파악한 이상적 자아, 현재 자아, 또는 현재의 모습과 미래에 기대하는 결과 간의 불일치 정도를 파악하고 이를 최소화하기 위해 자신의 행동을 통제하고 규제하는 것을 의미한다. 진성리더는 자기인식과 자기규제를 통해 조직구성원, 조직 모두에게 진실함으로써 긍정조직을 만들기 위해 노력한다.

3. 균형 잡힌 정보처리

균형 잡힌 정보처리(balanced processing of information)는 리더의 의사결정에 있어 관련 정보들을 객관적으로 분석하고 검토 처리하는 것을 의미한다. 리더가 자신이 생각하는 바와 다르거나 반대되는 의견이나 리더의 잘못에 대한 비판도 기꺼이 수렴하고 주요 의사결정에 있어 다양한 조직구성원의 의견을 충분히 수용하는 태도를 가진다.

4. 관계의 투명성

관계의 투명성(relational transparency)은 타인에게 자신을 개방하는 것으로 인간관계에 있어 개방성과 진실성을 바탕으로 주변 사람들에게 자신의 강점과 한계점을 있는 그대로 드러내는 것이다. 이러한 태도와 행동으로 인간관계에서 신뢰를 형성하고 조직구성원들과 협력을 이루며 팀워크를 이끌어낸다.

② 진성 리더십과 업무성과

진정성 있는 리더의 행동들은 조직구성원의 신뢰향상에 긍정적 영향을 미치며, 신뢰를 바탕으로 형성된 리더와 조직구성원들의 사회적 교환관계는 결국 조직의 성과에 긍정적 영향을 미친다. 또한 리더에 대한 믿음은 조직구성원들이 정서적으로 몰입하는 데 도움을 주고, 조직구성원들은 직무에 대한 긍정적인 태도와 행동을 보인다. 이를 통해 조직구성원들은 자신의 직무에 대해 만족도가 높고, 조직에 긍정적 영향을 미치도록 올바른 행동을 하게 되며, 조직에 몰입하게 된다. 또한 팀 조직구성원의 에너지를 높이고 직무에 대한 열의를 높이는 결과를 초래하여 결국 조직구성원들의 직무성과에 긍정적 영향을 미친다.

③ 간호사의 진성 리더십

간호조직에서 간호관리자의 진성 리더십은 간호사들의 소진을 감소시키고, 직무만족을 향상시키는 영향요인으로 간호사의 간호관리자에 대한 신뢰를 높여 좋은 관

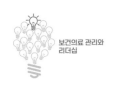

계를 형성하고 간호사가 적극적으로 간호업무수행을 하도록 하여 질 높은 간호서비스를 세공하는 데 영향력을 미친다. 간호사를 대상으로 한 진성 리더십 연구에서 간호관리자의 진성 리더십은 간호사로 하여금 스스로 의사결정에 대한 권한을 가지며, 이로 인해 직무수행에 만족도가 높아지고 간호업무수행에 긍정적 영향을 미치는 것이다.

간호사를 대상으로 진행한 연구에서 간호사들이 인식한 일선 간호관리자의 진성 리더십은 권한위임이라는 요인을 통해 간호업무성과에 영향을 미치고 직무만족에는 권한위임이라는 요인이 부분적으로 영향을 미치는 요인으로 확인되었다. 이는 간호관리자의 리더십이 간호사의 직무만족에 많은 영향을 미치므로 간호사의 직무만족을 향상시키기 위해서는 간호관리자의 리더십 역량을 개발하는 것이 중요하다는 것을 의미한다. 특히 간호관리자의 진정성 있는 모습은 간호사의 직무만족뿐만 아니라 대상자를 응대하는 데 있어도 긍정적 영향을 미칠 수 있다. 반면 일선 간호사의 간호업무성과를 향상시키기 위해서는 간호관리자의 진성 리더십 단독으로는 일선 간호사의 간호업무성과에 영향을 미치기는 힘들며, 권한위임을 통해서 간호업무수행에 영향을 미칠 수 있으므로 간호관리자의 개인역량인 권함위임이 매우 중요하다.

제6절 서번트 리더십

최근 의료조직의 조직구성원의 변화와 더불어 임상현장에서는 간호관리자의 역할에 많은 변화가 요구되고 있다. 기존의 권위적이고 카리스마적인 리더십보다는 조직구성원들의 입장과 생각을 주의 깊게 관찰하고 그들과 공감대를 형성하고 조직구성원들의 성장과 발전을 통해 조직의 목표를 달성하는 리더십에 초점이 맞춰지고 있다. 간호조직의 목표를 달성하는 데 있어 가장 큰 영향력을 발휘하는 것은 바로 간호사들이다. 간호사 개개인의 발전과 성장이 없이는 조직의 미래를 기대하기 어렵다. 조직구성원의 성장과 발전에 리더가 기꺼이 헌신하는 리더십이 바로 서번트 리더십이다.

서번트 리더십(servant leadership)은 1970년대 그린리프Greenleaf의 「리더로서의 서번트(The Servant as Leader)」라는 에세이에서 처음 만들어진 용어다. 리더로서 서번트라는 개념은 큰 조직관리에서의 자신의 경험에서 비롯되었다고 할 수 있다. 그러나 그린리프의 생각이 구체적화된 계기는 1960년대 헤르만 헤세 Hermann Hesse의 단편소설 「동방순례」(Journey to the East)를 읽고 난 후였다. 그린리프는 소설에 등장하는 주인공 레오 Leo라는 인물을 통해

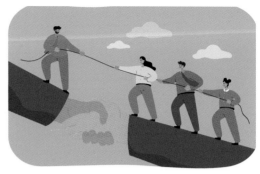

새로운 리더십 모델을 제안하였고, 구체적인 의미를 다음과 같이 결론지었다. "위대한 리더는 다른 사람들에게 우선 서번트로 다가오며, 그 단순한 사실이야말로 리더십의 위대한 핵심이다." 진정한 리더십은 무엇보다도 다른 사람을 돕고자 하는 깊은 열망을 지닌 사람들에게서 발현된다.

서번트 리더십은 다른 사람을 섬기는 데 전력을 다하고, 전체적인 접근법으로 업무에 임하고, 공동체의식을 형성하며, 의사결정권을 공유해야 한다고 강조하고 있다. 서번트 리더는 먼저 다른 사람을 섬기고자 하는 마음에서 시작된다. 그런 다음에 의식적인 선택에 의해 다른 사람을 이끌고자 하는 열망을 지니게 된다. 서번트 리더는 다른 사람들의 요구가 우선적으로 충족되고 있는지 확인하는 데 주의를 기울인다는 점에서 다른 리더들과 구별된다. 다른 리더십과 확연히 구분되는 특징은 '섬김받는 사람들이 인간적으로 성장하는가?, 섬김받는 동안 그들이 더욱 건강하고 현명하고 자유롭고 자율적인 모습으로 변하면서 스스로도 서번트가 될 것처럼 보이는가?'하는 것이다.

서번트 리더십은 조직 내 처해진 문제를 해결하기 위해 응급으로 도입할 수 있는 리더십이 아닐 뿐만 아니라 조직에 신속하게 도입할 수 있는 것도 아니다. 서번트 리더십은 장기간에 걸쳐 조직구성원의 존재방식을 변모시키는 접근법으로 우리 사회 전체에 긍정적인 변화를 만들어 낼 잠재력을 지니고 있다.

1 서번트 리더십의 특징

그린리프는 「동방순례」 원전을 주의 깊게 고찰한 후 조직과 조직구성원들을 이끄는 데 결정적으로 중요하다고 생각되는 특성을 다음과 같이 제시하고 있다.

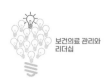

보건의료 관리와
リ더십

표 5-6_ 서번트 리더십의 특징

특징	내용
경청 (listening)	서번트 리더는 조직구성원의 의견을 귀담아 들으며 특히 말로 표현하지 않는 내용까지도 예민하게 받아들이려고 노력한다. 또한 상대방의 내면에서 우러나오는 목소리와 교감하면서 그 사람의 몸과 마음과 정신이 전달하려는 바를 이해하려고 노력한다. 듣기는 정기적인 자기성찰과 더불어 서번트 리더의 성장에 가장 핵심적인 요소이다. 리더의 의사소통 및 의사결정능력은 리더의 자질을 평가하는 중요한 요인으로 서번트 리더는 다른 사람의 말에 귀를 기울이는 자세를 통해 강화될 필요가 있다.
공감 (empathy)	다른 사람들을 이해하고 그들과 공감하기 위해 노력한다. 서번트 리더는 조직구성원들의 고유한 정신을 그대로 인정하고, 선의를 믿으며, 그들의 행동이나 성과가 조직에서 용납되지 않는 상황에서도 그들을 인간적으로 거부하지 않는다. 가장 성공적인 서번트 리더들은 공감하면서 경청하는 데 숙련된 사람들이라고 할 수 있다.
치유 (healing)	서번트 리더의 강점 중 하나는 자기 자신과 다른 사람을 치유하는 능력이다. 조직구성원들이 살아가면서 기가 꺾이고 정서적인 상처를 입을 때, 그들은 '온전해지도록 도울' 기회가 자기 자신에게 주어져 있다는 사실을 인정하고 이를 적극 실천한다.
권위 (authority)	서번트 리더는 조직에서 권력이나 직권이 아니라 설득을 활용하여 의사결정을 진행한다. 그들은 조직구성원들은 설득하고 납득시켜 자신의 의도대로 기꺼이 행동하도록 만든다. 이러한 특징은 서번트 리더십이 전통적인 리더십 모델과 구별되는 차이점으로, 서번트 리더들은 권위와 설득을 통하여 여러 집단들 사이에서 합의를 이끌어내는 데 유능하다. 이처럼 설득을 강조하는 태도는 서로에 대한 신뢰를 바탕으로 하여 조직구성원에 대하여 광범위한 영향력을 갖는다.
인식 (awareness)	자기 자신과 조직에 대한 인식은 조직의 윤리와 가치와 관련된 사안들을 이해하는 데 도움을 주며, 조직이 처해진 상황을 통합적이고 전체적인 관점에서 바라볼 수 있게 한다. 리더 자신과 조직에 대한 인식에 대하여 그린리프는 다음과 같이 언급하였다. "인식은 위안을 주지 않는다. 오히려 그 반대이다. 인식은 사람으로 하여금 깨어있게 만든다. 유능한 리더들은 보통 예민하게 깨어있고 사리분별에 고심한다. 그들은 위안을 구하지 않으며, 내면의 평온을 유지한다."
개념화 (conceptualization)	조직의 문제를 파악하고 개념화하는 능력은 처해진 현실을 넘어서서 먼 미래의 모습을 생각하는 것이다. 전통적으로 경영자들은 단기간의 목표를 달성하는 데 초점을 두는 경향이 있다. 서번트 리더이고자 하는 경영자는 자신의 사고를 확장하여 보다 폭넓은 기반의 개념적 사고를 포용해야 한다. 서번트 리더들은 조직의 일상적인 운영을 위한 행동과 동시에 '미래에 대한 꿈을 꾸는'능력을 키우려고 노력한다.
예측능력 (forecasting)	어떤 상황에서 결과를 예측하는 능력으로, 미래에 발생할 결과에 대해 아는 능력이다. 예측능력을 통해 서번트 리더는 과거의 교훈과 현재 처해진 상황, 그리고 의사결정으로 인해 발생하는 미래의 결과를 이해할 수 있다.
스튜어드십 (stewardship)	'다른 누군가를 대신하여 무엇을 맡아 관리하는 것'으로 모든 조직의 최고경영자와 경영진, 그리고 이사진들은 사회의 보다 큰 이익을 위해 그들의 기관을 맡아 관리하면서 중요한 역할을 담당하고 있는 것이다. 서번트 리더십은 스튜어드십과 마찬가지로 먼저 다른 사람의 필요를 충족시키는 데 전념한다.
헌신(dedication)	서번트 리더는 조직구성원들이 노동자로서 기여하는 바를 넘어 인간으로서 본질적인 가치를 지닌다고 믿는다. 그래서 조직과 조직구성원들의 지속적인 성장을 위해 헌신한다. 그들은 팀원들의 인간적, 정신적, 직업적 성장을 위해 묵묵히 그들의 일을 해 나간다. 모든 조직구성원들의 생각과 제안에 직접 관심을 기울이고, 그들을 의사결정과정에 참여시키고, 그들이 올바른 행동을 하도록 하고, 인격적 개발과 직업적 개발을 위해 자금을 조성하기도 한다.
무욕 (free from avarice)	서번트 리더는 타인의 욕구를 충족시키는 것으로 조직구성원들의 물질적 또는 심리적 욕구, 자아실현 욕구, 존중받고 싶은 욕구, 소속의 욕구 등을 충족시킴으로써 조직의 목적을 달성해 나간다.

2 전통적 리더십과 비교

서번트 리더십은 전통적 리더십에 비해 조직의 목적을 달성하기 위해 조직구성원들을 가장 중요한 자원으로 인식하며, 업무추진과정에서 그들의 성장을 도와주고 능력을 향상시킨다. 전통적 리더는 주어진 과제 달성에 목표를 두고 조직구성원들을 자신이 활용할 수 있는 여러 자원 중의 하나라고 생각하여 자신이 지시한 과제를 수행하는 대상으로 인식한다. 그러나 서번트 리더는 조직구성원의 성장과 발전을 과업의 결과보다 우선순위에 두기 때문에 조직의 생산성을 측정할 때 과업달성과 함께 조직구성원들의 자발적인 행동정도를 평가한다. 또한 서번트 리더는 가장 많은 시간을 조직구성원들을 위해 사용한다. 업무현장을 관찰하고 그들의 어려움을 경청하고 이를 해결하기 위해 노력한다. 조직구성원들이 스스로 행동할 때 조직의 성장과 발전에 가장 크게 기여한다는 믿음으로 조직구성원들의 능력을 신뢰하고 업무와 관련된 판단을 존중하고 권한을 위임하며, 능력이 부족한 조직구성원들에게 기꺼이 코칭을 제공한다.

③ 서번트 리더십의 장단점

서번트 리더십은 조직구성원을 지배하고 관리하는 리더십에서 벗어나 그들이 최대한 능력을 발휘할 수 있도록 격려하고 영감을 준다. 서번트 리더는 팀정신과 조직구성원들과의 관계구축을 중요하게 여기고, 조직구성원들이 각자의 위치에서 자신의 능력을 최대한 발휘할 수 있는 여건을 조성하려고 노력한다. 조직구성원 모두가 의사결정에 참여하도록 유도하고 스스로 그들의 핵심적인 업무수행지표를 만들고 이를 실천하도록 도와 조직구성원의 능력을 최대한 효율적으로 활용하도록 한다.

반면 서번트 리더십은 조직의 권한을 최소화하여 리더의 위치에서 서로에게 필요한 것을 제대로 요구하지 못할 수 있고, 수직적 관계에서 업무를 처리하는 전통적인 리더십에 비해 성과를 발휘하기까지 비교적 많은 시간이 걸린다.

④ 간호사의 서번트 리더십

간호서비스 제공의 핵심요소인 간호사가 고객인 환자와 보호자의 관점에서 그들의 욕구를 이해하고 전문적인 지식을 제공하며 약속된 서비스를 제공하기 위해서는 간호분야에서 서번트 리더십을 높여야 한다. 500병상 이상 의료기관에 근무하는 간호사를 대상으로 조사한 결과, 직위가 높을수록 서번트 리더십이 높았고, 간호관리자의 서번

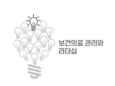
트 리더십이 높을수록 간호사의 직무만족과 조직몰입은 높고, 이직의도는 낮게 나타났다. 간호관리자의 서번트 리더십은 간호사의 직무만족과 조직몰입, 조직시민행동, 업무수행능력, 업무성과에 영향을 미치는 주요 요인으로 작용한다. 그렇기 때문에 간호조직 구성원의 성장과 직무만족을 위해 조직구성원의 목표를 명확히 하고 업무수행에 필요한 교육이나 훈련 기회를 공정하게 제공하여 간호사들이 자신의 역량을 충분히 발휘하도록 계속적인 지원과 격려가 필요하다. 또한 간호사들이 간호관리자의 서번트 리더십을 높게 인식할수록 다른 조직으로 이동하고자 하는 이직의도는 낮아지므로, 간호관리자들은 간호사들과 공감대를 형성하고 그들의 업무에 대해 깊은 이해와 의미를 부여하고 유대관계를 강화하는 개인과 조직 차원의 노력이 필요하다.

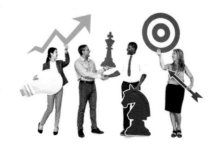

참고문헌

- 강보라, 오희영(2020). 임상간호사의 윤리적 간호역량 자가평가도구 개발. 성인간호학회지, 32(5), pp.482-493.
- 강정애, 이상욱, 이상호, 이호선(2009). 현대조직의 리더십 이론. 시그마 프레스.
- 김명희(2011). 학교장의 감성리더십과 교사 직무만족의 관계에 미치는 LMX의 매개효과. 박사학위논문. 건국대학교 대학원.
- 김미정, 한지영(2019). 수간호사의 진성리더십이 간호사의 직무만족과 간호업무수행에 미치는 영향: 임파워먼트의 매개효과를 중심으로. 간호행정학회지, 25(1), pp.25-34.
- 김세영, 김은경, 김병수, 이은표(2016). 간호사의 셀프리더십 수준이 개인과 팀의 직무역할 수행에 미치는 영향. 대한간호학회지, 46(3), pp.338-348. http://dx.doi.org/10.4040/jkan.2016.46.3.338.
- 김정언, 박은준(2015). 간호사가 인지하는 간호관리자의 윤리적 리더십 측정도구. 대한간호학회지, 45(2), pp.240-250.
- 남차현(2013). 외식기업 관리자의 진성리더십이 조직유효성에 미치는 영향: 상사에 대한 신뢰와 심리자본을 매개효과로. 박사학위논문. 경기대학교 대학원.
- 서문경애, 장성옥, 조경희, 김인아, 이수정(2006). 간호사의 셀프리더십과 간호업무성과와의 관계. 한국간호행정학회, 21(1), pp.151-180.
- 신승인, 김찬중(2021). 상사신뢰, 정서적 몰입, 직무성과 간의 관계: 진성리더십의 역할, 기업경영리뷰, 12(4), pp.83-103.
- 양진영, 박종우(2021). 의료서비스에서 중간관리자의 코칭리더십과 조직유효성 간의 관계 연구: 의료기술직과 간호직의 비교 연구. 한국서비스경영학회 학술대회, p.121.
- 염영희, 고명숙, 김기경, 김보열, 김유정 외(2020). 학습성과기반 간호관리학(7판). 수문사.
- 원효진, 조성현(2013). 간호사의 셀프리더십에 관한 문헌분석. 한국간호행정학회, 19(3), pp.382-393. http://dx.doi.org/10.11111/jkana.2013.19.3.382.
- 윤정구(2012). 진정성이란 무엇인가. 한언출판.
- 이금아, 신성희, 고숙정(2020). 비판적 사고성향, 간호 관리자의 변혁적·거래적 리더십이 간호사의 근거기반실무 역량에 미치는 영향. 간호행정학회지, 26(4), pp.305-315.
- 이란, 김미영(2021). 강점코칭 프로그램이 일선간호관리자의 긍정심리자본 코칭리더십 및 조직몰입에 미치는 효과. 간호행정학회지, 27(5), pp.410-422.
- 이홍기(2014). 진성리더십이 종업원의 직무만족 및 조직몰입에 미치는 영향. 디지털융복합연구, 12(5), pp.181-190.
- 전은영, 박영례(2018). 간호사가 지각하는 간호단위 관리자의 서번트리더십이 간호사의 직무만족, 조직몰입 및 이직의도에 미치는 영향. 보건과 사회과학, 49, pp.117-137.

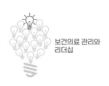

보건의료 관리와
리더십

- 정민(2016). 간호관리자의 윤리적 리더십과 간호사의 윤리적 의사결정. 한국의료윤리학회지, 19(1), pp.74-86.
- 제임스 C. 헌터(2013). 김광수 역. 서번트 리더십. 시대의창.
- 최인영, 박남희, 정지혜(2019). 임상간호사의 셀프리더십과 간호조직문화가 간호업무성과에 미치는 영향. 한국콘텐츠학회논문지, 19(12), pp.502-516.
- 최호승(2004). 교사의 셀프리더십과 학생의 자기주도적 학습 간의 관계에 관한 연구. 공주대학교 교육대학원 논문.
- 한상숙, 김남은(2012). 간호사가 지각한 리더의 서번트 리더십이 리더효과 리더만족 및 추가적 노력에 미치는 영향. 대한간호학회지, 42(1), pp.85-94.
- 홍영주(2018). 21세기에 적합한 리더는? "변혁적 리더십". https://webzine.skku.edu/skkuzine/section/knowledge.do?articleNo=67852&pager.offset=60&pagerLimit=10.

- Avolio, B. J. & Gardner, W. L. (2005). Authentic Leadership Development: Getting to the Root of Positive forms of Leadership. Leadership Quarterly, 16(3), pp.315-338.
- Bass, B. M. & Avolio, B. J. (1995). Multifactors Leadership Questionnaire. Palo Alto CA: Mind Garden. https://doi.org/10.1037/t03624-000.
- Bass, B. M. (1985). Leadership and Performance beyond Expectations. New York: The Free Press.
- Bovee, C. L., Thill, J. V., Wood, M. B., & Dovel, G. (1993). Management. New York: Mc-Graw-Hill.
- Brown, M. E., Trevino, I. K., & Harrison, D. A. (2005). Ethical Leadership: A social learning Perspective for construct development and testing. Organizational behavior in human decision process, 97, pp.117-134.
- Burns, J. M. (1978). Leadership. New York: Harper & Row.
- Cable, S. & Graham, E. (2018). Leading better care: An evaluation of an accelerated coaching intervention for clinical nursing leadership development. Journal of Nursing Management, 26(5), pp.605-612. https://doi.org/10.1111/jonm.12590.
- Enderle, G. (1987). Some perspectives of managerial ethical leadership. Journal of Business Ethics, 6, pp.657-663.
- Gardner, W. L., Avolio, B. J., Luthans, F., May, D. R., & Walumbwa, F. (2005). Can you see the real me? A self-based model of authentic leader and follower development. The Leadership Quarterly, 16(3), pp.343-372.
- George, B. (2003). Authentic leadership: Rediscovering the secret to creating lasting value. San Francisco, CA: Jossey-Bass.
- Greenleaf, R. K. (1970). The servant as leader, Indianapolis: The Robert K. Green leaf Center.

- Ho, Law., Sara Ireland, & Zulfi Hussain. (2010). The Psychology of Coaching, Mentoring and Learning, John Wiley ad Sons. 탁진국, 이희경, 김은정, 이상희 역. The Psychology of Coaching, Mentoring and Learning. 학지사.

- Houghton, J. D., Neck, C. P., & Manz, C. C. (2003). Self-leadership and superleadership. Shared leadership: Reframing the hows and whys of leadership, pp.123-140.

- Jeong Y. J., Lee S. J., & Kim M. J. (2012). Transformational leader vs. authentic leader: Transformational leadership revisited. Korean Management Review, 41(3), pp.539-573.

- Kang S. Y. (2006). Relationships of nurse manager's transformational & transactional leaderships to nurses creative activity. Journal of Korean Academy of Nursing Administration, 12(4), pp.555-563.

- Kim J. I. & Jeong H. S. (2009). The relationships of transformational leadership and transactional leadership on the hospital member's organizational commitment and turnover intention. Health Policy and Management, 19(2), pp.111-126. https://doi.org/10.4332/KJHPA.2009.19.2.111.

- Lord, R. G. & Brown, D. J. (2004). Leadership processes and follower self-identity. Mahwah, NJ: Lawrence Erlbaum.

- Manz, C. C. & Sims, H. P. Jr. (1994). Business Without Bosses: How Self-Managing Work Teams are Building High Performing Companies. New York: Wiley.

- Manz, C. C. & Sims, H. P. Jr. (2001). The New SuperLeadership: Leading Others to Lead Themselves. Charles C. Manz & Henry Sims. Berrett-Koehler Pub.

- Manz, C. C. (1986). Self-leadership: toward an expanded theory of self-influence processes in organizations. Academy of Management Review, 11, pp.585-600.

- McCrimmon, M. (2010). Why servant leadership is a bad idea. https://management-issues.com/opinion/6015/why servant leadership is a bad idea.

- Min S., Kim H. S. (2005). Correlation between perception of nurses about transformational leadership and nursing performance. Korea Journal of Business Administration, 49, pp.871-885.

- Neck, C. P. & Houghton, J. D. (2006). Two decades of self leadership theory and research: Past developments, present trends, and future possibilities. Journal of Managerial Psychology, 21(4), pp.270-295. http://dx.doi.org/10.1108/02683940610663097.

- Neck, C. P., Stewart, G., & Manz, C. C. (1995). Thought self-leadership as a framework for enhancing the performance of performance appraisers. Journal of Applied Behavioral Science, 31, pp.278-302.

- Oxford English Dictionary (1964), p.415.

- Stowell & Stephen (1986). Leadership and Coaching, University of Utah, Ph. D. Dissertation.

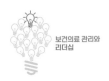
- Straker, David (2010). Changing minds: in detail. Syque Press.
- Trevino, L. K., Hartman, L. P., & Brown, M. (2000). Moral person and moral manager: How executives develop a reputation for ethical leadership. California management review, 42(4), pp.128-142.
- Vesterinen, S., Suhonen, M., Isola, A., & Paasivaara, L. (2012). Nurse managers' leadership styles in Finland. Nursing Research and Practice. 2012:605379. https://doi.org/10.1155/2012/605379.
- Yoon S. H. & Kim H. R. (2016) The effects of superior's authentic leadership on trust and job crafting: focused on nurses of general hospitals in U area. In: KASBA, editor. Integration Korea Business Management Association Conference. Seoul: Korean Academic Society of Business Administration, 8, pp.1358-1388.

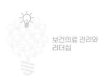

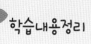

❶ 거래적 리더십과 변혁적 리더십을 비교 분석하시오.

구 분	설 명
거래적 리더십	
변혁적 리더십	
종합의견	

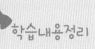

② 셀프리더십의 특성에 대하여 정리하시오.

구 분	설 명
셀프리더십	
셀프리더십의 구성요소	
셀프리더십 전략	

학습내용정리   ____학년 ____반 / 학번_____ 이름 _____

❸ 윤리적 리더십에 대하여 설명하시오.

구 분	설 명
윤리적 리더의 행동 특성	
윤리적 리더십의 구성요소	
임상간호사의 윤리적 간호역량	

Chapter
06

조직관리와
간호리더십 Ⅰ

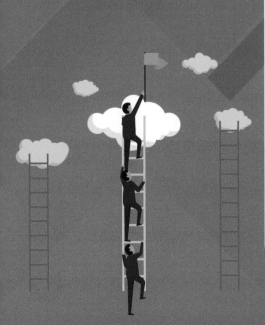

1 인사관리의 이해

1. 인사관리의 개념

인사관리(human resource management)란 조직구성원을 조직의 자원으로 간주하고, 그 자원의 잠재적인 능력을 최대로 발휘할 수 있게 조직분위기를 만들고, 이를 효율적으로 활용하여 직원 개인의 욕구와 조직의 목표를 충족시킬 수 있도록 하는 것이다. 따라서 인적자원관리란, 조직의 목표를 달성하기 위한 관리의 한 영역으로 볼 수 있으며, 조직 인적자원 계획, 모집, 선발, 교육, 훈련, 평가의 순환과정으로 이루어진다.

인사관리를 통해 조직의 성과를 향상시키고, 조직구성원들이 조직의 질 향상을 달성할 수 있도록 하는 데 그 목적이 있으며, 조직구성원들이 조직의 목적달성에 자발적이고 적극적으로 기여하도록 하는 동시에 개인의 안정과 발전을 달성하는 데 그 중요성을 가진다. 인적자원관리는 사람들을 대상으로 하기 때문에, 사람에 대한 정확한 인식이 바탕이 되어야 한다. 따라서 인간의 상호작용관계뿐 아니라 사회 문화적 환경과 전통의 영향을 고려해야 하고, 결과적으로 직원의 숙련도, 지식, 능력을 향상시켜 조직성과와 생산성의 향상을 가져올 수 있다.

2. 인사관리의 과정

인사관리과정은 확보, 개발, 보상, 유지로 구분된다.(그림 6-1) 인력의 수요를 예측하고, 예측한 수요를 바탕으로 모집과 선발과정을 통해 적절하게 배치하는 확보과정을 거친 후 이들을 대상으로 신규 교육과 훈련을 시행한다. 그 외에 경력을 개발하는 과정을 거치며, 업무평가를 통해 업무의 적절성을 확인하고 추가적인 교육 또는 보상을 적용할 수 있다. 보상으로는 급여를 인상하거나 승진, 근무환경의 개선 또는 복지혜택을 제공할 수 있다. 마지막으로 이직관리나 이동관리, 노사관리, 성과관리를 통해 인적자원을 유지할 수 있도록 한다.

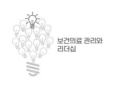
② 인사의 확보관리

1. 인사계획 수립

인사계획 수립을 위해서는 현재 시점과 미래 시점에서 조직이 필요한 자격을 갖춘 인력의 수를 예측해야 한다. 이를 위해 인력이 얼마나 필요한지를 계획하고 조정하는 활동을 말한다. 이를 위해서는 현재 조직이 보유하고 있는 인력을 파악하는 것이 우선시되어야 하며, 이를 바탕으로 필요로 하는 인력 규모를 결정한 후 적절한 시기에 적절한 위치로 배치하도록 계획을 세워야 한다.

인사계획 수립이 잘 이루어지면 인력부족이나 과잉을 예방할 수 있으며, 인력모집 시 직원에게 요구되는 사항을 미리 결정할 수 있다. 조직 내·외부에서 필요한 인력을 충원하거나 이동, 승진 등을 결정하는 데 도움을 줄 수 있다.

2. 인력모집

간호조직에서 인력을 모집하기 위해서는 적절한 자격을 갖춘 사람을 선택해야 한다. 적절한 사람을 선택하기 위해서는 해당 자격을 갖춘 사람들에게 정보를 제공하고, 그들이 지원할 수 있도록 유인해야 한다. 인적자원을 모집하는 목적은 조직에서 필요한 인재를 조직으로 유인하기 위함이다. 긍정적인 조직이미지를 만들면서 다양한 방법을 활용하여 정보를 제공해야 하며, 이 과정에서 비용을 절감할 수 있는 방안을 찾는 것이 필요하다.

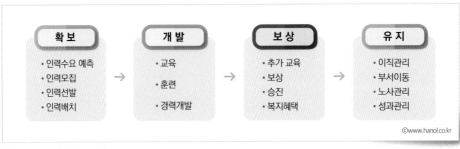

©www.hanol.co.kr

🩺 그림 6-1_ 인사관리과정

모집방법으로는 내부모집방법과 외부모집방법으로 크게 나눌 수가 있다. 선발 인원수, 모집지역, 선발시기, 직종, 선발방법 등을 고려하여 모집방법을 선택할 수 있다.

(1) 내부모집

내부모집방법은 공석의 직위를 조직의 내부에서 충원하는 방법이다. 조직 내에서 조직구성원의 직무수행평가와 같은 다양한 평가결과를 활용하여 승진, 전환, 재배치 등을 수행한다. 내부모집과정을 활용할 경우 개인의 평가 결과가 반영될 가능성이 높기 때문에, 조직구성원들은 자신의 능력이 보상받는다는 인식을 가질 수 있다. 이를 통해 조직의 사기와 성과가 향상될 수 있다. 또한, 새롭게 충원된 조직구성원이 조직에 적응하기 위한 예비교육이 축소되고, 직원의 이직률을 낮출 수 있다. 하지만 외부모집방법에 비해 전문성이 떨어질 수 있고, 조직 내 직원 간의 갈등과 경쟁이 발생할 수 있다.

(2) 외부모집

외부모집방법은 모집광고를 통해 외부에서 공석의 직위를 충원하는 방법으로 해당 직위의 전문가를 확보할 수 있다. 하지만 예비교육과 같은 조직에 적응하기 위한 교육과 적응시간이 소요되며, 해당 직위를 원하는 내부 구성원이 많았을 경우 그들의 사기가 저하될 수 있다. 모집광고를 활용할 때 소요되는 비용도 고려해야 한다. 외부모집방법으로는 매체 광고, 고용대행기관, 취업박람회, 인턴제도 등을 활용할 수 있다.

3. 인력선발

모집활동을 통해서 지원한 여러 취업희망자 중에서 직무요건에 적합한 사람을 결정하는 과정으로, 특정의 직무에 최적의 인적요건을 갖춘 사람을 결합시키는 과정이라고 할 수 있다.

직원 선발과정은 조직마다 다양하게 진행할 수 있으나 일반적으로 지원서 접수, 서류심사, 선발시험, 면접, 신원조회, 신체검사, 채용결정 순으로 이루어진다.(그림 6-2)

지원서를 접수한 후 서류심사에서 조직은 선발기준에 적합한 지원자를 검토·평가하게 된다. 선발시험 단계에서는 조직에 따라 다양한 방법을 활용하여 실시할 수 있다. 지

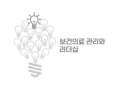

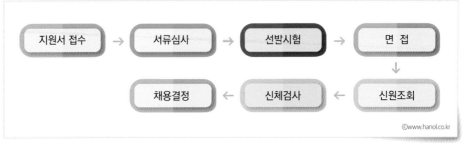

©www.hanol.co.kr

🎗 그림 6-2_ 인력선발과정

능검사, 적성검사, 인성검사 등 목적에 따라 적절한 방법을 선택한다. 면접 단계에서는 심사된 서류와 선발시험 등의 자료를 토대로 지원자와 면접을 통해 직무의 적합성과 개인의 견해 등을 판단하게 된다. 면접에서 선발된 지원자는 신원조회를 통해 지원자의 지원서에 대한 신뢰도를 조사하게 된다. 지원한 서류를 거짓으로 작성했을 경우 신원조회를 통해 사실을 확인할 수 있다. 신체검사는 직무수행에 있어 필요한 육체적 요구조건에 부합하는지 파악할 수 있게 하며, 부서배치 등에 활용될 수 있다. 위 과정을 다 거친 경우 최종적으로 채용결정을 하게 된다.

4. 인력배치

선발된 직원에게 일정한 직무를 할당하는 과정을 배치라고 한다. 최적의 인재를 적소에 배치하기 위해 노력해야 하며, 이를 위해서는 직원 개개인의 평가에 따라 계획을 세워야 한다. 이러한 과정을 통해 개인의 성장과 동기부여, 생산성 향상, 조직의 목표 성취를 도울 수 있다.

인력배치를 위해서 적용할 수 있는 4가지 원칙은 다음과 같다. 적재적소주의, 능력주의, 인재육성주의, 균형주의가 이에 해당한다. 적재적소주의 원칙은 적합한 인재를 적합한 장소에 배치하는 것을 의미하며, 조직성과와 개인 만족 두 가지를 모두 달성할 수 있다. 적재적소주의 원칙에 따라 인력을 배치할 경우 직원을 훈련시키는 것이 용이하며, 직무만족 및 자질을 향상시키는 데 도움이 된다.

능력주의 원칙은 직원의 직무수행능력이나 성과를 기준으로 하여 직무나 직위에 적절하게 배치하는 것이다. 직무수행능력을 공정하게 평가하고, 평가된 결과를 바탕으로 적절한 보상을 하는 것을 의미한다.

　인재육성주의 원칙은 성취동기를 가진 직원에게 직무를 통해 성장을 도모하는 원칙이다. 직무에 대한 배치를 정기적으로 수행하고, 인사이동을 활용하여 구성원의 경험을 축적하게 하고 능력을 개발할 수 있도록 촉진해준다.

　균형주의 원칙은 배치나 인사이동 시 우수한 인재가 특정 부분에 쏠리지 않도록 조직의 전체적인 균형을 고려해야 하는 것을 의미한다. 이를 통해 조직 전체의 능력향상과 의식의 개혁, 사기가 상승되는 효과를 나타낼 수 있다.

③ 인력개발

　조직의 목표를 달성하기 위하여 조직이 보유한 인적자원의 능력을 최대한 개발하기 위한 관리활동이 필요하다. 특히, 현재 우리나라의 보건의료조직은 빠르고 복잡하게 변해가는 주변 환경에 적응하기 위하여 인적자원의 개발관리가 필수적이다. 이를 통해 조직구성원이 해당 직무를 수행하는 데 필요한 지식과 기술을 향상시킬 수 있도록 교육하고, 승진과 인사이동 제도를 통해 조직구성원에게 성장 기회를 제공할 수 있다. 또한 직무수행평가를 통해 인적자원개발과정에 대한 결과를 확인하고, 이를 반영하여 조직 내 우수한 인적자원을 확보하는 데 기여할 수 있다.

1. 교육

(1) 교육 프로그램의 유형

❶ 직장 내 교육

　상급자가 피훈련자의 직무수행 중에 개별적으로 직무에 대한 지식과 기술을 교육하는 것을 말한다. 교육과 업무가 동시에 이루어지기 때문에 교육에 대한 비용 발생이 적고, 피교육자에 맞춤형 교육이 가능하다. 조직의 상황에 맞추어 교육할 수 있으며, 피교육자가 실제 상황에서 교육을 받고 있기 때문에 동기유발에 유리하다. 단, 많은 인원 수를 교육하는 것이 어려울 수 있으며, 훈련담당자가 교육전문가가 아닐 경우에는 교육방법 등과 관련된 전문성이 떨어질 수 있다. 또한 교육자의 업무가 유지되면서 교육을 추

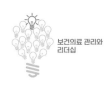

가적으로 해야 하는 상황에서는 교육자의 부담이 커질 수 있다.

❷ 직장 외 교육

피교육자가 직무를 떠나 교육을 받을 수 있는 방법을 의미한다. 많은 인원에게 교육을 수행할 수 있고, 교육전문가에게 교육을 받을 수 있어 효과적이다. 하지만 교육기간 중 피교육자의 업무수행이 중단될 수 있으며, 교육에 대한 비용이 직장 내 교육에 비해 더 많이 발생할 수 있다. 실제 상황이 아닌 곳에서 교육을 받기 때문에 조직의 상황에 맞추지 못하는 경우가 발생할 수 있고, 피교육자의 교육에 대한 동기유발에 불리할 수 있다.

(2) 교육훈련방법

교육훈련방법에는 강의식 방법, 회의식 방법, 시청각 훈련방법, 코칭, 인바스켓 기법 등이 있다.

강의식 방법(lecture method)은 일정한 장소에 피교육자를 집합시키고 교육자가 일방적으로 강의를 진행하는 방법을 말한다. 적은 시간 내에 필요한 사항을 최대한으로 전달하기에 용이하지만, 피교육자는 일방적으로 강의를 듣게 되므로 참여의식이 저하될 수 있다.

회의식 방법(conference method)은 훈련참가자들끼리 주제에 관한 다양한 견해, 지식, 경험 등을 발표하고 문제점을 토의하는 것이다. 이러한 방법은 피교육자의 참여의식을 향상시킬 수 있다.

코칭(coaching)은 교육자와 피교육자가 일대일로 매칭되어, 스스로 목표를 설정하고 이를 달성할 수 있도록 지원하는 과정이다. 대화를 통해 상호작용하고 해당 업무를 학습할 수 있게 된다. 이 방법의 경우 코치의 능력이 교육의 성과에 큰 영향을 준다.

인바스켓 기법(in-basket)은 관리자를 교육하는 데 주로 사용하는 방법으로, 바스켓 안에 보고서를 넣어놓고 시간을 정한 후 이를 처리하는 과정이다.

2. 경력개발

경력개발은 조직이 필요로 하는 인력과 조직구성원이 희망하는 경력목표를 통합하

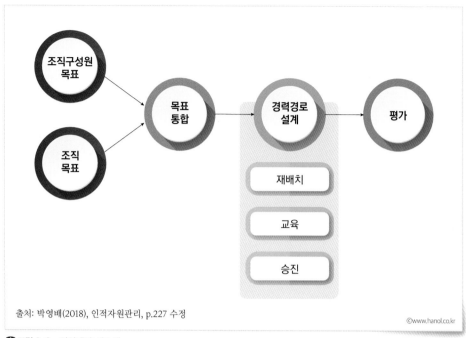

출처: 박영배(2018), 인적자원관리, p.227 수정

©www.hanol.co.kr

🕵 그림 6-3_ 경력개발 시스템

여 조직구성원의 경력경로를 체계적으로 계획하고 조정하는 인적자원관리활동이다. 다시 말해, 조직의 목표와 조직구성원의 요구를 모두 만족시킬 수 있는 목표를 설정하고, 이를 위한 계획을 수립하는 것을 의미한다. 이를 통해 조직의 성과 향상과 조직구성원의 성취감을 모두 만족시킬 수 있다. 또한, 이직을 예방할 수 있고, 조직 내부에서 조직구성원의 성장에 대한 동기부여를 통해 유능한 인력을 확보할 수 있다. 경력개발을 위해서는 경력개발 시스템 등을 활용하면 유용하다.(그림 6-3)

3. 직무수행평가

조직구성원의 능력, 역량, 태도, 성과, 공헌도 등에 대하여 체계적이고 객관적인 평가를 통해 직원의 성과를 확인하고 성과 향상을 위한 방안을 제시하여 이를 반영하는 것을 말한다. 이러한 과정을 통해 업무성과에 대한 보상을 제공할 수 있다.

직무수행평가를 통해 조직구성원의 성과에 대한 피드백을 제시함으로써 업무성과를 더욱 향상시킬 수 있고, 이러한 과정을 통해 조직구성원의 근로의욕이 상승될 수 있다.

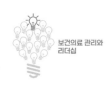

또한 관리자는 조직구성원의 직무수행평가 과정을 통해 관리능력을 향상시킬 수 있다.

평가자가 누구냐에 따라 자가평가, 동료평가, 상급자평가, 하급자평가, 다면평가로 구분할 수 있다.

자가평가는 조직구성원 스스로 자신의 직무수행에 대해 평가하는 것으로 개인의 성찰을 통해 약점을 파악하고 이를 개선하는 데 도움이 된다. 하지만 객관적인 평가가 어렵고 평가 결과에 대한 신뢰가 부족하다. 동료평가는 동료가 자신의 직무수행에 대해 평가하는 것으로 서로의 업무내용을 충분히 알고 확인할 수 있기 때문에 신뢰도가 높지만, 평가자인 동료가 서로 경쟁관계에 있을 경우에는 제대로 된 평가를 하지 못할 수 있다. 상급자평가는 직속 상관인 상급자가 하급자를 평가하는 것으로 피평가자의 성과에 대해 주의 깊게 관찰할 수 있기 때문에 실시가 용이하나, 평가자의 하급자에 대한 평가가 주관적으로 이루어지기 쉬우며, 상벌로 이용할 수 있다. 하급자평가는 하급자가 상급자를 평가하는 것으로 상급자의 지도력 등을 평가하기 위해 활용된다. 상급자의 독단적인 결정 등을 제지할 수 있는 기회가 될 수 있으나, 하급자가 상급자의 직무에 대하여 충분히 이해하지 못하였을 경우 평가 결과를 신뢰하기가 어렵다. 다면평가는 동료평가, 상급자평가, 하급자평가 등을 모두 사용하는 것으로 직무수행평가의 객관성과 공정성, 그리고 신뢰도를 높일 수 있는 방법이다.

4 인력 보상

인적자원에게 적절한 보상을 제공하는 것은 우수한 직원을 유지하는 데 도움이 된다. 보상의 종류에 대하여 살펴보고, 이를 효과적으로 활용하여 인적자원을 유지하기 위한 방안을 살펴보자.

1. 보상의 개념

보상(compensation)은 조직구성원에게 유형적·무형적 가치를 제공하는 것을 말하며, 일반적으로 임금, 복리후생 등과 같은 외적 보상과 만족감, 성취감, 소속감과 같은 내적 보상을 포함한다.

보상은 조직구성원의 측면에서는 소득원으로 작용하지만, 조직의 측면에서는 소비비용으로 간주되기 때문에 양측 간의 대립이 발생할 수 있다. 보상시스템이 효과적으로 운영될 경우 조직구성원의 동기는 상승하고, 유능한 인재를 확보하고 유지할 수 있다. 이는 전반적인 조직 운영에 긍정적으로 작용한다.

2. 보상의 종류

인적자원을 보상하는 방법에는 외적 보상과 내적 보상으로 구분할 수 있다.(그림 6-4)

외적 보상으로는 기준임금, 제수당, 복리후생이 있다. 기준임금은 각종 수당을 산정하는 기준이 된다. 제수당은 법의 강제성이 있는 법정수당과 조직이 임의로 정하는 법정 외 수당으로 구분된다. 법정수당으로는 초과근무수당, 야간근무수당, 휴일근무수당 등이 있다. 법정 외 수당으로는 가족수당, 지역수당, 직책수당 등이 있다.

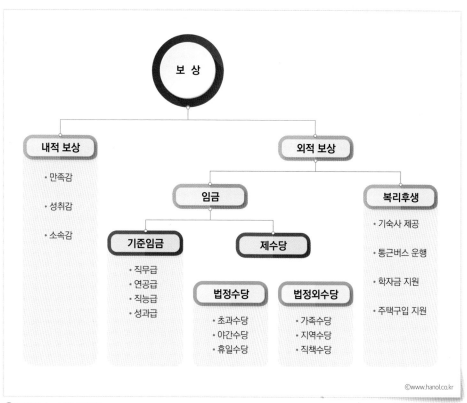

그림 6-4_ 보상의 종류

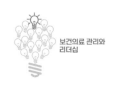
복리후생은 조직에서 조직구성원구성원의 생활 안정과 질적인 향상을 위하여 간접적으로 제공하는 보상이다. 조직마디 복리후생의 종류는 다양하며, 기숙사 제공, 통근버스 운행, 본인이나 자녀 학자금 지원, 주택구입비용 지원 등이 있다. 조직구성원은 복리후생을 통해 사회적, 심리적 욕구를 충족시킬 수 있다.

내적 보상은 직원의 만족감, 성취감, 소속감 등과 같이 직원이 직무를 수행하면서 느끼는 긍정적인 감정을 의미한다. 내적 보상은 장기적으로 외적 보상보다 영향력이 클 수 있으나 외적 보상보다 내적 보상에 대한 부분만을 강조한다면 인적자원 유지에 긍정적인 효과를 기대하기는 어렵다.

⑤ 인사관리와 리더십의 적용

인사관리는 조직의 유효성과 조직성과에 유의한 영향을 미친다. 전략적인 인사관리는 지식창출능력, 업무숙련 및 업무와 관련된 노하우, 상호 간의 신뢰, 조직문화 학습 등을 통해 조직성과에 간접적으로 영향을 미치게 된다. 따라서 전략적인 인사관리는 조직관리에 매우 중요한 부분으로 자리매김하고 있는데, 이는 조직구성원의 동기를 향상시키고, 역량을 개발시키며, 직무만족과 조직몰입을 높일 수 있다.

전략적 인사관리가 이루어지지 않을 경우 조직구성원의 동기저하, 자기개발 기회상실, 수동적인 태도 등으로 직무만족과 조직몰입이 약해질 수 있으며, 결과적으로 이직과 같은 형태로 나타날 수 있다. 따라서 팀 리더의 리더십이 인사관리에 적용될 경우 결과적으로 조직의 유효성을 증가시킬 수 있다. 인력의 확보, 개발, 보상, 유지와 같은 인사관리과정에 감성리더십 등과 같은 적절한 리더십을 적용할 필요가 있다.

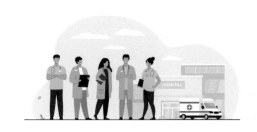

1 재무관리의 이해

조직에서는 목표를 달성하기 위해 필요로 하는 자본을 조달하고 운영하는 관리활동을 수행하게 되는데, 이것을 재무관리(financial management)라 한다. 재무관리를 통해 조직은 그 가치를 최대화하기 위해 활동한다. 이를 위해 1년 동안 발생할 것으로 예상되는 수입과 지출에 대한 계획을 작성하게 되는데, 이것이 예산설정이다. 재무관리를 위해서는 재무제표(financial statements)에 대한 이해가 필요하다. 재무제표란 재무상태표(statement of financial position), 손익계산서(income statement), 현금흐름표(cash flow statement)를 말하며, 재무상태표와 손익계산서는 수익과 비용이 발생한 '발생주의 원칙'에 따라, 현금흐름표는 '현금주의 원칙'에 따라 작성한다.

1. 재무제표

(1) 대차대조표

일정 시점을 기준으로 보건의료기관의 자산, 부채와 자본의 누적된 재무상태를 나타내는 회계보고서이다. 왼쪽 변에는 자산(assets), 오른쪽 변에는 부채(liability)와 자본(capital)을 기록하며 자산은 부채와 자본의 합과 같다. 재무상태표를 통해 조직은 보건의료기

💠 표 6-1_ 2022년 A병원의 대차대조표

(단위: 백만 원)

자 산		부채 및 자본	
유동자산	30,000	유동부채	40,00
고정자산	198,000	고정부채	50,000
		자본금	138,000
총자산	228,000	부채와 자본 합	228,000

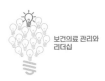

관의 자산과 부채, 자본의 구성을 알 수 있고, 재무구조의 건전성을 확인할 수 있다. 유동자산과 유동부채를 통해 조직의 유동성과 단기 지급능력을 파악할 수 있으며, 새로운 사업 확장과 같은 계획의 재무적 부담을 예측할 수 있다.(표 6-1)

(2) 손익계산서

일정한 기간 동안 조직에서 발생한 이익과 손실을 정리한 회계보고서이다. 이익과 손실을 의료활동과 관련된 내용과 의료활동 외에 대한 내용으로 구분하여 작성하며, 이를 통해 조직의 수익력(earning power)을 알 수 있고, 조직의 경영성과에 대해 예측할 수 있다. 또한 조직의 예산편성 등 재무계획 수립과 신규사업의 타당성을 검토할 때 활용할수 있다.(표 6-2)

♥ 표 6-2_ 2022년 A병원의 손익계산서   (단위: 백만 원)

비 용		수 익	
인건비	274,300	입원 수익	355,950
재료비	160,500	외래수익	158,350
관리비	75,540	의료부대시설수익	16,750
합계	510,340	합계	531,050
순이익		20,7101	

(3) 현금흐름표

일정한 기간 동안 조직에 입금되고 지출된 현금의 흐름을 정리한 회계보고서를 말한다. 영업활동, 투자활동, 재무활동에서 유입되고 사용된 현금의 흐름을 보여준다. 현금흐름표는 조직에서 대차대조표, 손익계산서 사용 시 얻을 수 있는 기업의 채무상환능력, 유동성, 현금조달 전략에 대한 정보 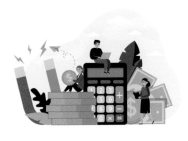 외에 현금의 변동내용을 확인할 수 있도록 하여 조직의 의사결정에 도움을 준다.

2. 예산

조직에서 회계연도에 수입과 지출을 총체적으로 계획한 것을 예산이라고 한다. 예산을 수립하기 위해서는 조직의 목표를 명확히 설정하고, 과거의 통계자료를 분석하여 활용해야 한다. 부서 간의 충분한 의사소통이 필요하며, 비용발생에 대한 권한과 책임에 대해 명확해야 한다. 예산은 계획이기 때문에 융통성 있게 작성 및 운영되어야 한다. 예산을 통해 조직에서는 제한된 자원을 효과적으로 사용할 수 있으며, 부서별로 업무 및 활동을 관리하고 통제하는 기준을 제시할 수 있다. 예산을 수립하기 위해서는 예산편성, 심의, 집행, 결산의 과정을 거친다. 다음 회계연도에 조직이 수행해야 할 사업과 활동계획을 화폐단위로 표시하여 예산안을 작성하고, 이를 확정하는 예산편성, 작성한 예산안의 타당성을 검토하는 예산심의, 심의된 예산을 집행하는 예산집행, 그리고 회계연도 동안 조직에서 발생한 수입과 지출 실적으로 사후에 정리하고 보고하는 결산 및 보고 단계에 따라 운영된다.

(1) 예산 수립방법

예산 수립을 위해서는 점진적 예산제와 영기준 예산제를 활용할 수 있다. 점진적 예산제(incremental budgeting)는 이전 회계연도의 지출에 물가상승률이나 이자율을 곱하여 예산을 편성하는 방법이다. 예산편성에 관한 전문지식이 없어도 간단하고 신속하게 작성할 수 있으나 전년도의 비효율적인 활동이나 예산 낭비를 개선할 수 있는 기회를 놓칠 수 있다. 또한 사업의 우선순위의 변동 등을 반영하기 어렵다. 점진적 예산제는 매년 반복적인 사업에 대한 예산편성방법으로 적합하다. 영기준 예산제(zero based budgeting)는 조직의 모든 사업과 활동을 영(0) 기준에서 출발하여 우선순위로 조직운영의 효과성, 효율성, 중요성을 분석하여 반영하는 방법이다. 이를 위해서 조직구성원들로부터 새롭게 아이디어를 받게 되기 때문에 의사소통의 기회가 증가하고 조직 내 혁신적인 분위기가 발생된다. 이전 회계연도의 비효율적인 활동이나 예산 낭비를 개선할 수 있는 기회가 주어진다. 하지만 예산편성을 위한 새로운 지식과 기술을 학습해야 하고, 많은 시간과 노력이 필요하다. 조직 내 부서 이기주의가 발생할 경우 부서별 예산 부풀리기 등을 통해 효율적인 예산안 산정에 어려움을 겪을 수 있다. 또한 새로운 사업의 성과를 예측하는 것이 불확실할 수 있다.

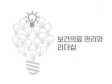

(2) 예산의 종류

예산의 종류로는 인력예산, 운영예산, 자본예산, 현금예산 등으로 구분할 수 있다.

인력예산(personnel budget)은 조직을 운영하는 데 투입된 인력의 급여비와 퇴직급여로 지출되는 예산을 말한다. 운영예산(operating budget)은 조직이 목표로 하는 활동에 대하여 지불해야 할 예산을 말한다. 인력을 위한 복리수행비, 교통비, 교육훈련비 등을 포함하여 통신비, 전기수도료, 연료비 등이 포함된다. 자본지출예산(capital expenditure budget)은 토지, 건물, 시설투자 등에 사용되는 예산을 말하고, 그 외에도 사용연한이 1년 이상인 장비 등을 구입하는 데 소요되는 예산도 포함된다. 현금예산(cash budget)은 세금, 외상매입금 등과 같은 예산을 말한다.

❷ 의료비지불제도의 이해

우리나라 의료보장제도는 국민 개인의 입장에서 암과 같은 심각한 질병발생 시 의료비 부담을 나누고 필요한 의료서비스를 이용할 수 있도록 하기 위해서 운영하고 있다. 우리나라의 사회적 의료보장은 건강보험과 의료급여로 구분된다. 건강보험은 국민건강보험법 제1조에 따라 국민의 질병·부상에 대한 예방·진단·치료·재활과 출산·사망 및 건강증진에 대하여 보험급여를 하는 것이다. 의료급여는 저소득층의 의료보장을 담당한다.(그림 6-5)

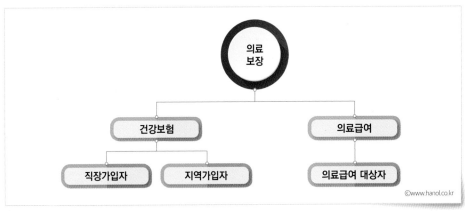

🎖 그림 6-5_ 의료보장체계

2000년 7월 1일 전국민의료보험을 통합하였고, 2008년 7월부터 76세 이상 노인과 45~64세의 노인성 질환을 앓고 있는 자를 대상으로 노인장기요양보험이 도입되었다. 노인장기요양보험은 노인의 신체 및 정신적 기능상실·저하·질병·부상에 대하여 일상생활 영위에 필요한 보건의료 및 복지서비스를 제공할 수 있는 서비스다.

우리나라의 건강보험제도는 현물급여형으로 환자가 의료기관에서 진료를 받은 후 진료비 중 소액의 본인부담금을 납부하고, 나머지 진료비는 보험자(국민건강보험공단)가 의료기관에 직접 지불하는 형태로 운영된다. 보험자는 보험료를 납부한 소비자(환자)가 질병으로 인한 치료를 원할 경우 소비자에게 의료기관을 통해 의료서비스 제공을 보장하고 소비자를 대리하여 의료기관에 진료비를 지불한다.

1. 진료비 지불제도

진료비 지불제도는 크게 행위별 수가제, 포괄수가제, 일당수가제, 인두제로 나눌 수 있다. 우리나라의 경우 행위별 수가제, 포괄수가제, 일당수가제 방식을 혼용하고 있으며, 영국 및 북유럽에서는 인두제를 사용하고 있다. 행위별 수가제는 서비스 항목별로 가격을 책정하고, 이를 보상하는 방식이다. 포괄수가제는 대상자에게 제공한 의료서비스 항목이나 수량에 직접 관계없이 진료비를 지불하는 방식을 말한다. 일당수가제는 환자의 입원 1일 또는 외래방문 1일당 정해진 일정액의 수가를 산정하는 방식이다. 인두제는 일정한 수의 가입자가 의료공급자에게 등록하고, 등록기간 동안 의료공급자는 정해진 범위 안에서 모든 보건의료서비스를 가입자에게 제공하는 방식이다.

2. 간호·간병통합서비스

간호·간병통합서비스는 보건복지부령으로 정하는 입원환자를 대상으로 보호자 등이 상주하지 않고 간호사, 간호조무사 및 그 밖에 간병지원인력에 의하여 포괄적으로 제공되는 입원서비스를 의미한다. 이 서비스의 대상자는 주치의의 판단에 의해 결정되며, 환자의 신체적·정신적·사회적 측면에 관한 사항을 바탕으로 간호·간병통합서비스 병동에 입원을 결정하게 된다.

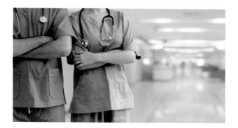

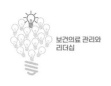

📋 간호·간병통합서비스 입원결정기준

❶ 환자에 대한 진료 성격이나 질병 특성상 보호자 등의 간병을 제한할 필요가 있는 입원환자

❷ 환자의 생활여건이나 경제상황 등에 비추어 보호자 등의 간병이 현저히 곤란하다고 인정 되는 입원환자

❸ 그 밖에 환자에 대한 의료관리상 의사·치과의사 또는 한의사가 간호·간병통합서비스가 필요하다고 인정하는 입원환자

위 서비스의 제공인력은 간호사, 간호조무사, 간병지원인력(병동지원인력, 재활지원인력)으로 구성된다. 이들은 한 팀을 구성하여 입원환자에게 간호서비스를 총체적으로 제공한다.

③ 재무관리와 리더십의 적용

2003년 의료기관 회계기준규칙 공포 이후 병원조직에서 재무정보 활용의 필요성이 본격화되었다. 재무제표는 보건복지부, 병원경영연구소, 일반인과 같은 외부 정보이용자에게 공개되며, 병원 구성원인 의사, 간호사, 행정직원 등도 정보를 열람할 수 있다.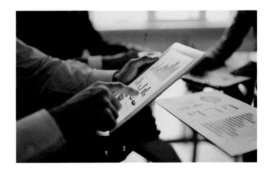
이러한 상황에서 간호관리자는 재무제표와 같은 병원조직의 경영상황을 파악하고, 이를 간호단위 운영계획에 반영하여 조직의 목표를 달성하기 위해 노력해야 한다. 간호관리활동이 원활히 이루어지지 못할 경우, 병원 경영에 미친 간호의 성과를 축소하여 반영하게 될 수 있다. 간호관리자는 재무관리와 관련된 정보를 해석하고, 조직운영에 반영하며, 미래의 병원 경영의 재무계획에 적극적으로 참여해야 한다.

제3절 팀빌딩과 리더십

① 팀빌딩

팀(team)이란 상호 보완적 기능을 가진 소수의 전문가가 공동의 목표달성을 위해 함께 일하는 사람으로 구성된 조직을 의미한다. 이러한 팀을 조직해서 함께 업무를 설계하고 수행하는 과정을 팀빌딩(team building)이라고 한다. 팀을 조직하고 운영함으로써 조직에서는 문제해결을 위한 더 많은 지식과 기술(방법)을 도출할 수 있고, 효과적인 정보전달과 조직구성원의 참여를 촉진시킬 수 있다. 이를 통해 팀 구성원의 조직에 대한 소속감과 응집력이 높아지며, 사기를 높일 수 있다. 개인이 업무를 수행하는 것보다 더 어려운 목표를 잘 성취해낼 수 있다. 성공적인 팀빌딩을 위해서는 리더와 팀 구성원 개개인의 역량에 의지하기보다는 리더와 팀 구성원이 독립적이면서도 상호 의존적으로 기능할 수 있어야 한다. 이를 위해서 리더는 명확한 비전을 모든 팀 구성원들과 공유하고, 각 팀 구성원들이 명확한 사명감과 목표의식을 가질 수 있도록 해야 한다.

1. 팀빌딩을 위한 규모 설정

적절한 팀의 규모는 직무 특성이나 조직이 처한 상황에 따라 다를 수 있다. 팀의 규모가 커지면 의사소통의 채널 수가 많아지고, 이 경우 합의과정에 많은 시간과 에너지가 소요된다. 의사소통의 채널 수는 $n(n-1)/2$로 계산할 수 있다. 의사소통 통로의 특성을 고려해볼 때 과제가 복잡한 경우 소규모로 운영하고, 단순한 과제인 경우에는 큰 규모로 유지할 수 있다.(그림 6-6)

2. 팀 발달단계

팀은 생성부터 해체까지 일련의 변화를 겪는다. 브루스 터크만[Bruce Tuckman]은 팀의 발전단계에 대해 다음과 같이 설명하였다.

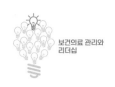
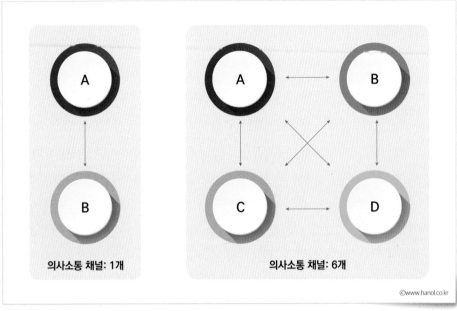

그림 6-6_ 의사소통 채널

    첫 번째 단계는 형성기로 팀의 미션이나 목표에 대해 팀원들이 명확히 인지하고 공감하고 있지 않기 때문에 개개인의 역할이나 책임이 모호한 경우가 많다. 팀 구성원들 간의 이해도 또한 낮기 때문에 관계수준이 높지 않다. 따라서 이 시기에는 리더에 대한 의존도가 높아지기 때문에 리더는 충분한 의사소통을 통해 팀 구성원들과의 관계를 형성하는 것이 중요하다. 두 번째 단계는 갈등기로, 팀 구성원 간 상호작용이 본격화되면서 서로의 생각에 대한 차이로 갈등이 발생하기도 한다. 때문에 의사결정에 필요한 시간이 많이 요구되기도 한다. 이 단계를 잘 넘기게 되면 팀은 규범기로 넘어가고, 그렇지 못할 경우에는 팀이 해체될 수도 있다. 세 번째 단계는 규범기로, 팀 구성원 간 신뢰관계가 형성되고 결속력이 강화되어 공동의 목표에 대한 공감대가 형성되고, 목표달성 의지가 높아진다. 의견 차이가 발생했을 때에도 더 나은 대안을 찾기 위한 노력을 한다. 팀의 성과가 나타나기 시작하는 시기이다. 네 번째 단계는 성취기로 팀 구성원은 기존의 성과 외의 더 높은 성과를 달성하기 위해 자발적으로 일을 하고, 팀 내에 문제가 발생했을 때에도 리더에 의존하지 않고 스스로 해결할 수 있게 된다. 높은 성과를 기대할 수 있는 단계이다. 마지막 단계는 해체기로, 팀의 목표가 달성되거나 프로젝트가 완료되어 팀이 해체되는 시기이다. 팀은 해체하지만, 그 과정 속에서 형성된 인간관계는 지속될 수 있다.

3. 팀 구성원의 역할과 운영방법

팀을 운영하는 데 리더의 역할 외에도 구성원 각각의 역할이 중요하다. 팀 리더는 팀을 이끌고 목표를 달성하며, 팀 구성원의 활동을 지원하고 방향을 제시하는 역할을 하게 된다. 또한 팀 구성원에게 역할모델이 되어 줄 수 있다. 이러한 역할을 수행하기 위해서는 리더십이 필요하며, 리더십을 개발시킬 수 있도록 노력해야 한다. 팀 리더는 자신의 불완전성과 실수를 인정하고, 장점을 활용할 수 있도록 노력해야 한다. 또한, 자신의 약점과 한계를 보완할 팀 구성원을 탐색하고, 팀 구성원의 기량과 재능, 아이디어를 다른 사람들과도 공유한다. 팀 구성원의 발전의 기회를 제공하기 위해 필요하다면 교육훈련의 기회를 제공하고, 기여한 부분에 대한 보상을 적절히 해준다. 팀 구성원은 팀 리더를 지원하여 팀 문화를 증진시키고 팀 구성원들 간의 의견을 서로 경청할 수 있어야 한다.

팀을 운영하기 위한 방법으로는 우선, 팀의 목표를 정하는 과정이 필요하다. 팀 구성원 모두가 동의하는 목표를 가지고 있어야 팀이 존재할 이유가 생기고, 이를 성취하고 그 결과를 평가함으로써 팀의 역할을 확인할 수 있다. 그 다음 단계로 팀의 규칙을 정해야 한다. 각각 개성이 강한 팀 구성원이 모여 공동의 목표를 달성하기 위해서는 팀 구성원이 지켜야 할 규칙이 필요하다. 이를 통해 팀 구성원들의 행동의 일관성과 공정성을 유지할 수 있다. 세 번째 단계로는 팀 구성원의 역할과 책임을 정해야 한다. 모든 팀 구성원이 충분한 의사소통을 통해 각각 역할과 책임을 정하고, 이를 구체적으로 명시해야 한다. 네 번째 단계로는 팀 활동을 촉진하기 위하여 상호 갈등을 제거하고, 의사소통을 충분히 진행하는 등의 활동을 하도록 노력한다. 마지막으로 이러한 과정을 거쳐 팀의 목표를 달성하였는지를 확인해본다. 이를 통해 팀이 정한 목표에 따른 성과를 이룰 수 있다.

② 팀빌딩과 리더십의 적용

조직구성원에게 팀빌딩 교육을 적용할 경우 조직의 유효성이 높아지며, 특히 간호조

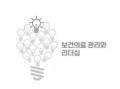
직 구성원들의 경우 조직몰입, 직무만족, 재직의도에 긍정적으로 작용할 수 있다. 간호조직의 경우 팀을 통한 간호업무와 환자간호를 수행하기 때문에 그 무엇보다도 팀 설정이 중요하며, 팀 내 구성원의 역할 또한 매우 중요하다.

조직의 관리자는 리더십을 발휘하여 조직운영에 있어 팀 설정 및 구성원의 역할을 조율하고 조직구성원 개개인이 팀 내에서 각자의 역할을 충분히 수행할 수 있도록 도움을 주어야 한다.

제4절 조정·협력과 리더십

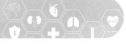

1 조정과 협력

1. 조정과 협력의 개념

조직의 생산성 향상을 위해서는 조직구성원 간의 조정과 협력이 중요하다. 조정(coordination)은 공동 직무를 이뤄내기 위해 둘 이상의 세부조직이 수행하는 활동을 연결하여 합하는 것이다.

의료환경에서 의료와 기술은 매우 복잡하여 분업화되고 전문화되어 있기 때문에, 각각의 업무만을 수행하다 보면 전체 업무에 대한 균열이 발생할 수 있다. 조직 내의 균형을 유지하기 위해서는 여러 협력장치를 통해 세분화된 업무를 통합하고, 조율해야 할 필요가 있다.

협력(cooperation)은 둘 이상의 사람이 어떠한 목표를 공유해 함께 힘을 합쳐 활동하는 것을 의미한다.

2. 조정과 협력 방법

조정과 협력을 위해서 가장 기본이 되고 중요한 사항 중 하나는 의사소통이다. 조직

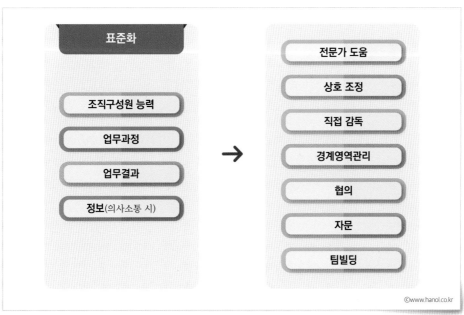

🛡️ 그림 6-7_ 조정의 방법

에는 다양한 조직구성원이 있고, 세분화되어 있는 구조마다 자기지향적 태도를 갖기 쉽다. 이로 인해 인간관계와 관련된 갈등이 발생할 수 있으며, 그 결과는 조직의 생산성에 직·간접적으로 영향을 미친다.

조정방식은 일정한 업무나 과정을 수행할 수 있도록 프로그램으로 설정할 수 있다. 업무수행 시 필요한 훈련이나 교육을 명시하여 조직구성원의 능력을 표준화하고, 업무내용을 프로그램화하거나 절차를 정하는 업무과정의 표준화, 조직에서 기대하는 성과를 명시하는 업무결과의 표준화, 조직구성원들 간의 교류 촉진을 위한 의사소통 정보의 표준화, 예상하지 않았던 특별한 문제 발생 시 전문가에게 의뢰할 수 있는 방안을 마련할 필요가 있다. 이 외에도 비공식적 의사소통을 이용하는 상호 조정, 관리자를 통한 감독, 부서 간의 경계영역에서 발생하는 정보교환이나 물적 자원 흐름을 관리하는 방법이 있다. 조정을 위해서는 협의와 자문을 활용할 수도 있다.(그림 6-7)

협력을 위해 스트라우스Straus는 다음과 같은 전략을 사용해야 한다고 주장했다. 첫째, 적절한 이해관계자를 관여시키고, 의사결정의 각 단계마다 합의를 이끌어내야 한다고 언급했다. 이해관계자가 누구인지를 파악하고, 이들을 어떻게 관여시킬 것인지를 고

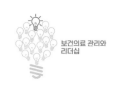
려한 후, 의사결정의 각 단계에 이해관계자들의 합의를 이끌어내 문제를 해결하고, 이를 통해 협력의 힘을 발휘할 수 있도록 해야 한다. 둘째, 각 과정에 대한 내용을 가시적인 형태로 통합하기 위하여 '과정지도(process map)'를 작성한다. 이는 작업의 순서를 결정할 수 있게 만들고, 개별적인 작업이 전체에 어떤 영향을 미치고, 어느 요소와 관련이 있는지를 쉽게 알 수 있게 해준다. 셋째, 팀 내의 촉진자를 활용하여 각 단계마다 협력을 통한 합의를 이루기 위해 책임자를 도와 팀 내 의사소통을 돕고, 기존 체계를 연결하거나 강화하는 촉진자의 역할을 최대한 활용해야 한다. 마지막으로 회의를 할 때 기록을 철저히 한다. 반복된 회의나 주제를 벗어난 회의 등의 발생을 예방하기 위해 기록을 하고, 이를 공유해야 한다.

❷ 조정·협력과 리더십의 적용

보건의료업무는 매우 복잡하고 분업화되어 있어 조정과 협력은 반드시 필요하다. 이는 최종적으로 환자에게 최선의 결과를 도출하기 위한 필수적인 요소이다. 병원조직에서 각 직종 간의 협력이 잘 이루어졌을 때 의료비용이 감소하고 간호의 질이 향상되며 환자 측면에서 사망률 감소와 재원기간 단축 등의 효과를 나타낸 바 있다.

간호사는 병원조직 내에서 조정자와 협력자의 역할을 수행해 낼 수 있어야 한다. 간호 업무 자체가 간호서비스 전달을 매일 조정하고, 서비스 전달과 관련하여 관련 팀과 업무연계를 위한 정보를 전달하는 역할을 수행해 내고 있다. 간호관리단위 내에서 간호제공과 조정기능은 직무의 범주에 따라 다양한 비중을 차지할 수는 있으나, 모든 간호사는 업무 통합 및 연계, 조정의 역할을 모두 담당하고 있다.

또한 간호사의 업무협력은 병원조직의 목표달성을 위하여 반드시 필요하며, 그 대상은 간호사, 의사, 그 밖의 의료제공인력에 해당한다. 간호사 간의 협력은 환자 간호의 지속성 유지와 최상의 간호결과를 이루어낼 수 있으며, 간호사는 대상자에 대하여 이해도가 높으며 고객지향적인 병원조직의 철학이나 비전을 실현하는 데 적합하기 때문에 의사 및 타 의료제공인력과의 협력과 관련된 업무에 배정되는 비율이 증가하고 있다.

관리자는 리더십을 발휘하여 전체적인 조정과 협력을 유지할 수 있도록 할 뿐 아니라, 각각의 조직구성원들이 조정과 협력 기술을 향상시킬 수 있도록 도움을 주는 역할도 수행해야 한다.

1 질 관리

효과적인 질 관리를 위해서는 통제가 필요하다. 통제는 조직의 목표달성을 위해 사전에 세운 표준에 맞추어 업무성과를 비교하고, 달성 정도를 조직구성원에게 피드백하여 지속적으로 바람직한 수행을 하도록 교정하는 과정을 말한다. 조직구성원은 통제를 통해 조직의 목표달성을 위해 적절한 업무수행을 하도록 보장하며, 계획된 방향으로 업무가 진행되도록 확인하고 감독할 수 있다. 질 관리는 통제과정을 통해 접근할 수 있다. 특히 의료와 관련된 질 관리란 보건의료를 개선하기 위하여 행하는 모든 활동이라고 말할 수 있다.

질 관리를 위해서는 질 평가(quality assessment), 질 보장(quality assurance; QA), 질 향상(quality improvement; QI), 총체적 질 관리(total quality management; TQM)와 같은 개념들을 이해해야 한다. 질 평가는 어떤 시점에 제공된 서비스의 실제적인 질적 수준을 측정하는 것을 말한다. 질 보장은 서비스의 질을 평가하고 그 문제점을 개선하여 질을 향상시키는 관리기법을 말한다. 질 향상은 핵심적인 서비스의 수준을 향상하기 위하여 노력하는 것을 말하며, 현재 서비스의 수준을 측정하고, 이를 개선하기 위한 방법을 발견하여 개선된 방법을 실행에 옮기는 활동이다. 총체적 질 관리는 과정, 결과, 서비스 전반에 지속적인 향상을 추구하고자 하는 질 관리 기법이다.

1. 질 향상 활동방법

질 향상을 위하여 문제를 파악하고, 이를 개선하는 활동을 진행한다. 이를 위하여 여러 가지 방법이 사용되고 있는데, 대표적으로 PDCA 사이클(plan-do-check-act cycle), 6-시그마, 균형성과표, 서비스 품질 갭 모형, 린(lean), FADE(focus-analysis-develop-execute) 등이 있다.

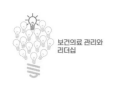

(1) PDCA 사이클

이는 데밍^{Deming}으로 인하여 대중화되었으며 계획(plan), 시행(do), 점검(check), 실행(act)의 단계를 반복적으로 수행하는 것이다. PDCA 사이클은 지속적인 개선이 필요한 경우, 프로세스나 서비스, 산출물의 설계과정을 개선하고자 하는 경우 또는 새롭게 개발하고자 하는 경우, 반복적으로 수행되는 업무 과정을 명확히 하고자 하는 경우, 문제의 우선순위나 원인을 확인하기 위한 자료수집 또는 분석을 계획하는 경우에 적용할 수 있다.(그림 6-8)

❶ FOCUS-PDCA

데밍의 접근을 미국병원법인(Hospital Corporation of America)에서 보완·적용한 질 향상 과정의 9단계로 구분되는 접근방법이다. FOCUS-PDCA는 과정의 앞 글자를 붙여서 만든 것이다.

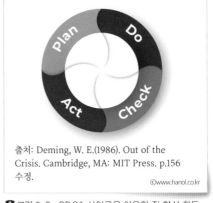

출처: Deming, W. E.(1986). Out of the Crisis. Cambridge, MA: MIT Press. p.156 수정.

©www.hanol.co.kr

🔖 그림 6-8_ PDCA 사이클을 이용한 질 향상 활동

- **Find:** 개선이 필요한 과정을 발견하는 것
- **Organize:** 과정을 파악하고 있는 팀을 조직하는 것
- **Clarify:** 과정에 대한 현재의 지식을 명확히 하는 것
- **Select:** 과정의 개선사항을 선택하는 것
- **Plan:** 개선과 자료수집을 명확히 하는 것
- **Do:** 개선, 자료수집, 자료분석을 실행하는 것
- **Check:** 실행을 통한 개선 과정의 자료를 점검하는 것
- **Act:** 이익을 유지하면서 개선을 지속하는 것

(2) 6-시그마

시그마(σ)는 표준편차를 나타내는 그리스어로 산포도, 즉 우연한 발생이나 이상으로 인해 발생하는 불량품 발생확률을 가리키는 통계용어이다. 6-시그마 품질의 통계적 배

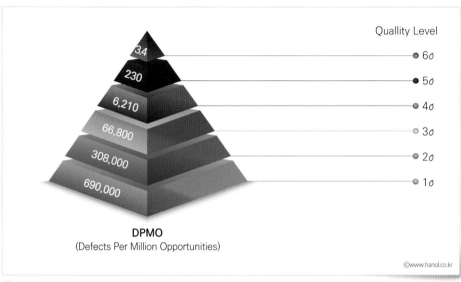

🐞 그림 6-9_ 6-시그마

경은 정규분포를 나타낸다는 가정하에 6-시그마는 100만 개 상품 중에서 3.4개의 불량품만 나올 정도로 엄격한 품질경영을 하는 활동이다. 이는 휴대폰 제작 회사인 모토로라에서 처음 도입되어 발전되었으며 추후 다양한 전자회사에서 다양한 형태로 확대되고 적용되어왔다. 이러한 엄격한 품질 관리를 보건의료기관으로 확대하여 적용하는 사례들이 보고되고 있다.

(3) 균형성과표

균형성과표(balanced score card; BSC)는 1990년대 하버드대학의 카플 Kaplan과 노턴 Norton의 주도하에 만들어진 기법으로 전통적인 성과 평가시스템이 대부분 기업의 재무지표만을 중심으로 운영되어 재무적 지각에 국한된 한계를 넘어설 것을 강조한다. 다시 말해 균형성과표는 과거 성과에 대한 재무측정지표뿐만 아니라, 미래 성과를 창출하는 동력을 측정하는 비재무지표를 보완적으로 사용하고 있다. 즉, 균형성과표는 재무적·비재무적 지표를 함께 포함하는 4관점으로 재무적 관점, 고객 관점, 내부비지니스 프로세스 관점 및 학습과 성장 관점으로 구성되어 있다.

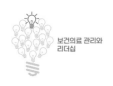

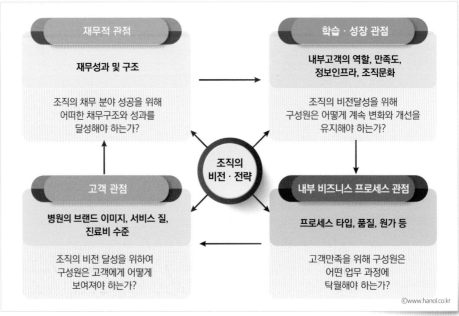

그림 6-10_ 균형성과표 4가지 관점의 관계도

(4) 서비스 품질 갭 모형

파파슈라만^{Parasuraman} 등은 서비스 품질 갭 모형(service quality gap model)을 제시하면서 고객이 인지하는 서비스 품질은 기대한 서비스와 인지된 서비스의 차이에 의해 결정된다고 하였다. 따라서 서비스 품질 갭 모형이란 기대 서비스와 지각된 서비스 사이에 발생되는 갭(gap)을 없앰으로써 고객만족을 끌어낼 수 있다고 주장한다.

(5) 린

린(lean)은 일본의 도요타 자동차 회사의 생산시스템에서 유래된 관리기법으로 린의 가장 기본적인 정의는 직원 모두가 참여한 프로세스 개선과 표준화를 통한 지속적인 낭비 제거이다. 보건의료에서 린은 질과 환자 경험을 향상시키기 위해서 불필요한 단계를 제거하고, 낭비요소(waste)의 프로세스(시간과 비용)를 줄이는 것을 말한다. 즉, 대기시간과 위험한 지연을 줄임으로써 의료 제공의 시기적절성을 높이고, 프로세스상의 낭비요소를 제거함으로써 의료제공의 효율성을 높일 수 있다.

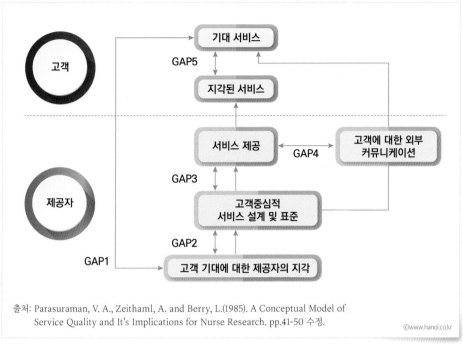

출처: Parasuraman, V. A., Zeithaml, A. and Berry, L.(1985). A Conceptual Model of
Service Quality and It's Implications for Nurse Research. pp.41-50 수정.

©www.hanol.co.kr

🕵 그림 6-11_ 서비스 품질 갭 모형

(6) FADE

미국 보스턴의 조직역동연구소에서 소개한 모형으로 문제 선택(focus), 분석(analyze), 실
행계획 수립(develope), 그리고 실행(execute) 과정을 거치는 질 향상 활동 방법이다.

- **문제 선택**(focus): 문제점을 나열해보고 우선순위에 대한 합의를 통해 해결하고자 하
  는 문제를 선택한다.
- **분석**(analyze): 선택된 문제에 대한 기존의 상황과 패턴에 대한 자료를 수집하여 분석
  하고, 문제에 영향을 미치는 요소들을 확인한다. 기본자료 및 조사분석된 자료를 정
  리한다.
- **실행계획 수립**(develop): 가능성 있는 해결안을 제시하고, 정해진 해결책에 대한 실행계
  획을 세운다.
- **실행**(execute): 실행계획에 따라 역할을 맡기고, 실행에 대한 효과를 모니터한다. 조직
  적인 실행과 수행에 대한 평가와 결과를 제시한다.

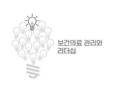

2. 질 관리 접근방법

질 관리를 위한 접근방법은 구조적 접근방법, 과정적 접근방법, 결과적 접근방법으로 구분할 수 있다. 구조적 접근방법은 서비스를 제공하는 데 필요한 인적·물적·재정적 자원의 측면에서 각각의 항목이 표준에 적합한지 여부를 평가하는 것을 말한다. 과정적 접근방법은 서비스가 어떻게 수행되었는지, 양질의 서비스가 제공되었는지 등을 평가하는 것을 의미한다. 과정적 평가를 수행하기 위해서는 과정에 대한 표준이 완성되었는지를 확인할 수 있다. 이들은 표준이 문서화되었는지 등을 평가할 수 있다. 결과적 접근방법은 서비스를 제공받은 대상자의 만족도를 볼 수 있다. 예를 들어 의료서비스를 제공받은 개인·집단의 건강상태가 얼마나 변화되었는지를 확인해볼 수 있다.

3. 질 평가방법

질 평가를 수행하는 시기에 따라 동시평가(concurrent review)와 소급평가(retrospective review)로 구분할 수 있다. 동시평가는 서비스가 제공되는 중에 평가하는 방법이며, 소급평가는 서비스가 종료된 후 결과를 평가하는 방법이다. 동시평가는 서비스 중에 평가하고, 변화가 필요한 개선활동을 바로 찾아 적용할 수 있기 때문에 대상자의 만족도와 서비스의 질을 높일 수 있지만, 인력과 비용이 많이 든다. 소급평가는 대상자에게 제공되는 서비스가 종료된 이후에 결과를 평가하기 때문에 동시평가에 비해 인력과 비용이 적게 들지만, 개선활동을 바로 적용할 수 없다는 단점이 있다. 간호 환경에서 동시평가의 예로는 입원환자의 의무기록 감사, 간호활동의 직접 관찰, 환자 및 직원 면담, 집담회 등을 통한 평가가 있으며, 소급평가의 예로는 퇴원환자의 의무기록 감사, 퇴원환자의 만족도 조사, 퇴원환자 및 가족의 면담 등을 통해 평가를 수행할 수 있다.

② 조직성과 평가

조직 내 경영활동을 통해 조직의 여건과 환경하에서 일정기간 동안의 성과 달성 여부와 이것이 조직의 목표달성에 공헌한 정도를 측정, 분석, 평가하는 과정을 성과평가라고 한다. 성과평가의 목적은 성과의 피드백을 제공하고, 인사고과에 쉽게 반영할 수 있으며, 구조조정이나 해고 결정과 같은 인력관리에 대한 결정을 용이하게 해준다. 목표

달성 여부를 확인하여 보상을 제공하고, 개선이 필요한 부분에 대해서는 개선활동을 제공할 수 있다. 이는 궁극적으로 조직 전체의 성과를 향상시키는 결과를 가져온다.

1. 임상 질 지표

임상 질 지표(clinical indicator)란 임상진료서비스를 제공함에 있어서 전반적인 부분이 표준에 비추어 적합한지 여부를 평가하기 위하여 측정 가능한 변수나 특성을 통해 나타내는 것을 의미한다. 임상 질 지표를 통해 보건의료 과정이나 결과를 평가할 수 있으며, 임상진료서비스를 제공받은 환자의 결과에 대하여 영향을 주는 중요한 부분을 모니터링하고 평가할 수 있다. 이러한 평가 결과를 바탕으로 보건의료기관의 기능을 확인하고 평가할 수 있으며, 개선을 위한 자료로 사용될 수도 있다. 이를 위해서 임상 질 지표는 임상진료서비스를 제공하는 과정이나 그 결과에 모두 적용이 가능하다.

임상 질 지표는 유형별로 구분할 수 있다.(표 6-3) 임상 질 지표의 역할을 위해서는 민감도와 특이도, 타당도와 신뢰도가 가

표 6-3_ 임상 질 지표의 구분

비율 지표와 적신호 지표	
구조, 과정, 결과 지표	
일반 지표, 질병 특이적 지표	
진료형태	예방
	급성기 치료
	만성질환 관리
기능	스크리닝
	진단
	치료
	추적관찰
중재유형	병력
	이학적 검진
	실험실 검사/방사선 검사
	투약
	기타 중재

출처: Mainz, J. D. and classifying clinical indicators for quality improvement(2003). International Journal for Quality in Health Care, 15(6). pp.523-530.

능한 한 높아야 하며, 사용자와 관련된 명확한 지표여야 한다. 또한, 근거 중심의 지표일 때 바람직한 임상 질 지표라 볼 수 있다.

우리나라에서는 건강보험심사평가원에서 보건의료기관을 대상으로 질병, 수술, 약제 등에 대한 지표 중심의 평가를 실시하며, 각 평가 부문을 종합한 결과를 1등급부터 5등급까지 구분하여 건강보험심사평가원 홈페이지(http://www.hira.or.kr/main.do)에 공개하고 있다.

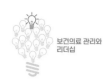
2. 질 관리를 위한 의료기관 평가

의료환경에서 의료기관의 질을 평가하기 위해서 의료기관인증제도(hospital accreditation)를 적용하고 있다. 의료기관인증제도는 보건의료기관들이 인증기관에서 제시한 기준 및 지속적인 질 개선을 위한 적용방법과 관련하여 받아들일 수 있는 수준의 실행을 하고 있음을 보장해주는 과정이다. 1994년 의료기관서비스평가제도로 시작되어 현재 의료기관인증제도로 전환되어 의료기관인증평가를 시행하고 있다. 이러한 의료기관인증평가의 목적은 의료기관이 제공하는 의료서비스의 질 향상을 도모하고, 보건의료기관 이용 환자의 불편을 최소화하여 양질의 의료서비스를 국민이 제공받을 수 있도록 하는 것이다. 이를 통해 보건의료기관의 선택기준을 제시하고, 의료소비자의 만족도를 높이고 신뢰도를 높일 수 있다. 인증결과를 공표함으로써 의료소비자의 알 권리와 의료서비스 선택권 강화를 도모하여 의료보건의료기관 간의 경쟁력이 확보된다.

의료기관평가인증원은 의료법 제58조에 근거하여 의료기관인증제도 및 의료기관을 대상으로 실시하는 각종 평가 업무를 통합·수행하여 의료의 질과 환자안전 수준을 제고함으로써 국민 건강의 유지·증진에 기여하기 위해 설립되었으며, 보건복지부 장관이 인증을 위하여 필요하다고 정한 업무를 위탁받아 수행하는 인증전담기관이다.(그림 6-12)

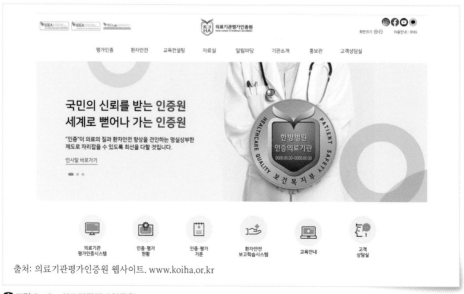

출처: 의료기관평가인증원 웹사이트. www.koiha.or.kr

그림 6-12_ 의료기관평가인증원

③ 성과관리와 리더십의 적용

　급변하는 의료환경 변화로 인해 간호관리 시스템을 효율적으로 운영하여 간호전문성을 확대하고 대상자의 만족도를 높이기 위한 활동들이 반드시 필요하다. 이러한 활동을 통해 간호업무성과를 높이고자 하는 목표를 달성하기 위해서 질 개선 활동은 꾸준하고 체계적으로 이루어져야 할 것이다. 이러한 성과관리를 위해서는 리더십이 반드시 동반되어야 하는데, 특히 거래적-변혁적 리더십과 같은 리더십 유형과 임파워먼트, 조직몰입은 간호업무성과를 높이는 요소로 작용한다. 간호관리자는 리더십을 통해 간호업무성과를 높일 수 있는 간호 질 관리와 질 개선 활동을 유지할 수 있어야 한다.

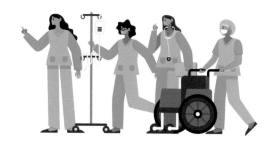

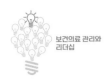

참고문헌

- 건고유경, 김병진(2008). 일반병동 간호인력 확보수준과 간호업무성과 분석. 간호행정학회지, 14(4).
- 김진현, 김성재, 박은태, 정수용, 이은희(2017). 간호·간병 통합서비스 운영성과 및 향후 정책방향. 간호행정학회지, 23(3).
- 박원숙(2002). 리더십·임파워먼트·간호업무성과 간의 관계. 간호행정학회지, 8(2).
- 배종속(2006). 인적자원론. 홍문사.
- 송경자, 최완희, 최은하, 조성현, 유미 외(2018). 한국형 환자분류체계의 개정연구. 임상간호연구, 24(1).
- 신미자, 김성진, 김지미, 김현경, 남정자 외(2022). 간호관리학. 수문사.
- 신미자, 안성희, 이미애(2008). 직장 외 교육훈련을 통한 신입 간호사의 팀 정신 경험. 한국간호교육학회지, 14(1).
- 의료행정연구회(2021). 병원재무회계. 에듀팩토리.
- 이병숙, 강성례, 김현경, 신지원, 안혜경 외(2019). 간호관리학(4판). 학지사메디컬.
- 이정희, 장경자, 양용숙, 윤은자, 이순임 외(1992). 환자분류제도에 기초한 적정 간호인력 산정. 대한간호, 31(3).
- 임지영, 노원정, 오승은, 김옥금(2013). 대학병원에서의 간호관리 전략 수립을 위한 재무비율 분석과 활용. 간호행정학회지, 19(1), pp.7-16.
- 정면숙, 박광옥, 김세영, 김은경, 김종경 외(2022). 간호관리학(4판). 현문사.
- 정태경(2007). 팀빌딩교육이 조직유효성에 미치는 영향(Doctoral dissertation). 한양대학교.
- 조세형, 윤동열(2013). 중소기업에서 전략적 인적자원관리와 구성원의 이직의도 간 관계: 감성리더십의 조절효과. 인적자원관리연구, 20(3).

- 건강보험심사평가원. 건강보험요양급여비용. 2022년 2월판. https://www.hira.or.kr/main.do.
- 국민건강보험공단 자료실. www.nhic.or.kr.
- 의료기관평가인증원. https://www.koiha.or.kr/web/kr/library/establish_view.do.

- Deming, W. E.(1986). Out of the Crisis. Cambridge, MA: MIT Press.
- Gillies, D. A. (1989). Nursing management, A system approch. W. B. Saunders Comp.
- Lockhart-Wood, K. (2000). Collaboration betwwen nurse and doctors in clinical practice. British Journal of Nursing, 9(5).
- Mainz, J. D. and classifying clinical indicators for quality improvement(2003). International Journal for Quality in Health Care, 15(6).
- Marriner-Tomey (2009). Guiede to nursing management & leadership (8th ed.). Mosby.

- Mondy, R. W., Martocchio, J. J. (2022). Human resource management (14th ed.). Pearson.
- Parasuraman, V. A., Zeithaml, A. and Berry, L.(1985). A Conceptual Model of Service Quality and It's Implications for Nurse Research.
- Straus, D. (2005). How to make collaboration work. Berrett-Koehler Publishers.
- Sullivan, E. J. (2018). Effective Leadership and Management in Nursing (9th ed.). Pearson.

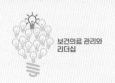

보건의료 관리와
리더십

❶ 인사관리 과정에 대하여 정리하시오.

❷ 인력개발을 위한 교육 프로그램의 유형에 대해 설명하시오.

❸ 재무제표의 종류와 개념에 대하여 정리하시오.

구 분	설 명
1) 재무상태표	
2) 손익계산서	
3) 현금흐름표	

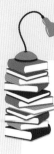
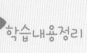
❹ 진료비 지불제도의 종류와 개념에 대하여 정리하시오.

❺ 팀빌딩의 개념과 규모, 발달단계, 팀 구성원의 역할에 대하여 설명하시오.

❻ 조정의 개념에 대해 설명하시오.

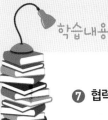

❼ 협력의 개념에 대해 설명하시오.

❽ 조직의 성과관리를 위한 질 관리활동에 대해 설명하시오.

❾ 의료기관 평가에 대해 설명하시오.

Chapter

07

조직관리와
간호리더십 Ⅱ

학습목표

제1절 정보관리와 리더십

1. 정보와 지식의 차이를 설명할 수 있다.
2. 정보와 지식의 자원화를 이해할 수 있다.
3. 간호정보와 지식을 확보하고 전달할 수 있다.
4. 보건의료지식자원으로서의 간호지식을 설명할 수 있다.

제2절 간호조직 변화와 리더십

1. 조직의 구조적 변화를 이해할 수 있다.
2. 간호조직문화의 변화를 이해하고 설명할 수 있다.

제3절 위기관리와 리더십

1. 위기의 정의를 설명할 수 있다.
2. 간호사고와 위기관리를 연결하여 설명할 수 있다.
3. 간호의 질 관리를 설명할 수 있다.
4. 간호의 질 관리와 위기관리를 연결하여 설명할 수 있다.
5. 위기상황에서의 전문가 리더십을 설명할 수 있다.

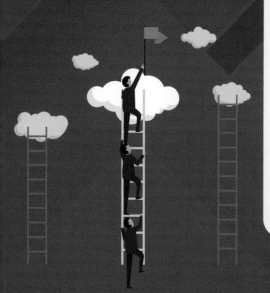

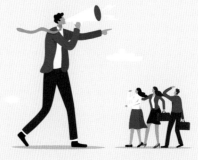

제1절 정보관리와 리더십

인간이 모인 집단 혹은 조직에서의 리더십은 많은 요소에 의해 이루어지고 영향을 받고 있다. 그중에서도 영향력 있는 리더십은 좋은 정보를 제공하는 곳으로부터 시작되며, 좋은 정보를 제공하는 쪽에서 주도하게 된다. 개인이 가진 정보는 어떤 내용을 갖고 있는지, 사용되는 시기가 언제인지, 왜 사용을 하게 되는지 등 여러 요소에 의해 그 가치가 달라지게 되지만, 분명한 것은 그 모든 정보들이 집단이나 조직의 변화에 기여하게 된다는 것이다. 즉, 인간 개개인이 가진 정보는 집단이나 조직의 상황에서 볼 때 이용 가능하고 이용해야만 하는 자산이며, 이를 통해 좋고 나쁜 성과를 이루게 되는데, 양질의 정보가 더 좋은 성과를 이루게 되는 것이다.

1 정보와 지식의 이해

1. 정보와 지식

(1) 정보

어떤 현상을 나타내는 데이터는 관련된 것들이 목적을 갖고 체계적으로 모이게 되었을 때 하나의 정보를 이룬다. 정보는 주로 우리가 확인할 수 있는 사실로 글이나 부호, 그림, 빛, 신호나 소리 등의 다양한 형태를 갖고 있다. 즉, 정보는 외부 객체와의 사이의 정황에 대한 보고로 인간이 읽거나 쓸 수 있는 것이라고 할 수 있다. 인간은 매 순간 외부 또는 내부의 자극이 움직이는 과정을 통해 어떤 생산물이나 결과를 가지게 되는데, 정보는 이들이 기억매체의 형태로 기록된 것을 말한다.

(2) 지식

지식은 정보를 보다 체계적으로 다듬어 복잡한 업무를 수행하기 위한 능력으로 발전시킨 것이다. 즉, 교육, 학습, 숙련 등을 통해 사람이 재활용할 수 있는 정보와 기술 등을 포괄하는 의미이며, 최근에는 개인뿐 아니라 집단에서 재활용할 수 있도록 정보가 가

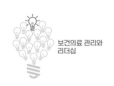

공된 것을 의미하기도 한다. 넓은 뜻으로는 어떤 사물(事物)이나 현상에 관하여 명료하게 알 수 것으로, 알고 있는 내용, 알려진 사물이나 현상의 뜻이 되기도 하며, 사물에 관한 개개의 단편적인 사실적·경험적인 인식을 뜻한다. 또한 지식의 좁은 의미로는 주관적으로나 객관적으로나 확실한 사물의 성질, 다른 것과의 관계 등을 확실하게 하는 참된 판단을 말하기도 한다. 지식은 억지스런 의견이나 상상과는 달리 사고(思考)의 작용을 통해 도출된 보편타당한 사실이다. 특히 불특정 다수나 관련된 분야의 정보가 선택되고 조합되어 주어진 문제의 시간과 공간에 적합한 해결책으로 활용이 가능할 때 지식이라 할 수 있다.

지식의 형태는 명시적인 지식(explicit knowledge)과 암묵적인 지식(tacit knowledge)으로 나누어 볼 수 있다. 명시적 지식이란 공식적·체계적인 언어로 전달 가능한 지식으로 부호화될 수 있는 지식을 말한다. 명시적 지식은 글로 쓰여진 책이나 기술사양서 혹은 그림 등으로 구성된 설계도 등의 형태로 부호화되어 있고, 보고 이해하는 것이 가능하므로 손쉽게 습득하고 이전될 수 있다. 암묵적인 지식은 인간의 정신과 신체 속에 체화되어 있는 지식으로 부호화나 언어를 통한 전달이 어렵고, 특정 상황 속에서 행동과 노력을 통해서만 나타나고 다른 사람에게 이전될 수 있는 지식이다. 예를 들어, 운동에서의 특별한 기능이나 악기를 연주

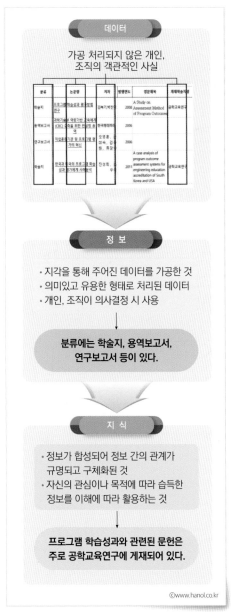

🎖 그림 7-1_ 데이터와 정보, 지식의 관계

하는 등의 실제적인 움직임은 먼저 이 지식을 습득한 사람과 배우는 사람이 일정 기간을 통해 특정한 과정에서 상호작용을 통해 이전할 수 있다.

2. 정보와 지식의 활용

우리가 활동하는 다양한 조직은 그 내외에 산만하게 표류하는 정보나 지식을 헤아릴 수 없이 많이 갖고 있다. 그러나 이러한 정보나 지식이 모두 조직에 성과를 가져다주는 것은 아니며, 그중에서도 조직성과와 관련되는 핵심 지식은 조직구성원 모두가 많은 노력을 통해 부단히 창출해야 하고, 이와 더불어 신속한 전파와 공유를 통해 적기에 업무 활동에 적용되어 고부가가치로 연결되어야 한다. 이렇게 지식을 창출하고 전파·공유하여 업무에 활용하는 활동을 지식관리 혹은 지식경영이라고도 하는데, 이는 현대의 조직 발전에 직결되는 가치 혹은 전략으로 대두되고 있다.

② 정보와 지식의 자원화

1. 자원의 정의

자원(資源)이란 인간생활 및 경제생산에 이용되는 광물, 산림, 수산물 등의 원료는 물론 노동력이나 기술 따위를 통틀어 이르는 말로 표준국어대사전에 기재되어 있다. 즉, 자원은 인간이 활용할 수 있는 모든 대상이라 할 수 있는데, 눈에 보이는 물적 자원과 물적 자원을 이용하는 행위인 문화와 기술, 노동력까지도 자원의 범위에 넣을 수 있다. 또한 시간의 경과에 따라 과거에는 이용되지 않았으나 기술이 발달하면서 이용할 수 있게 된 자원도 있으며, 반대로 과거에는 잘 이용되었으나 근래에 들어 자원의 역할을 못하는 자원도 있는 등 사용하는 사람이나 환경, 시간에 따라서도 자원의 가치와 이용은 달라지게 된다.

자원은 크게 우리가 눈으로 볼 수 있는 자원과 그렇지 않은 자원으로 나눌 수 있다. 눈으로 볼 수 있는 자원으로는 순수한 자연 형태의 자원과 여기에 눈에 보이지 않는 인간의 기술과 노동력이 더해진 생산품 등이 있으며, 눈에는 보이지 않으나 인간의 기술과 지성, 노동력 등이 만들어 낸 개념 및 시스템, 네트워크, 지식도 자원의 종류로 포함

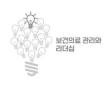
할 수 있다. 특히 현대사회에서는 이러한 시스템이나 네트워크, 지식 등이 인간생활에 많은 영향을 미치고 있으며, 그 영역이 확장되고 있다.

2. 지식공유와 지식의 자원화

(1) 지식공유

자신의 지식을 다른 사람이나 조직에 공개하고 이를 조직 내부에 확산되게 하여 공유하고 저장할 수 있게 하는 활동을 지식공유라고 한다. 특히 현대의 조직에서는 학습과정과 정보기술을 이용하여 개개인의 지식을 조직 전체에 전달하는 과정이 활발하게 이루어지고 있다. 또한 전문지식을 보유한 전문가가 자신의 지식을 관련된 개인이나 집단을 통해 공유하고 조직 내 다른 분야의 구성원 또한 이용할 수 있게 하여 궁극적으로 조직의 성과를 개선할 수 있도록 해주는 일련의 과정으로 설명할 수도 있다. 지식공유는 지식관리의 일부분으로 조직의 문제를 확인하고 문제해결에 필요한 지식을 탐색하는데서 시작하며 지식의 창출, 이전, 이용, 환류의 과정으로 이루어지는데 지식관리 과정에서 핵심영역을 차지한다. 즉, 조직의 업무활동에서 체득한 업무경험, 성공과 실패 사례, 노하우, 효율적인 운용절차 등의 지식을 특정 개인이나 부서가 전유하는 것이 아니라 조직의 관련 구성원들에게 공동으로 소유하도록 하여 개개인의 내재적 지식을 조직지식화하는 과정과 활동을 말하며, 이는 조직의 유효성과 성과를 높이는 데 결정적으로 기여한다.

(2) 지식의 자원화와 지식경영

조직은 어떤 일의 수행을 가능하게 하는 지식의 집합체로 볼 수 있다. 자동차 회사는 자동차를 설계하고 조립하며 이를 적정한 대상에게 전달하고 지속적으로 관리해 줄 수 있는 지식을 보유하고 있으며, 병원은 환자의 질병을 진단하고 건강을 회복시킬 수 있는 치료와 간호, 또 이들의 전달방법을 포함하는 다양한 지식을 보유하고 있다. 조직이 존속하기 위해 필요한 기본적이고 필수적인 지식을 보유하지 못한 조직은 그 조직의 제품이나 서비스를 원하는 고객을 충족시킬 수 없게 된다. 따라서 어느 산업에 속한 조직이라도 특정 조직이 일정 수준 이상의 성과를 올리기 위해서는 이에 필수적으로 요구되는 지식을 필요한 수준 이상으로 보유하고 이를 활용할 수 있어야 한다. 따라서 조직은 갖추고 있는 지식의 내용과 수준에 따라 고객에게 제공할 수 있는 제품과 서비스의 수준과 영역이 달라지며, 이에 따른 소비자의 선택이 이어지게 된다.

조직이 지식의 집합체라면 지식경영은 곧 조직경영이라고 할 수 있다. 조직 내에는 조직의 지식이 다양한 형태로 존재하고 있다. 아직까지도 가장 흔하게는 서류의 형태로 존재하는 경우가 많고, 정보기술의 발달에 따라 컴퓨터 내외의 파일 형태로 저장되어 있을 수도 있다. 그러나 이러한 명시적 지식보다 더욱 중요한 것은 조직구성원 개개인에게 내재적으로 저장되어 있는 암묵적인 지식이다. 예를 들어, 과거에 어떤 일을 추진한 사례를 참고하고자 했을 때, 막상 그때 어떤 일이 있었는지 도움을 받기 위해서 찾았을 때 기록은 남아있으나 이미 그 일을 했던 사람이 퇴사한 후라고 한다면, 기록을 통해 파악하고 참고할 수 있는 부분은 매우 제한적일 것이다. 그런데 심지어 기록조차 부실하거나 남아있지 않다면 조직의 비용이 들어간 그 활동의 경험은 아무 쓸모없는 것이 되고 말 것이다. 따라서 조직의 지식은 언제나 비싼 대가를 치른 조직의 자원으로 보아야 하며, 이 자원의 활용 정도가 곧 조직의 성과가 된다고 볼 수 있다.

그러나 이렇게 중요한 조직의 지식 창출과 활용은 사람 사이에 일어나는 일이기에 효과적인 의사소통과 협력이 전제되어야 한다. 아무리 뛰어난 지식을 가진 개인들이 모여 있어도 또 새로운 지식을 창출하고자 하는 이들 사이의 상호작용이 잘 이루어지지 않는다면, 조직적인 수준에서의 지식공유와 경영은 이루어지기 힘들다. 다시 말해서 조직이 비싼 대가를 치르고 소유하게 되는 조직의 지식이 전달되어 활용되고 그 이상의 부가가치를 창출하기 위해서는 이를 가능하게 할 수 있는 일정한 과정에 조직구성원이 몰입되어야 하는데, 이를 조직학습이라고 부를 수 있다. 조직학습은 조직이 처한 환경 변화에 적응하기 위하여 조직구성원들의 행동을 변화시키는 것을 의미한다. 조직이 행동을 변화시켜야 한다는 것은 기존 행동방식에서 과오(error)를 찾아내고 이를 수정(correction)하는 것과 동일한 의미를 지닌다. 즉, 조직은 기존에 성공적으로 이루어지던 업무에서 기대한 결과가 나오지 않았을 때 이를 의문시하며 동시에 과오를 경험하게 되고, 이를 바로잡기 위해 노력하는 수정과정에서 기존 지식을 변형하거나 기존에 없었던 새로운 지식을 창조하게 된다.

(3) 지식기반사회

조직에 속해 있는 개인은 자신의 지식을 바탕으로 변화하는 환경의 영향을 받은 또

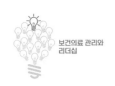

다른 업무지식을 창출하고, 기업 전체의 지식경영 비전과 전략수립 등에 보다 적극적인 역할을 하여야 조직의 지식경영 목적을 달성할 수 있다. 이와 같이 지속적으로 새로운 지식을 창출하고 혁신하는 것이 경쟁우위를 지속시킬 수 있는 필요조건이 되었고, 이를 위한 지식공유와 관리, 경영의 중요성이 점차 커지면서 지식기반사회로 확대되고 있다.

지식기반사회는 사회 모든 분야에서 지속적으로 지식이 창출되며, 이렇게 창출된 지식이 확산되어 사회 전체로 빠른 시간 안에 보급되는 사회를 말한다. 따라서 지식을 습득하고 확산시킬 수 있는 능력을 갖춘 인적자원의 양과 질에 따라 사회와 국가의 장래가 결정될 수 있다. 산업사회가 원재료의 양과 질 등이 중요한 물성 중심이었다면, 지식기반사회는 인간의 창의성 등으로 표현할 수 있는 내재적인 힘에 바탕을 둔 패러다임이 지배하는 사회라고 할 수 있다.

③ 간호정보와 지식의 확보 및 전달

1. 간호정보와 지식의 생성

간호과정에서 발생하는 데이터는 그야말로 자연발생적인 현상이 대부분이다. 즉, 체

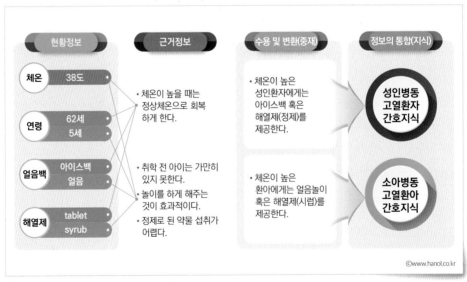

🩺 그림 7-2_ 연령에 따른 고열환자 간호지식

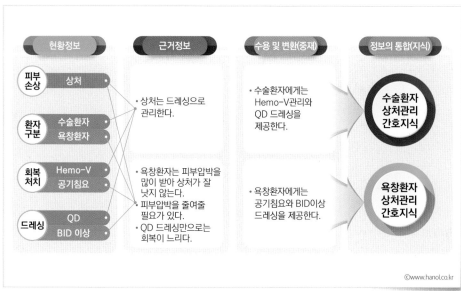

그림 7-3_ 질환의 종류에 따른 상처환자의 간호지식

온이나 맥박수, 호흡수, 혈압 등은 있는 그대로의 현상을 보여주고 있다. 여기에 특정 환자의 데이터가 더해지게 되면 이는 한 환자의 정보가 된다. 한편, 또 다른 수많은 데이터로 이루어진 간호중재를 비롯한 간호정보는 환자의 정보와 연관을 맺었을 때 이는 특정한 환자의 문제를 해결해주는 지식의 형태를 갖게 된다.

예를 들어, 고열이나 상처관리에서 연령과 상처의 종류, 질환의 여부 등에 따라 나올 수 있는 수많은 간호중재는 대상자의 건강회복을 결정하는 지식이며, 이 지식을 창출하고 활용하는 간호사의 자질이나 여건에 따라 더 많은 경우의 수와 결과가 나오게 된다.

2. 간호지식의 전달 및 활용

(1) 간호지식의 전달

간호업무는 환자 간호에 쓸 만한 정보를 확보하고 이들의 통합, 전달 및 수용, 변환이 이루어지는 과정이며, 이는 곧 간호지식이 연속적으로 구현되는 현상이라고 볼 수 있다. 특히 일상적으로 하루에도 몇 번씩 수행되는 간호업무 인수인계 시간은 간호사가 업무를 통해 확보한 지식을 업무자가 바뀜에 따라 생길 수 있는 정보의 공백 없이 다음 근

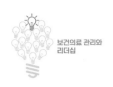
무자가 이어서 업무에 활용하며 또 새로운 지식을 창출할 수 있도록 하는 중요한 간호
지식의 전달과정이다.

(2) 간호업무 인수인계

간호업무 인수인계는 24시간 연속되는 간호업무의 효율성을 위해 매우 중요한 활동
이며 이는 곧 환자 안전을 비롯한 환자 간호에 직접적인 영향을 미친다. 특히 다수의 환
자를 대상으로 장시간에 걸쳐 이루어진 간호업무는 질적·양적으로 매우 많은 내용을
담고 있을 수밖에 없으며, 이는 곧 환자 건강과 직접적으로 관련된 정보의 전달로 누락
시 심각한 오류로까지 이어질 수 있다.

인수인계는 인수인계가 필요한 환자 정보를 선별하는 임상추론역량과 효과적이고 효
율적인 정보전달능력이 필요한 과정이다. 효과적인 인수인계를 통한 간호의 연속성 확
보는 간호 과정의 연속성을 의미하며 이를 위해서는 인수인계를 하는 간호사가 환자의
간호문제와 그 우선순위를 명확하게 인지하는 것이 선결되어야 한다. 임상추론역량은
간호사에게 요구되는 핵심역량으로 환자의 건강문제를 해결하기 위하여 정보를 체계적
으로 수집, 평가, 분석하고 조직하여 문제를 도출하고 우선순위를 설정, 문제해결방안
을 선택하는 인지능력이다. 임상추론은 비판적 사고가 임상상황에 특수하게 적용되는
개념이며 특정 실무분야의 지식을 기반으로 사고전략을 사용하는 인지적 과정이다. 따
라서 간호사가 수행한 간호업무는 비판적 사고를 가지고 업무를 수행한 간호사의 임상
추론에 따라 새로운 정보와 지식으로 창출되며, 이어진 업무에 투입되는 다른 간호사
에게는 업무를 위한 배경지식으로 활용된다. 이를 통해 여러 명의 간호사가 연속적으
로 간호업무를 이어가고 있음에도 불구하고 마치 한 사람이 간호업무를 계속하듯이 누
락이나 중복이 없는 효율적인 간호서비스를 환자에게 제공하는 성과를 가져오게 한다.

(3) 간호지식 전달의 구조화

간호업무 인수인계와 같은 많은 내용의 정보와 지식을 다룰 때는 이를 위한 어느 정
도 구조화된 형식과 가이드라인이 필요하다. 즉, 사람의 기억이나 말, 환자 개개인의 기
록만으로는 짧은 시간에 이전의 간호업무가 다음 간호업무의 배경지식이 될 수 있도록
하기 어려워 이를 축약하여 기록하고 전달할 수 있는 구체적인 방법이나 도구가 필요하

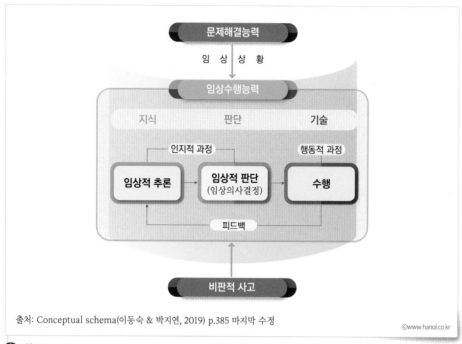

출처: Conceptual schema(이동숙 & 박지연, 2019) p.385 마지막 수정

©www.hanol.co.kr

그림 7-4_ Conceptual schema

나, 실제 임상현장에서는 환자기록 외에 활용할 수 있는 것이 거의 없는 실정이다. 선행연구에 따르면 표준화된 인수인계 양식이 있을 때 인계내용이 정리되어 인계를 하는 사람과 받는 사람 모두의 기억을 증진시키며, 인수인계가 효율적으로 되지 않았을 때 정보내용의 누락과 함께 갈등이 생길 소지 또한 높은 것으로 나타나고, 서면화된 인수인계 지침 여부에 따라 간호업무성과에 영향이 있는 것으로 보고되고 있다. 따라서 미국의 의료기관인증기관인 Joint Commission에서는 병원에서 인수인계하는 간호사끼리 질문과 응답을 할 수 있는 표준화된 상호 인수인계 시스템의 수행을 권고하고 이러한 부분을 기준으로 제시하고도 있다.

4 보건의료 지식자원으로서의 간호지식

21세기는 지식을 어떻게 창출하고 공유하는가에 따라 조직과 개인의 경쟁력이 결정되는 지식기반사회이다. 지식기반사회에서는 지식이 개인과 조직의 산출물이 되며, 이

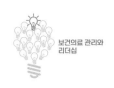
에 따라 성과와 부가 결정되므로 현대의 다양한 산업분야에서는 각 분야의 전문성과 정보가 결합된 지식을 기반으로 하는 지식경영체제를 구축하고 있다.

1. 보건의료체계의 지식경영

(1) 간호지식의 전달과 공유

간호지식은 자격을 갖춘 간호사의 지식과 기술은 물론이고 간호업무를 통해 습득되고 가공되어 공유된 지식 모두가 해당한다. 특히 병원의 거의 모든 서비스는 간호업무를 통해 환자에게 제공되며, 환자의 상태 변화를 비롯한 다양한 환자 정보 또한 간호업무를 통해 수집되는 위치에 있다. 다시 말해서 병원이 환자나 보호자를 포함하는 병원소비자에게 제공하고자 하는 상품인 병원서비스는 간호사가 하는 업무수행을 통해 전달되며, 환자의 증상 변화나 사소한 요구사항조차 간호사를 통해 피드백되어 다시 병원서비스로 제공되는 것이다. 그리고 이러한 과정 모두는 간호업무 인수인계를 통해 지속적으로 전달되고 있다. 따라서 간호사는 비판적 사고와 임상추론을 통한 간호업무수행과 지식공유를 통해 병원의 서비스를 만들어가고 있는 것이라고 할 수 있다.

(2) 병원의 지식경영

보건의료계 역시 지식경영방식을 추구하는 기관과 기업이 대부분이며, 특히 가장 많은 수의 간호사가 종사하는 병원에서의 지식경영은 20세기 후반부터 시작되어왔다. 병원은 수십에서 백여종이 넘는 다양한 보건의료전문직으로 구성된 특수한 조직이다. 또한 이들 전문직은 사회에서도 상당히 높은 수준에 위치하는 지식과 기술을 가지고 있어 각 분야의 구성원이 보유하고 있는 지식자원을 얼마나 효과적으로 업무수행과 병원경영을 위한 전략적 행동에 활용하는가에 따라 병원의 경쟁력과 성과가 결정된다고 볼수 있다.

대부분의 조직에서 지식공유는 신뢰에 기반하여 자신의 것을 나누어주는 행위로 인식되어 부자연스러운 모습을 보여주고 있다. 즉, 누군가에게 내가 습득한 지식을 나누어주는 것은 자신이 손해를 보거나 궁극적으로는 자신의 위치를 위협받는 것 같은 생각을 갖게 만들어 적극적인 공유가 잘 일어나지 않는다. 그러나 간호업무의 경우 오랜 시간 이어져온 간호업무 인수인계와 같은 과정을 통해 자연스럽고 적극적으로 지식공유가 이루어지고 있다. 이는 병원의 경쟁력 강화를 위한 지식공유임과 함께 환자 결과로 대변될 수 있는 병원서비스의 성과에 중요한 역할임을 인식해야 한다.

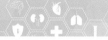

제2절 간호조직 변화와 리더십

① 조직의 구조적 변화

조직은 특정한 목적을 달성하거나 과제를 성취하기 위해 개인이 체계적이고 효과적으로 협동하게 만드는 집단이다. 또한 조직은 공통의 명시적 목적 또는 목표달성을 위해 노동과 기능이 분화되면서 권한과 책임의 계층을 통해 많은 사람들의 활동을 합리적으로 조정하는 기능을 갖고 변화한다. 조직의 변화에는 그 조직이 존재하는 사회의 정치, 경제, 사회, 문화와 같은 외적 요인과 조직문화나 조직구성원의 요구와 같은 내적 요인 그리고 조직 스스로의 혁신의욕, 제도화된 자극 등이 변화의 주요 영향요소로 작용하게 된다. 따라서 조직은 집단의 목적과 함께 조직을 구성하는 개인의 목적을 달성하기 위해 다양한 활동을 하게 되는데, 이 과정에서 조직구성원이 공유하는 가치가 나타나게 된다.

② 조직문화와 조직변화

조직문화란 조직의 탄생에서부터 누적된 경험의 전체라고 볼 수 있으며, 이를 바탕으로 조직구성원이 다양한 상황에서 어떤 사건이나 일을 해석하고 행동하게 하는 조직 내에 공유된 정신적인 가치를 의미한다. 조직문화는 다양한 요소들이 결합되어 형성되는데, 여기에는 조직의 역사적 경험과 환경의 변화, 현 상황의 특수성 및 개인적인 요소가 복합적으로 작용하게 된다. 즉, 조직문화는 조직목표와 조직 내외부 환경의 변화에까

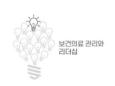
지 영향을 미치며, 조직이 성장, 소멸, 재창조되는 순환성과 생명력에 지속적으로 작용한다. 또한 조직문화는 조직구성원이 환경이나 상황을 이해하는 '렌즈'의 역할을 하며 반대로 세상을 바라보는 관점(view of the world)을 형성하는데도 기여한다. 조직구성원은 조직문화의 영향에 따른 행동을 하게 되는데, 조직구성원들이 서로를 대하는 방식이나 의사결정의 과정과 질, 그리고 궁극적으로 조직의 성공 여부에 영향을 준다. 즉, 어떤 조직이 그들의 문화를 바탕으로 한 조직의 변화가 긍정적일 경우 조직의 성장과 발전이라는 성과를 얻을 수 있는 반면에, 그것이 부정적일 경우 조직은 축소되고 결국에는 소멸을 맞이하게도 되는 것이다.

③ 간호조직문화의 변화

의료기관은 다양한 전문직종으로 구성된 조직으로 각각의 하위단위에서 생성된 문화들이 다양하게 나타나면서 특유의 조직문화를 형성하게 된다. 특히 간호사는 환자에게 직접적인 의료서비스를 제공하는 의료기관 종사자 중 가장 큰 비율을 차지하며, 의료기관의 양질의 의료서비스 제공과 조직성과 향상에 영향을 미치는 중요한 역할을 한다.

간호는 오랜 기간 보건의료기관에서 진료의 한 부분으로 인식되어 왔으나, 생명과학의 발전에 따른 고령화와 현대적인 소비자의식, 정보기술의 발전 등 사회경제적 변화에 따라 우리 사회구조 내에서의 가치와 중요성이 높아지면서 전문적이고도 독자적인 영역을 확대해 오고 있다.

간호조직문화는 간호조직구성원들의 조직에 대한 긍지와 자부심에 영향을 미치고 그들의 직무만족이나 스트레스, 조직몰입 등에도 영향을 미쳐 그 결과, 그들의 행동적·정서적 결과변수인 환자안전, 직무만족, 조직몰입, 이직의도 등과 같은 조직생산성이나 효율성에도 영향을 미친다. 간호조직문화는 관계지향문화, 혁신지향문화, 위계지향문화, 업무지향문화의 4가지 하위개념으로 구성되는데, 과거 위계와 업무지향문화가 지배적이었지만 최근 관계와 혁신지향적인 문화로 변화하고 있다.

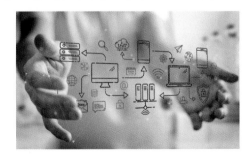

한 조직의 리더는 조직의 문제점을 규명하고 조직변화에 대한 조직구성원의 이해와 능력을 파악하는 것을 시작으로 조직이 선택할 수 있는 대안을 확인하고 이용 가능한 모든 자원을 확인하여야 한다. 이에 따라 리더는 조직변화를 위해 필요한 조직구성원의 적절한 관계를 설정하거나 이를 유지할 수 있어야 하는데, 여기에는 조직변화의 각 단계를 인식하고 이를 통합할 수 있는 철학과 신념이 필요하게 된다.

조직이 처한 모든 상황에서는 이에 맞는 적절하고 다양한 리더십이 존재하지만, 특히 조직이 위기에 처했을 때 대처할 수 있는 '어떤 것'이 필요하게 되는데, 여기에는 조직변화의 모든 과정을 지휘, 감독, 관리, 조정하는 구체적이고 실천적인 다양한 방법과 전략이 구사되어야 한다.

리더십은 리더와 구성원 사이의 상호작용이 포함되는 하나의 집단현상이고, 어떤 매개체(일, 이슈, 관심사항)를 통하여 사람들 간에 서로 영향력을 주고받으면서 결과를 산출해가는 과정이라고도 정의되고 있다.

간호조직은 불확실한 환자 상태에 대처하기 위한 위기관리조직으로서의 성격을 가지고 있으며, 이를 위해 다양하고 전문적인 병원조직의 각 서비스를 환자에게 알맞게 통합하여 제공하고 있다. 따라서 이러한 간호조직의 리더는 시간이나 상황에 따라 변화되는 다른 자질보다 안정적인 전문적 인지능력과 함께 병원조직 전체의 업무와 그 관계를 인식할 수 있는 통찰력이 필요하다. 즉, 간호리더는 전문직무에 강점을 가진 전문가와 일반 관리자의 특성을 동시에 확보할 것을 요구받는 것이라 할 수 있다.

1 위기관리

1. 위기관리의 정의

위기(危機)란 재난을 포함하는 위험한 시기와 기회(機會)를 동시에 뜻하는데, 최선의 위기관리(crisis management)는 위기 발생을 미연에 방지하는 것으로 널리 알려져 있다. 차선

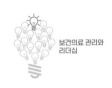

책은 위기로 인한 피해를 최소화하는 것이며, 최악의 경우는 위기를 겪었는데도 불구하고 비슷한 위기에 처해 막대한 피해를 입는 것이다. 위기는 언제 어디서나 생길 수 있는 것이며, 위기가 오기 전에는 반드시 그 징후가 있다. 즉, 큰 위기 이전에 알아차리기 힘든 작은 위기들이 있다는 속성이 있고, 그것도 가까운 곳에서 일어나는 경우가 대부분이다. 따라서 위기관리는 어떤 경우에도 당연시하는 시각을 의심하는 것에서 시작할 수 있고, 이를 잘 극복하였을 때 또 다른 기회를 만들어 내기도 한다. 또한 위기가 닥쳤을 때 그것이 어디에서 시작되고 다른 일이나 부서, 개인들이 어떻게 관련되어 있는지를 한 눈에 알 수 있을 때, 적절한 시간 내에 이를 극복할 수 있는 최적의 방안을 찾아내고 수행할 수 있다.

2. 위기관리이론

위기를 설명하는 이론에는 대표적으로 두 가지가 있는데, 시스템적 요소를 설명하는 '스위스치즈모델(The Swiss Cheese Model)'과 인적 요소의 관계를 설명하는 '하인리히 도미노 이론'이 있다.

(1) 스위스치즈모델 이론

스위스치즈모델은 영국의 'Human Error' 연구가인 리즌 Reason이 제시한 사고원인과 결과에 대한 모형을 제시한 이론으로 사고나 재해는 한두 가지의 원인(혹은 Error)이 아닌 다수의 원인(혹은 Error)이 동시에 존재해야 발생 가능하다는 것으로, 여기에서의 원인 혹은 Error는 시스템에 있는 각각의 활동에 걸쳐 일어날 수 있는 실수를 뜻한다. 스위스 치즈는 발효단계를 거치며 내부에 기포가 많이 발생하는 것이 특징으로 덩어리의 치즈로 보았을 때는 구멍이 잘 보이지 않고, 슬라이스 치즈로 잘라 놓으면 각 슬라이스마다 제각기 다른 모양, 위치의 기포를 볼 수 있다. 각각의 치즈 슬라이스는 시스템 내의 교육이나 조직, 안전장치, 결재라인, 모니터링 등의 활동으로 볼 수 있는데, 슬라이스마다의 기포가 몇 개 있다 할지라도 치즈 본연의 맛에는 크게 영향을 주지 않는 것과 같이 각 활동에 크고 작은 몇 개의 결함이 있다 하더라도 그것이 전체 활동에서의 결함으로는 나타나지 않는다. 그러나 이 기포가 어떤 조합에 의해서 위치하였을 때 구멍이 일직선상에 위치하게 되면 이를 통해 우리가 볼 수 있는 빛이 관통하는 것과 같이 시스

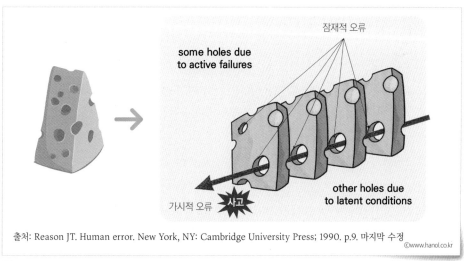

출처: Reason JT. Human error. New York, NY: Cambridge University Press; 1990. p.9. 마지막 수정
©www.hanol.co.kr

🛡 그림 7-5_ 스위스치즈모델(The Swiss Cheese Model)

템 전체가 위기에 빠질 수 있는 오류로 나타나는 것이고 이는 곧 위기로 이어질 수 있다.

(2) 하인리히 도미노 이론

위기를 설명하는 또 다른 이론인 하인리히 도미노 이론(Heinrich's law)은 큰 사고가 일어

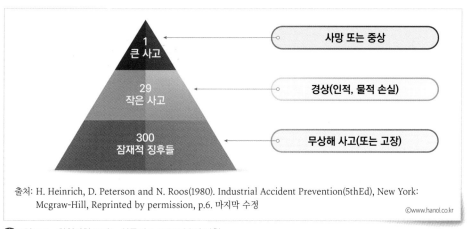

출처: H. Heinrich, D. Peterson and N. Roos(1980). Industrial Accident Prevention(5thEd), New York: Mcgraw-Hill, Reprinted by permission, p.6. 마지막 수정
©www.hanol.co.kr

🛡 그림 7-6_ 하인리히 도미노 이론의 1 : 29 : 300의 법칙

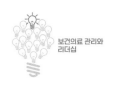

나기 전에 반드시 유사한 작은 사고와 사전 징후가 선행한다는 경험적인 법칙을 설명하고 있다. 1931년 미국 보험회사의 하인리히 Heinrich 라는 직원은 많은 산업재해 자료를 분석하여 평균적으로 한 건의 큰 사고(major incident) 전에 29번의 작은 사고(minor incident)가 발생하고 300번의 잠재적 징후들(near misses)이 나타난다는 통계적인 규칙을 찾아낸다. 이에 따라 하인리히 법칙을 흔히 '1:29:300의 법칙'이라고도 한다. 눈에 보이는 300번의 사소한 오류 또한 그 담당자들의 불안전한 행동과 상태가 그 배후에 있다는 점에서 하인리히 도미노 이론은 실수를 유발하는 인적 요소에 좀 더 초점을 맞추고 있다.

또한 각종 원인이나 상태들은 도미노처럼 연속적으로 이어지기 때문에 이 단계 중 하나라도 없애거나 바로 세운다면 사고와 재해로까지 이어지지 않을 수 있다. 따라서 구성원의 환경이나 결함을 보완하고자 하는 노력이나 행동과 상태를 지속적으로 모니터링하여 안전을 추구하는 것이 조직의 위기를 극복할 수 있는 방안이라고 할 수 있다.

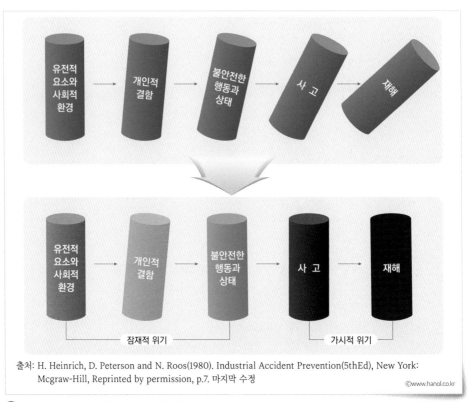

출처: H. Heinrich, D. Peterson and N. Roos(1980). Industrial Accident Prevention(5thEd), New York: Mcgraw-Hill, Reprinted by permission, p.7. 마지막 수정

©www.hanol.co.kr

🚔 그림 7-7_ 하인리히 도미노 이론의 재해(위기) 발생 5단계

② 간호사고와 위기관리

어떤 분야에서든 위기는 일어날 수 있지만, 특히 간호분야에서의 위기는 곧 사람의 생명과 연관되는 심각한 상황으로 직행하는 경우가 대부분이다. 따라서 무엇보다도 위기가 발생하지 않도록 방지하는 것이 최선책이자 대안이라고도 할 수 있다. 그러나 사전에 예방하지 못하고 위기에 직면하는 대부분의 경우 이를 해결하기 위한 시간은 매우 촉박하며, 방안이 결정되었을 때 이를 재고할 수 있는 여유가 없다. 따라서 당면한 위기에 대처하는 일련의 행동은 결정된 순간부터 절대 틀려서는 안 되는 것은 물론이고 이를 위해 평소의 철저한 교육과 훈련, 경험, 그리고 스스로의 결정을 확신하고 책임지려는 태도가 필요하다.

③ 간호의 질 관리와 위기관리

질 관리란 조직이 제시한 목표들을 성취할 수 있는 여건이 되는가에 대한 답으로, 단순히 평가체제를 의미하거나 잘못된 사항을 점검하는 것이 아니라 그 조직이 주고자 하는 가치의 질을 보장하고 개선하기 위한 계속적이면서도 능동적으로 상호작용하는 변화과정을 말한다. 즉, 질이란 어떤 기업이나 조직의 '목적에의 적합성'의 관점에서 무결점의 생산품을 창출하는 정도를 위미하며, 이에 따라 이를 가능하게 하는 과정이 적합하고 적절하도록 하는 활동이라고 할 수 있다.

간호에 있어서의 질 관리는 간호업무가 이루어지는 조직에서 대상자에 최선의 결과를 낼 수 있는 과정 혹은 활동을 의미하며, 여기에는 위기를 사전에 예방하거나 당면한 위기를 극복하는 과정과 결과 등이 포함된다고 볼 수 있다.

간호는 사람에 의해 만들어지고, 그 결과 또한 사람에게 나타난다는 특성을 갖고 있어, 사람의 취약성, 다양성을 인정하면서 오류를 예측하는 것이 위기를 조기에 발견하고 예방하는 길이 된다. 결국 이러한 노력은 눈에 보이지 않는 잠재적 오류를 예측하여 이것이 가시적 오류로까지 연결되지 않도록 하는 결과를 가져올 수 있다.

세계보건기구는 환자 안전을 위해 올바른 환자 확인과 최소한 두 가지 이상의 식별자를 사용하는 등의 권고사항을 발표하고 있으며, 우리나라에서는 2015년 제정된 환자안전법에 따라 200병상 이상의 병원급 의료기관(종합병원인 경우 100병상 이상)에 대해 기관수준의 '환자안전위원회'와 '환자안전 전담인력 배치'를 규정하고 있다.

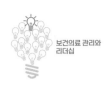

4 위기상황에서의 리더십 - 전문가의 리더십

1. 전문직과 전문직업성

우리가 사는 사회는 사람들의 생업으로써의 가치와 함께 사회적 역할을 분담하는 방식으로 직업이 존재한다. 직업은 전일제 노동화와 이 노동의 내용을 직업훈련학교 및 대학에서 교육하는 육성 프로그램의 공식화, 이를 통해 배출된 전문가들의 협회 설립 및 직업집단의 윤리가 마련되면서 국가 면허요건이 규정되는 일련의 과정을 거쳐 전문화된다. 이 과정에서 직업은 공식적인 교육 프로그램이나 국가 면허요건 등과 같은 외형적 조건과 함께 전문직업성이라는 전문직의 속성을 갖추게 된다.

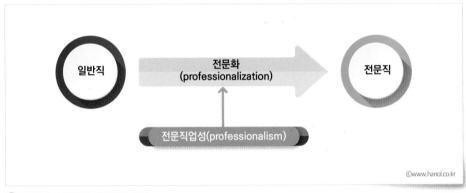

🐾 그림 7-8_ 일반직의 전문직화 과정

전문직업성은 사회의 다른 조직조직구성원들에게 신뢰를 주고, 전문직의 업무수행에서 재량과 능력으로 나타나며, 직업가치로서의 전문직업성은 어떤 사람이나 직업의 비용효과를 분석하는 데 있어 중요하게 작용하여, 현대 사회에서 특정 직업의 사회적, 경제적인 신용을 대변하기도 한다. 또한 노동의 생산성과 연계되어 특정 직업이 지식과 기술을 사용하여 생산성을 증대시킬 수 있게 함으로써, 이러한 노동을 하는 사람의 도덕성이 보장될 때, 사회는 전문직업성을 보유한 전문가로부터 합당한 가격의 고품질 서비스를 제공받을 수 있다. 이와 같이 어떤 직업의 전문직업성을 논하는 것은 그 직업을 구성하는 전문가들의 내적인 능력과 사회 전체에 대한 태도 및 중요성 등으로 특정 직업의 활동에 대한 사회적 필요성과 실질적인 대가의 정도를 합의하는데 목적이 있다. 다시 말하면 전문직의 실천과 경험을 통해 터득한 지식과 기술을 표현하는 '업무능력'인 전문직업성으로 그 직업의 서비스를 받는 소비자가 속한 사회의 보편적인 인식 내에서 '해당 분야의 지식과 경험'을 갖고 '문제를 해결할 수 있는 능력'이 있는 대상으로 인정받는 정도를 통해 그 전문직의 가치인 역량과 영향력을 유추할 수 있다. 예를 들어 교직의 경우, 교사의 전문직업성 가치는 가르치는 교과의 깊은 지식보다는 가르침을 받는 학생들의 다양한 수준을 고려하여 이해시킬 수 있는 기술과 학생의 가능성을 인정하고 능력을 고취시키고자 노력하는 열정 등으로 판별된다. 이는 교사가 수행하는 업무인 교육의 대상인 학생들이 신체적, 정신적으로 큰 변화를 지니게 되는 청소년기에 있다는 특성에서 기인한 것으로 보인다. 특히 청소년기에서도 낮은 연령대의 학생들을 가르치는 초등교사에게는 교수법과 윤리적 측면이 더욱 강조되고 있다. 또 다른 예로 언론인을 대표하는 기자에게는 사회 전반에 걸쳐 일어날 수 있는 문제에 대한 감각적인 능력과 함께 취재 분야에 대한 전문지식 및 일반 독자의 여론을 선도하는 실천능력과 책임감이 강조된다. 한편 기자와 같이 대중의 여론을 선도할 수 있는 직종인 매스미디어 프로그램을 제작하는 프로듀서의 전문직업성 구성요소에는 기자와 같은 언론인으로서의 공적 책임과 함께 대중을 만족시킬 수 있는 '감'인 대중성과 '예술적인 균형'을 유지할 수 있는 창의성 등이 포함되기도 한다.

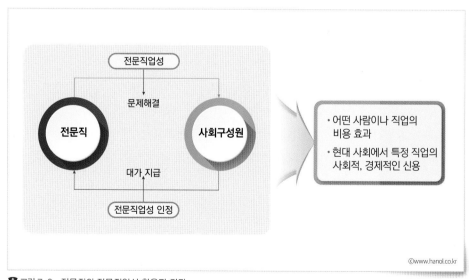

🎖 그림 7-9_ 전문직의 전문직업성 활용과 결과

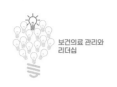

2. 병원서비스와 전문직업성

전문서비스는 소비자 입장에서는 한 덩어리의 서비스이나 실제 전문직들 사이의 관계로 연결된 업무로 구성된 서비스이고, 이를 정확하고 안전하게 실행할 수 있는 최적의 기술을 인격적인 존중심을 갖고 제공하는 사람이 전문가라고 할 수 있다. 전문직을 법적으로 표현하는 면허 혹은 자격제도는 다른 직업의 진입을 차단하는 독점의 의미도 있으나, 자격이 안 되는 사람들이 해당 직무를 함으로써 발생하게 되는 위험으로부터 대중을 보호하는 역할을 한다.

기업활동에서 전문직업성은 기업의 경쟁력을 좌우하기도 한다. 기업활동은 기업을 구성하고 있는 직원들의 업무로 구성되는데, 이들의 업무 특성과 능력이 곧 그 기업의 문화와 경쟁력으로 이어진다. 특히 기업의 인력 중 특정 직업집단의 자격과 규모는 기업이 동원할 수 있는 자원의 질과 양을 나타내며, 이에 대한 사회적 정당성이 그 직업의 전문직업성 정도를 나타내는 중요한 지표가 되고 있다.

병원은 다양한 사업목적(의료사업, 연구, 기술개발, 공중보건증진 등)을 가지고 여러 분야에 걸친 병원 내 전문가인력을 효율적으로 구성하고 활용하여 이들 활동의 복잡한 전환과정을 거쳐 최종 결과물인 병원서비스를 생산한다. 즉, 병원서비스는 병원전문인력의 전문직업성이 발현되는 업무가 병원소비자가 확신을 갖지 못하고 상품을 구매하게 되는 불안감을 해소시키고 건강상의 위험을 제거하는 과정에서 생산되며, 건강을 회복하는 목표를 달성함으로써 동시에 소비된다고 볼 수 있다.

병원서비스는 서비스상품의 속성상 노동집약적인 형태를 가지게 되며, 서비스 제공의 불안정성이 높아 계획·통제, 생산된 서비스의 품질관리나 평가가 매우 어렵다. 또한 대부분의 사회에서 첨단 기술과 시설을 필요로 하여 자본집약적이면서 사람의 건강과 생명에 직접 영향을 미치기에 도덕적, 윤리적 덕목을 중요시한다. 특히 전문가의 지속적인 관찰과 돌봄이 필요한 입원환자에게는 24시간 업무를 통한 업무가 제공되어야 한다. 이렇게 병원서비스는 많은 전문직종의 구성원에 의해 생성되며, 이에 대한 평가는 환자 건강의 개선이라는 결과로 나타나게 되는데, 서비스 제공의 결과가 많은 직종 간의 유기적 결합에 의해 나타나는 경우가 많아 단일 직종별 성과 측정이 어렵다. 따라서 병원소비자가 추구하는 최선의 결과이자 목표인 병원서비스의 핵심가치는 이를 전달하는 전문직인력의 전문직업성이 수행된 결과라고 볼 수 있고, 간호사의 업무를 포함한 다양한 병원인력의 수행으로 소비자 만족을 이끌어낼 수 있음을 뜻한다.

3. 간호전문직업성

간호서비스는 병원서비스 전체에서 차지하는 비중이 의사와 함께 가장 높으며, 제공 수준이 높으면 더 만족하고 낮아도 소비자가 만족하지 못하는 요인에 미치는 영향이 적으나, 좀 더 높은 양질의 서비스를 제공하였을 때 소비자 만족의 극대화를 성취할 수 있어 경영성과를 달성하는 데 기여한다고 해석할 수 있다.

간호사의 전문직업성은 건강관리 제공을 위해 보다 합법적인 근거하에 안정성을 보장하면서, 간호사의 지식과 기술을 이용한 간호서비스가 이용자의 요구가 반영되어 상호 협의로 전달된다. 즉, 간호사의 전문직업성은 간호사와 대상자 모두를 보호하는 역할을 하게 되는데, 이들이 속한 사회에서 교육제도, 전문직단체의 설립 및 면허제도, 윤리강령 선포를 통한 일련의 과정을 거쳐 인정받으며 전문직 영역에서 확고한 위치를 갖게 된다. 따라서 간호사는 전문직업성을 통해 개인적 만족은 물론 대중으로부터 간호의 가치를 인정받는다.

최근 우리 사회의 보건의료체계는 효율성과 생산성을 강조하는 사업지향적인 모델로 빠르게 이동하고 있다. 이에 따라 가장 많은 서비스를 제공하는 간호사의 전문직업성이 보건의료체계 전반에서 중요해지고 있다. 특히 서비스의 소비자인 대상자와의 접점에서 보건의료서비스 결과의 질과 양을 좌우하는 핵심요인 중의 하나로 전문직업성과 리더십이 포함되고 있다. 이는 간호사가 전문직업성을 발휘하여 대상자의 문제를 해결하고 효율적으로 업무를 수행하기 위해 업무에 대한 주도적 역할과 창의성을 가지고 일, 관련 이슈, 조직구성원의 관심 사항 등을 아우르면서 서로 영향력을 주고받으며 결과를 산출해가는 리더십 과정이라고 할 수 있다.

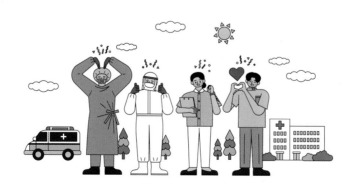

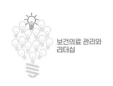

 참고문헌

- 강여진, 박천오(2003). 공공기관 조직구성원 간의 신뢰와 지식공유. 한국행정연구, 12(4), pp.91-122.
- 김경희(2004). 평생교육관점에서의 초등교사전문성 고찰. 평생교육학연구, 10(3), pp.101-150.
- 김기영(2018). 종합병원 병동간호사의 인수인계에 대한 평가와 인수인계 오류 경험이 간호업무성과에 미치는 영향. 이화여자대학교 석사학위논문.
- 김동규(2004). 직업사회학. 건기원.
- 김선호 외(2013). 국내병원에서 이루어지고 있는 인수인계 현황에 대한 조사연구. 임상간호연구, 19(2), pp.181-194.
- 김정아, 오헌석(2007). 전문성 구성요소의 발달에 관한 연구: 방송사 PD를 중심으로. 직업능력개발연구, 10(3), pp.111-134.
- 박경록, 이해수, 양승희(2021). Core 핵심리더십 개발. 한올.
- 박남기(2000). 초등교직의 전문성. 초등교육연구, 31(2), pp.239-254.
- 박호진(2008). 한국의사의 탈전문화에 관한 연구. 청주대학교대학원 석사학위논문.
- 백기령(2016). 병원간호사의 전문직업성, 직무착근도, 간호조직문화가 재직의도에 미치는 영향. 성신여자대학교 석사학위논문.
- 백기복(2008). 리더십리뷰. 창민사.
- 서우석(2008). 직업의식의 변동에 관한 사회학적해석: 직업특성의 중요도에 대한 인식을 중심으로. 직업능력개발연구, 11(1), pp.71-96.
- 유홍준(2000). 직업사회학. 경문사.
- 윤지영, 송충근(2019). 전문가집단(CoP)의 지식공유 영향요인에 관한 연구: J대학병원을 중심으로. 한국지역정보화학회지, 22(4), pp.37-64.
- 이동숙, 박지연(2019). 간호교육에서의 비판적사고, 임상적추론, 임상적판단 개념의 고찰. 한국간호교육학회지, 25(3), pp.378-387.
- 이미애(2004). 간호서비스를 구성하는 속성들에 대한 역할지각과 병원재이용 의도에 관한 연구. 의료서비스마케팅.
- 이숙경(2010). 간호사의 전문직업성가치: 병원소비자를 대상으로. 질적연구, 11(2), pp.119-133.
- 이영순(2012). 델파이기법에 기반한 간호전문직업성 핵심요소 규명. 고려대학교 석사학위논문.
- 정동일(2009). 자격과 자격생태계, 그리고 직업집단의 이해. 한국사회학, 43(2), pp.166-202.
- 한국교원대학교 종합교원연수원(1999). 교원의 전문성과 책무성 제고방안. 교육개혁대토론회자료집, 제6차.
- 한국언론연구원(1998). 언론인전문성지수 연구. 한국언론연구원 연구보고서, 98(5).
- 한국정보사회진흥원 국가지식정보자원(2000). 정보관리 및 유통체계확립에 관한 연구서. 한국정보사회진흥원.

- Blouin, A. S. (2011). Improving hand-off communications: new solutions for nurses. Journal of Nursing Care Quality, 26(2), pp.97-100.
- Evetts, J. (2006). Trustand Professionalism: Challenges and Occupational Changes. CurrentSociology, 54(4), pp.515-531.
- Gupta, A. K., Govindarajan, V. (1991). Knowledge Flows and Structure of Controls in Multinational Corporational. Academy of Management Review, 16, pp.768-792.
- Heinrich, H., Peterson, D., & Roos, N. (1980). Industrial Accident Prevention (5th ed.). New York: Mcgraw-Hill. Reprinted by permission.
- Pothier, D., Monteiro, P., Mooktiar, M., & Shaw, A. (2005). Pilot study to show the loss of important data in nursing handover. British Journal of Nursing, 14(20), pp.1090-1093.
- Reason, J. T. (1990). Human error. New York: Cambridge University Press, 9.
- Unruh, L. Y., Hassmiller, S. B., & Reinhard, S. C. (2006). The importanceand challenge of paying for quality nursing care. Policy, Politics & Nursing Practice, 9(2), pp.68-72.

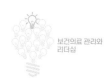

보건의료 관리와
리더십

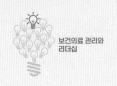

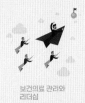

보건의료 관리와
리더십

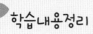
1 자신이 가진 데이터와 정보를 유목화하여 지식으로 표현해 보시오.

데이터	정 보	지 식

2 위기관리이론을 고찰하고 그 예를 들어보시오.

요 소	이 론	사 례
시스템		
인적 관계		

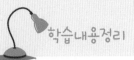
❸ 주변에서 볼 수 있는 전문직이 다른 전문직과 구별되는 전문직업성을 고찰하고 그것이 어떻게 사회에서 경쟁력을 갖게 되는지 설명하시오.

직 업	전문직업성	경쟁력

보건의료 관리와
리더십

Chapter
08

동기부여
제 이론과
간호리더십

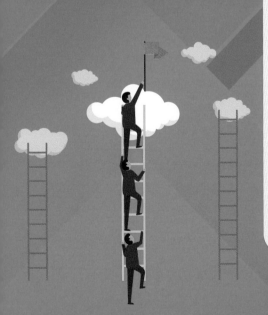

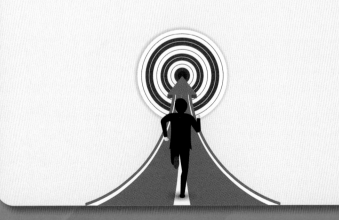

동기부여라는 용어는 라틴어 동사 'movere(움직이게 하다)'에서 유래된 것으로, 주로 인간의 행동을 이해하고 설명하기 위해 사용되었으며, 조직구성원이 일에 대해 의욕을 가지고 조직의 목표를 달성할 수 있도록 행동을 유도하는 과정을 말한다. 초기에 동기부여이론은 동기와 본능, 특성, 의지와 같은 내적 힘에 대해 강조하였으며, 동기부여를 할 때 명령과 통제의 접근방식에 의존해 왔고, 보상이나 처벌을 동기부여 도구로 사용하였다. 그러나 최근에는 "조직은 세대 간의 노동력 문제에 대응하기 위해 징벌적 조치보다는 보상이 더 효과적이다."라는 전제를 기반으로 두고 있으며, 특히, 다른 사람에게 동기를 부여할 때 고려해야 할 유용한 전략으로 개인 특성, 개인의 우선순위 및 내부 심리적 상태, 조직의 특성, 근무조건 등을 강조하고 있다.

인간은 스스로 동기를 부여하려는 욕구가 있으므로 리더는 개개인의 다양한 욕구를 인지하고 이를 충족시키기 위해 개인과 상황에 맞는 동기부여 전략을 사용해야 한다. 따라서, 동기를 부여해야 하는 주체는 리더가 되어야 하며, 리더가 대상자의 건강관리에 대한 가치와 신념을 보여줌으로써 조직구성원들에게 동기부여를 할 수 있다. 또한, 조직구성원들의 가치관과 리더의 가치관이 일치하게 된다면 동기부여는 자연스럽게 따라오게 된다. 따라서 동기부여는 개인의 목표와 조직의 목표를 달성하는 데 중요한 요소가 된다.

또한, 동기부여는 개인이 어떤 목표를 달성하기 위해 특정한 행동방침을 추구하는 열의와 끈기를 불러일으키는 내적 또는 외적인 힘을 말한다. 즉, 개인의 목표지향적 행동에 영향을 미치는 요인을 이해하고 관리하는 것이 필요하다는 것이다. 동기부여는 인간 행동의 원동력이 되며, 역경에 처하더라도 동기부여가 되면 헌신과 집중력으로 그 상황을 이겨낼 수 있게 된다. 또한, 동기부여이론은 사람들이 행동하는 방식과 동기를 부여하는 방법에 대한 통찰력을 제공한다. 그러므로 리더는 조직구성원들이 어떻게 동기부여되며 무엇이 조직구성원들의 행동을 변화시킬 수 있는지 이해하고 조직구성원들의 능력을 개발하고 효과적으로 발휘할 수 있는 기회를 부여해야 한다.

동기부여는 내재적 동기부여(intrinsic motivation)와 외재적 동기부여(extrinsic motivation)로 나

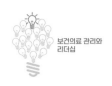
뉜다. 내재적 동기부여는 업무를 수행하면서 얻는 성취감, 도전감, 자신감, 만족감, 인정 등의 내재적 보상에 의해 이루어지며, 외재적 동기부여는 직무수행과 관련하여 외부환경(조직)이 제공하는 급여, 성과급, 승진 등 외재적 보상으로 이루어진다.

동기부여의 유용성은 조직의 목표를 달성하기 위해 조직구성원들이 실제로 수행하는 업무를 정확하게 예측하고 실용적인 방법을 제안하는 능력에 달려 있는데, 동기부여는 크게 동기를 부여하는 것이 '무엇'인지에 대한 내용이론(content theory)과 동기부여가 이루어지는 '행동적, 심리적 과정'을 나타내는 과정이론(process theory)으로 구분된다. 내용이론은 욕구단계이론, ERG이론, 동기-위생이론, 성취동기이론, X-Y이론이 있고, 과정이론으로는 기대이론, 공정성이론, 목표설정이론, 강화이론 등이 있다.(표 8-1)

표 8-1_ 내용이론과 과정이론

내용이론	과정이론
• 욕구단계이론 • ERG이론 • 동기-위생이론(2요인 이론) • 성취동기이론 • X-Y이론	• 기대이론 • 공정성이론 • 목표설정이론 • 강화이론

출처: 정면숙 외(2020). 알기 쉽고 현장감 있는 간호관리학. p321 수정

1 욕구단계이론

매슬로우Maslow의 욕구단계이론은 동기부여이론 중 가장 잘 알려져 있는데, 임상에서의 경험을 바탕으로 사람들이 어떻게 동기부여받는지를 보여주기 위해 욕구단계를 피라미드로 나타냈다. 피라미드의 가장 낮은 하위 수준 단계는 생리적 욕구이며, 안전의욕구, 사회적 욕구, 존경의 욕구, 자아실현 욕구 순서로 상향지향적 구조를 이루며 5단계로 구성된다. 욕구단계는 하위 수준에 있는 욕구에서부터 상위 수준 단계의 욕구로 순차적으로 발생하며, 하위 수준의 욕구가 충족되지 않으면 상위 수준 단계의 욕구를 충족시키기 위한 노력을 하지 않으므로 다음 단계의 수준으로 올라갈 수 없다고 가정한다. 욕구는 동시에 두 가지 이상 발생하지 않으며, 욕구가 충족된 상태에서는 더 이상 동기부여가 되지 않으므로 행동의 변화가 일어나지 않는다.

욕구단계이론의 계층 구조는 다음과 같다.

1. 생리적 욕구

생리적 욕구(physiological needs)는 욕구 계층의 가장 낮은 하위 수준 단계로서 인간 생명의 생존과 유지와 관련이 있어서 다른 욕구보다 가장 강력하며 동기부여의 중요한 요인이 된다. 생리적 욕구는 의·식·주, 갈증, 수면 등의 기초적인 욕구를 포함한다.

2. 안전의 욕구

생리적 욕구가 어느 정도 충족되면 다음 단계인 안전의 욕구(safety needs)가 나타난다. 안전의 욕구는 위험, 사고, 질병, 손실, 위협으로부터 벗어나 안전하기를 바라는 욕구이다. 조직에서의 개인은 직업의 안정성, 편안한 작업환경, 조직의 자유를 기대하고 추구하게 된다.

3. 사회적(애정과 소속감) 욕구

사회적 욕구(social needs)는 생리적 욕구와 안전의 욕구가 충족되면 나타난다. 인간은 다른 사람과의 상호작용 없이 장기간 혼자 살 수 없는 사회적 존재이며, 가족, 친구, 동료, 이웃 등과 교제하고, 자기가 원하는 집단의 한 부분에 소속되고자 하는 사회적 욕구를 가지고 있다. 그러므로 조직은 조직구성원의 사회적 관계에 대한 기회를 만들고 충족될 수 있도록 지원해야 한다.

4. 존경의 욕구

존경의 욕구(esteem needs)는 사회생활을 하면서 다른 사람에게 자신이 인정받고, 집단 내에서 업무에 맞는 직위를 확보하려는 욕구이다. 자신감, 인정감, 직위, 권력, 승진 등의 욕구가 포함되며, 본인뿐만 아니라 다른 사람으로부터 인정을 받을 때 비로소 확신이 생기며, 만약 이러한 욕구를 충족시키지 못하면 열등감, 나약함, 무력감이 생긴다.

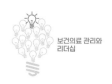
5. 자아실현 욕구

사아실현 욕구(self-actualization needs)는 개인의 잠재력을 실현하여 자아를 완성하고자 하는 욕구로 개인이 성취할 수 있는 가장 높은 수준의 욕구이다.

매슬로우의 욕구단계이론은 인간의 욕구에 대한 인식을 체계적으로 이해할 수 있도록 도와주었으며, 구성원의 하위 단계의 욕구가 충족된 경우 상위 단계의 욕구를 충족시켜 줄 수 있는 조직분위기가 필요하다는 것을 일깨워준다. 특히, 간호리더가 간호사들이 스스로 업무에 집중하도록 동기부여를 시키려면 간호사들의 현재 가지고 있는 욕구수준의 단계를 이해하고 개인의 차이를 고려하여 상황에 맞는 욕구를 충족시켜 주어야 한다. 또한, 조직의 자원이 한정되어 있으므로 충족가능성이 높은 욕구에 자원을 우선적으로 배치하여 조직의 경쟁력을 높여야 한다.

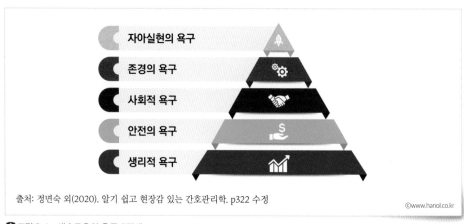

출처: 정면숙 외(2020). 알기 쉽고 현장감 있는 간호관리학. p322 수정

ⓒwww.hanol.co.kr

🛡️ 그림 8-1_ 매슬로우의 욕구 5단계

② ERG이론

알더퍼Aldefer는 매슬로우의 욕구단계이론의 한계점을 극복하기 위해 조직의 맥락을 구체적으로 적용한 ERG(Existece, Relatedness, Growth)이론을 발표하였다. 알더퍼는 매슬로우의 욕구단계이론의 계층성을 인정하였으며, 욕구를 존재욕구, 관계욕구, 성장욕구의 세 가지 유형으로 구분하였다.

1. 욕구 유형

(1) 존재욕구

존재(existence)욕구는 매슬로우의 생리적 욕구와 안전의 욕구가 해당되며, 인간이 기본적인 생활을 위한 급여, 업무조건 등과 같은 물질적 요구사항과 관련이 있다.

(2) 관계욕구

관계(relatedness)욕구를 가진 사람은 가족, 상사, 조직구성원, 친구 등과 같은 자신의 삶에서 사람들과 의미 있는 관계를 맺고 그 관계를 유지하는 것을 중요하게 생각한다. 이 욕구는 다른 사람과 사회적 상호작용을 기반으로 한 매슬로우의 욕구단계이론 중 사회적 욕구와 일치한다.

(3) 성장욕구

성장(growth)욕구는 개인이 자신의 능력을 개발하고 발전시켜서 창의적이고 생산적인 사람이 되기를 원하는 욕구를 말하며, 매슬로우의 욕구단계이론 중 존중의 욕구와 자아실현 욕구에 해당한다. 만약 성장욕구가 낮은 경우라면 높은 수준의 업무를 달성하려 하지 않으며, 새로운 업무가 주어졌을 때 업무에 대한 만족감이 떨어진다. 그러므로 성장욕구를 충족하기 위해 자신의 능력을 최대한 활용할 수 있고 새로운 능력을 개발할 수 있는 업무에 배치해야 한다.

2. 작용원리

ERG이론은 욕구좌절, 욕구강도, 욕구만족의 원리로 작용한다.

(1) 욕구좌절

욕구좌절(needs frustration)은 고차원적 성장욕구가 충족되지 않으면 저차원 욕구인 관계욕구에 대한 바람이 커진다는 것이다.

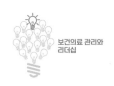

(2) 욕구강도

욕구강도(needs strength)는 저차원의 욕구인 존재욕구가 충족될수록 고차원인 관계욕구에 대한 바람이 커진다는 것으로 매슬로우의 이론과 같은 시각을 가지고 있다.

(3) 욕구만족

욕구만족(needs satisfaction)은 각 수준의 욕구가 충족되지 않을수록 그 욕구에 대한 바람이 더욱 커지는 것을 의미한다.

3. 알더퍼 이론과 매슬로우 이론의 차이점

매슬로우의 이론은 욕구가 구체적이고 질서 있는 위계를 따르고 있어서 하위 수준의 욕구가 충족되지 않는 경우 상위 수준의 욕구로 진행할 수 없는 일방향적인 성격을 가지고 있다. 즉, 생리적 욕구, 안전의 욕구와 같은 저차원적인 욕구가 충족되어야 사회적 욕구, 존경의 욕구, 자아실현의 욕구와 같은 고차원적인 욕구가 충족된다고 주장하였다.

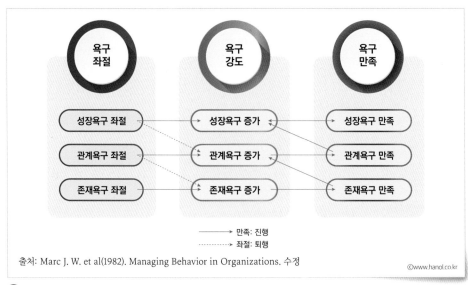

출처: Marc J. W. et al(1982). Managing Behavior in Organizations. 수정

ⓒwww.hanol.co.kr

🎓 그림 8-2_ ERG이론

반면에 알더퍼의 이론은 욕구를 계층으로 이해하는 대신 범위와 다양성으로 인식하기 때문에 상위 수준의 욕구가 악화되면 하위 수준의 욕구에 대한 만족도를 높이기 위해 되돌아가는 쌍방향적인 성격과 유연성을 가지고 있으며, 조직구성원이 동시에 여러 욕구 계층에 의해 동기부여될 수 있고, 반드시 연속적이지는 않다고 주장한다. 이러한 ERG이론의 측면을 좌절-퇴행이라고 하며, 상위 수준인 관계욕구를 충족하지 못하게 되어 좌절하게 되면 하위 수준의 존재욕구를 충족시키기 위해 되돌아가며 더 많은 노력을 하게 된다. 예를 들면, 간호단위에서 간호사들 간의 대인관계가 원활하지 못할 때 조직에 더 높은 보수나 보상을 요구하는 경우가 여기에 해당된다.

또한, 리더가 한 번에 한 가지 요구에만 집중하면 조직구성원들에게 효과적인 동기부여를 하지 못하게 되므로, 간호리더는 조직구성원들의 다양한 요구를 충족시키기 위해 능력을 개발하고 발휘할 수 있는 기회를 제공하고 지원을 아끼지 말아야 한다.

③ 동기-위생이론2요인 이론

허즈버그Herzberg는 인적자원을 효율적으로 관리하기 위하여 직무동기부여의 동기-위생요인(2요인 이론)을 제안하였다. 미국 피츠버그에 있는 11개 산업체에서 200명의 기술자와 회계사를 대상으로 동기부여에 미치는 효과에 관한 연구를 실시한 결과, 직무불만족과 직무만족의 원인이 서로 다르다는 것을 발견하였다. 직무만족과 직무불만족의 개념이 서로 상반된 개념이 아니라 독립적인 개념으로 구분한다. 즉, 만족의 반대는 불만족이 아니라 만족이 없는 상태를 말하며, 불만족의 반대는 만족이 아니라 불만족이 없는 상태를 말한다.

허즈버그는 개인이 직무에 만족을 느낄 때는 직무의 내용적인 부분과 관련이 있고, 직무에 불만족을 느낄 때는 직무의 환경적인 부분이 문제가 된다고 주장하였다. 직무만족에 영향을 주는 요인을 동기요인(내재적 요인)이라고 하고 직무불만족에 영향을 주는 요인을 위생요인(외재적 요인)이라고 하였다.

동기요인은 성취감, 인정감, 업무의 흥미성, 책임감 증가, 승진과 성장가능성으로 업무를 수행할 수 있도록 동기를 유발하는 기능을 하며, 동기요인이 충족되면 실질적인 만족을 얻게 되고 직무에 적극적인 태도로 임하게 된다. 위생요인은 회사정책, 감독과 대인관계, 근무환경, 급여, 복리후생 등이 있으며, 이러한 외적인 환경요인이 충족되지 않

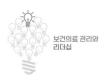

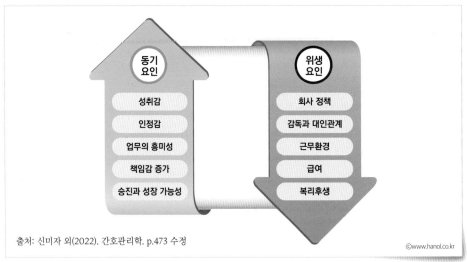

출처: 신미자 외(2022). 간호관리학. p.473 수정

©www.hanol.co.kr

🎓 그림 8-3_ 동기-위생이론

으면 조직구성원들은 직무에 불만족을 느낀다. 물론, 위생요인이 충족되면 불만족을 감소시키기는 하나 만족이 되지 않는 경우도 있다.

동기요인과 위생요인을 표현하면 〈그림 8-3〉과 같다.

허즈버그의 동기-위생이론은 조직구성원의 개별 요구와 문화적 맥락을 고려하지 않는다는 비판을 받고 있지만, 리더가 동기부여를 위한 업무환경을 조성하기 위해 널리 사용하고 있다. 구성원이 동기요인에 만족하지만 위생요인에는 불만을 가질 수 있는데, 간호사가 직장에서 인정은 받고 있지만 대인관계에서 불만을 가지는 경우가 여기에 해당된다. 따라서, 위생요인이 동기부여를 하지 않더라도 조직구성원들이 더 높은 수준의 욕구를 충족할 수 있는 환경을 만드는 것이 필요하다. 또한, 조직구성원의 동기부여를 위해 위생요인보다 동기요인을 충족하는 것이 더 중요한데, 간호 업무환경을 개선하는 것도 중요하지만 조직구성원들이 대상자들에게 간호를 제공함으로써 얻는 성취감, 안정감, 책임감 등을 증진시킬 수 있도록 다양한 기회를 부여할 수 있도록 해야 한다.

④ 성취동기이론

맥클리랜드McClelland의 이론에서의 개인의 동기부여는 사회와 상호작용하는 과정에서 형성되기 때문에 학습된다는 것을 전제로 하고 있으며, 보상이 주어지는 행위는 학습되고, 그렇지 않은 행위는 소멸된다고 주장한다. 학습된 욕구는 평소에 잠재되어 있다가 필요한 상황에 놓이게 되면 욕구가 개인의 행동을 변화시키면서 동기가 유발된다. 성취동기 이론의 욕구는 매슬로우의 욕구단계이론과 달리 계층이 없고, 서로 동등한 위치에 있다고 가정한다. 그러므로 개별 조직구성원은 서로 다른 동기부여 욕구를 가지고 있으며, 리더가 개별 조직구성원의 정보를 활용하여 동기부여 환경을 조성해야 한다. 성취동기이론은 성취욕구, 권력욕구, 친화욕구의 세 가지 욕구로 구분된다.

1. 성취욕구

성취욕구(need for achievement)가 높은 사람은 도전적인 목표를 설정하고 자신의 능력을 성공적으로 발휘하여 자신의 가치를 높이려고 하며, 일의 성공보다는 개인의 성취감을 얻기 위해 더 노력한다. 또한, 자신의 능력을 입증하기 위해 업무를 수행하면서 자신의 업무진행 상황을 빠르게 확인하고 피드백하여 업무의 목표를 달성하며, 그 결과로 얻어진 명예와 성과를 중요하게 생각한다. 성취욕구는 선천적으로 획득되는 것이 아니라 후천적인 경험을 통해서 획득된다고 가정한다.

만약, 목표가 너무 높아서 달성하기 어려운 경우라면 포기하기 쉽고, 달성하기 쉬운 목표인 경우는 흥미를 잃게 된다. 따라서, 목표는 도전적이면서 달성 가능할 때 가장 동기부여가 잘 된다. 성취욕구가 강한 리더인 경우, 스스로 하는 일을 즐기는 대신 조직구성원에게 권한을 위임하는 데 어려움을 겪을 수 있으므로 개인에게 책임과 권한이 주어지는 도전적인 업무에 배치하는 것이 효과적이다.

2. 권력욕구

권력욕구(need for power)가 높은 사람은 권위가 있는 직위를 원하며, 다른 사람들에게 자신의 권력과 영향력을 행사하는 상황을 선호한다. 주로 다른 사람을 통제하여 행동을 변화시키려고 하고, 업무성과보다 직위의 영향력을 행사하는 데 더 많은 관심을 기울이는 경향이 있다. 또한, 권력에 대한 욕구를 자신의 이익과 명예를 위해 사용한다면 동료들과의 관계가 원만하지 않게 될 수 있으므로 주의해야 한다. 권력욕구가 높은 사람은 타인의 행동을 감독하고 통제하는 직무에 배치하는 것이 효과적이다.

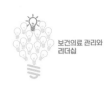

3. 친화욕구

친화욕구(need for affiliation)가 높은 사람은 다른 사람에게 호감을 갖고 인정받기를 원하며 따뜻하고 친근한 관계를 유지하기 위하여 노력한다. 또한, 자신의 의사결정이나 업무보다 다른 사람과 좋은 관계를 유지하는 데 중점을 두며, 다른 사람들이 자신을 어떻게 생각하는지에 대해 걱정을 하는 경향이 있다. 업무를 할 때에 자신에게 우호적인 팀워크의 환경에서 일하고 싶어하고, 성별에 있어서는 남성보다는 여성이 친화욕구가 더 높으며, 직업군에 있어서는 일반적으로 간호사들이 친화욕구가 높다. 따라서, 친화욕구가 강한 사람은 상호 협조적인 분위기를 만들어주고 조직구성원들과 서로 의사소통할 기회를 제공해 주는 것이 효과적이다.

조직에서 간호부서의 최고리더를 채용할 경우라면 권력욕구가 강한 사람을 선택하는 것이 바람직하며, 중간리더는 성취욕구가 강한 사람이 적절하고, 간호사 간의 친목도모와 원활한 의사소통 분위기를 만들기 위해 친화욕구가 강한 사람이 필요하다. 만약 친화욕구가 강하고 권력욕구가 약한 간호사에게 책임과 권한이 주어지는 도전적인 업무에 배정한다면 동기부여가 되지 않아 업무를 성공적으로 마무리하지 못할 것이다. 그러므로 간호사를 선발하고 배치를 할 때에 욕구 수준에 맞는 업무의 난이도를 조정하여 배치한다면 동기부여를 높일 수 있게 된다.

⑤ X-Y이론

맥그리거McGregor는 저서 「기업의 인간적 측면」에서 X이론(권위주의적)과 Y이론(참여적)을 주장하였다.(표 8-2)

X이론 관점에서의 인간은 선척적으로 일하는 것을 싫어해서 가능한 한 일을 적게 하려고 하고, 일에 대한 책임감이 없어서 타인의 지시를 받아서 일을 수동적으로 하며, 본질적으로 자기중심적이고 조직의 요구와 목표에 무관심한 편이다. X이론의 관점에서 조직의 목표를 달성하기 위한 리더의 접근방식은 직접적이어야 하며, 조직구성원의 업무가 제대로 수행되고 있는지 감독하고 통제해야 하므로 명령, 위협, 강제, 처벌 등과 같은 전략을 사용해야 한다.

Y이론 관점에서는 조직구성원이 자신의 목표와 조직의 목표를 통합함으로써 개인의 목표를 달성할 수 있다고 가정한다. 이 이론에서의 인간은 자기주도적이어서 동기부여

가 잘 되면 스스로 일할 의지를 가지며, 일하는 것을 놀이나 휴식이라고 생각하고, 도전하여 더 많은 것을 성취하고자 하고, 책임감을 가지고 업무에 임한다. 또한, 스스로 통제하며 자신의 능력을 발휘하여 성과를 이루어내고 자아실현의 욕구를 충족하게 된다. 그러므로 리더는 조직구성원이 능력을 최대한 발휘할 수 있도록 지지하며 다양한 인간관계의 접근방식을 사용하여 통합을 촉진하는 것이 효과적이다.

간호리더는 최적의 간호를 제공할 수 있는 우수한 자원을 확보하는 데 중요한 역할을 담당하고 있으며, 조직구성원들 간의 팀워크를 증진시키는 환경을 제공하게 되면 조직구성원의 업무만족도가 높아지고, 결과적으로 대상자에게 양질의 간호를 제공할 수 있게 된다.

♥ 표 8-2_ **X-Y이론**

X이론	Y이론
• 가능한 한 일을 피하고 일하는 것을 싫어한다.	• 일하는 것을 놀이나 휴식이라고 생각한다.
• 타인에게 지시를 받아서 수동적으로 일을 하며, 책임을 회피한다.	• 업무에 대해 스스로 책임을 진다.
• 창의력을 발휘하지 않는다.	• 창의력과 상상력이 풍부하며 자율적으로 일을 한다.
• 생리적 욕구와 안전의 욕구 단계에서 동기가 유발된다.	• 모든 욕구 계층에서 동기가 유발된다.
• 조직의 목표를 달성하기 위해서는 외부의 명령, 위협, 처벌이 필요하다.	• 조직의 목표를 달성하기 위해 스스로 통제하여 자아실현 욕구를 충족한다.

출처: 한성숙 외(2006). 간호관리학 II. p.562 수정

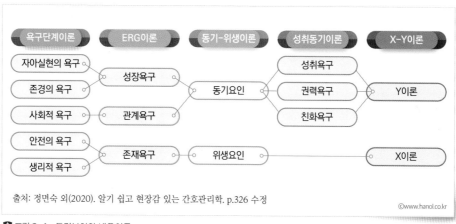

출처: 정면숙 외(2020). 알기 쉽고 현장감 있는 간호관리학. p.326 수정

©www.hanol.co.kr

🛡 그림 8-4_ 동기부여의 내용이론

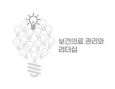

제2절 동기부여 과정이론

과정이론은 동기부여가 이루어지는 심리적, 행동적 과정에 초점을 맞춘 이론으로 기대이론, 공정성이론, 목표설정이론, 강화이론으로 구분할 수 있는데, 이러한 과정을 이해함으로써 개인의 행동에 동기를 부여하는 행동, 상호작용, 맥락을 이해하는 것이 가능하다.

1 기대이론

1. 기대이론의 특징

기대이론은 1960년대 브룸Vroom에 의해 개발되었으며, 업무에서 구성원의 행동을 결정하는 것은 개인의 기대나 동기부여의 매력 정도에 따라 달라진다고 하였다. 또한, 매슬로우의 욕구단계이론, 알더퍼의 ERG이론, 허츠버그의 동기-위생이론은 동기요인이 모든 구성원에게 동일하다고 가정한 반면, 브룸의 이론은 동기부여가 개별화되어 조직구성원에게 원하는 보상이나 긍정적 가치가 주어질 때 행동으로 나타난다고 하였다. 즉, 개인의 노력이 우수한 성과로 평가된다고 믿을 때, 보다 많은 노력을 기울이며 동기부여가 된다는 것이다. 예를 들어, 간호사가 일주일에 2일 지각하면 수간호사가 간호사를 상담하고 다음에 지각할 경우 공식적인 징계조치가 있을 거라고 한다면, 그 간호사는 부정적인 결과가 무엇인지 알고 있기 때문에 다시는 지각을 하지 않는다는 것이다.

기대이론은 노력과 성과 사이에는 양의 상관관계가 있고, 좋은 성과는 바람직한 보상으로 이어지며, 보상은 조직구성원들의 욕구를 충족시키고, 욕구를 충족시키려는 열망은 조직구성원들의 노력이 가치 있다는 것을 보여준다. 기대이론은 기대감, 수단성, 유인성의 곱으로 나타낼 수 있으며, 이를 관계식으로 나타내면 다음과 같다.

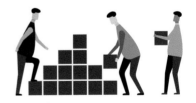

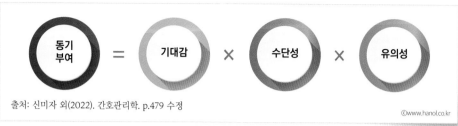

출처: 신미자 외(2022). 간호관리학. p.479 수정

©www.hanol.co.kr

🚓 그림 8-5_ 기대이론

2. 기대이론의 주요 변수

(1) 기대감

기대감(expectancy)은 노력과 성과와의 관계를 나타내며, 자신이 노력을 하면 성과가 향상된다고 기대하는 정도를 말한다. 이를 위해선 적절한 자원을 확보하고 업무를 수행하기 위한 기술과 지원이 필요하다.

(2) 수단성

수단성(instrumentality)은 성과와 보상과의 관계를 나타내며, 업무를 성공적으로 수행하면 보상이 실제로 주어질 것이라고 믿는 정도를 말하며, 성과와 결과 간의 관계에 대한 명확한 이해가 선행되어야 한다. 즉, 업무성과와 생산성이 향상되면 급여 인상, 승진, 휴가, 상급자의 인정 등의 결과가 뒤따라야 한다.

(3) 유의성

유의성(valence)은 보상에 대한 선호도를 나타내며, 업무를 성공적으로 수행한 결과 받은 보상에 대해 개인이 원하는 것이라고 느끼는 중요도를 의미한다. 중요도가 크면 양의 유의성(+)을 가지며, 중요도가 없으면 '0'의 유의성을 가지고, 개인이 원하는 것이 아니라고 느끼는 경우 음의 유의성(+)을 가지게 된다. 이러한 양의 유의성에는 급여 인상, 승진, 휴가, 상급자의 인정 등이 있고, 음의 유의성에는 갈등, 상사의 질책 등이 있다.

개인이 노력을 하면 성과가 향상된다고 기대할수록, 업무를 성공적으로 수행하면 자신에게 보상이 실제로 주어질 것이라는 믿음이 클수록, 그 보상이 본인이 느끼기에 충

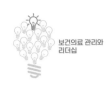

분히 중요하다고 생각할수록 동기부여가 잘된다. 따라서 개인이 업무를 수행한 후 원하는 기대감과 조직이 개인에게 제공하는 보상이 일치해야 한다. 예를 들면, 어떤 간호사가 승진을 위해 새로운 직무를 배우고 그에 합당한 직책에 대한 보상이 주어졌을 때, 승진은 유의성을 나타내며, 업무를 성공적으로 수행하면 그 결과 자신에게도 승진의 기회가 주어질 것이라는 수단성과 기대감을 가지고 동기부여가 된다는 것이다. 따라서 간호리더는 조직구성원들의 기대감, 수단성, 유의성을 정확히 파악하고 이를 높여주어야 한다. 또한, 조직구성원들의 능력에 맞는 교육과 훈련이 이루어져야 하며, 업무를 적절하게 배분하여 성과를 정확하게 측정하고 공개된 기준에 따라 보상을 해야 한다.

2 공정성이론

1. 공정성이론의 특성

아담스Adams에 의해서 개발된 공정성이론은 어떤 직무에 개인이 투입되는 것과 관련해 해당 직무에서 얻을 수 있는 것을 비교하여 동기가 부여된다는 것을 전제로 한다. 비교의 대상은 동일한 조직에서 근무하는 조직구성원, 친구, 이웃, 시스템, 또는 자신이 될 수 있다. 만약, 자신의 투입 대비 산출의 비율이 동일한 업무환경에서 다른 사람의 투입 대비 산출의 비율과 동등하다고 믿는 경우라면 공정성이 존재하고, 그 비율이 동등하지 않으면, 불공정성이 존재한다고 생각한다. 즉, 조직구성원들이 공정성을 느끼면 현재

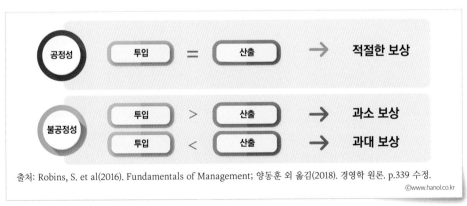

출처: Robins, S. et al(2016). Fundamentals of Management; 양동훈 외 옮김(2018). 경영학 원론. p.339 수정.
©www.hanol.co.kr

그림 8-6_ 공정성이론

의 공정한 상태를 유지하기 위해 노력할 것이며, 불공정성을 느끼면 불공정성을 줄이기 위해 동기부여를 위한 행동을 한다는 것이다. 일반적으로 자신의 투입 대비 산출의 비율이 타인에 비해 적을 때(과소보상)는 투입을 줄이려는 경향이 있고, 타인에 비해 높을 때(과대보상)는 자신의 투입을 증가시키려는 경향이 있다.(그림 8-6)

투입변수는 연령, 성별, 교육, 훈련, 노력, 경험 등이 있고, 산출변수는 급여, 승진 등이 있다. 예를 들면, 한 병원에서 수간호사 이상의 리더급 간호사인 경우 근무연수와 연공서열이라는 투입변수를 기준으로 급여와 승진이라는 산출변수가 이루어져야 한다고 생각하는 반면, 일반간호사인 경우 근무연수와 연공서열 대신 능력과 업무성과라는 변수가 투입변수가 되어야 한다고 생각할 수 있다. 그러므로 간호사의 불공정성 특히 업무 대비 보상이 적은 경우 직무에 대한 불만족, 갈등, 이직 등으로 조직 전체의 성과가 저하될 수 있으므로 간호리더는 인적자원의 특성을 반영한 차별화된 승진전략과 승진평가의 공정성을 유지하기 위한 노력이 필요하다.

2. 불공정성의 해결방안

(1) 투입 변경

불공정하다고 느끼는 경우 불공정 자체가 자신에게 유리한지 불리한지에 따라 투입을 늘리거나 줄이려고 한다. 만약, 과소보상이 이루어지는 경우라면, 업무에 대한 노력을 줄이고, 과대보상이 이루어지는 경우라면, 업무에 대한 노력을 증가시킨다. 또한, 사람은 비용을 최소화하고 이익을 최대화하려는 동기가 있으므로 최대 결과를 얻을 수 있는 방식으로 불공정성을 줄이려는 행동을 하게 된다.

(2) 산출 변경

개인의 투입보다 산출에 중점을 두고 산출의 양을 변화시키는 것을 말하며, 임금이나 근무환경을 개선하여 개인의 산출을 증가시켜서 불공정성을 해결한다.

(3) 투입과 산출의 인지적 왜곡

투입과 산출을 실제적으로 변경시키지 않고 비교대상의 투입 대비 산출 비율이 공정

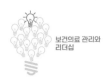
하다고 인지적으로 왜곡시킴으로써 불공정을 해결한다. 이는 외재적 보상과 상관없이 내재적 보상으로 만족하는 경우에 주로 사용되며, 개인이 과대보상을 인지할 때 사용된다.

(4) 장이탈

장이탈(leaving the field)은 불공정성의 강도가 크거나 감당하기 어려운 경우 사용하게 된다. 즉, 불공정성을 느끼는 상황을 떠나는 것으로 개인이 직장을 그만두거나 다른 부서로 이동하거나 결근하는 것 등을 말한다.

(5) 비교대상에게 영향을 줌

비교대상을 문제의 상황으로부터 제거하거나, 비교대상에게 압력을 가하여 불공정성을 해결한다.

(6) 비교대상 변경

비교대상을 변경함으로써 불공정성을 해소하는 방법이다.

③ 목표설정이론

로크Locke의 목표설정이론은 개인이 노력을 기울이는 요인은 업무의 수행에 대한 보상이나 결과가 아니라 목표 그 자체라고 주장하며, 목표는 행동에 대한 추진력과 방향을 제공한다. 또한, 동기부여는 사람들이 장기적인 목표를 추구할 때 직면하는 어려움, 문제에 대하여 어떻게 반응하는지에 따라 결정된다. 이러한 상황에서 전략, 신념, 감정과 같은 동기부여 과정은 어려움을 극복하고 동기를 유지하는 데 도움이 되며, 간호리더는 특수성, 목표 도전성,

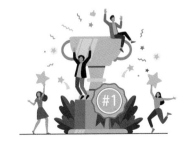

목표 수용성, 피드백 제공 등 목표설정 기준에 따라, 조직구성원들이 가치 있는 목표를 설정하도록 하고, 목표를 성취하는 과정을 지원하며, 적절한 시기에 피드백을 제공하면서 동기를 부여해야 한다.

1. 목표 특수성

목표 특수성은 추상적인 목표를 설정하는 경우보다 목표량과 기간을 제시하는 구체적이고 명확한 목표일 때 성과가 높으며, 구체적이고 명확한 목표는 업무의 성과를 높일 수 있는 행동의 방향성을 제공해 준다.

2. 목표 도전성

목표는 목표를 달성하기 위해 필요한 업무를 수행하는 동안 조직구성원들의 참여와 몰입을 유지할 수 있을 만큼 충분히 도전적이어야 하며, 도전적인 목표는 효율적이고 효과적으로 업무를 할 수 있는 원동력이 된다. 하지만 달성하기 쉬운 목표는 업무에 대한 의욕을 떨어뜨리며 성취만족도가 낮아지는 경향이 있다.

3. 목표 수용성

목표 수용성은 목표의 중요성과 의미를 설명해 주고, 능력에 맞는 목표를 설정해 주며, 적절한 보상을 함으로써 목표를 수용하도록 유도하는데, 이러한 과정을 통해 조직구성원의 만족도가 향상된다.

4. 피드백 제공

목표달성 과정 전반에 걸친 정기적인 피드백은 조직구성원에게 자신감, 성취감 등을 제공하면서 업무가 목표에 도달할 수 있도록 해준다. 또한, 피드백을 할 때에는 스스로 피드백하는 것이 다른 사람으로부터 받는 피드백보다 더 강력한 동기부여 요인이 된다. 그러므로 리더는 조직구성원이 각자의 작은 목표에 도달하면 검토를 수행하여 더 큰 목표를 향한 전반적인 진행사항을 조직구성원들과 공유해야 한다.

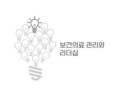
간호리더는 다양한 간호업무 상황과 개인의 특성을 고려하여 도전적이며, 달성가능하고, 성취 가능하며, 측정 가능한 목표를 설정하도록 해야 한다. 또한, 목표설정 과정에는 간호사가 직접 참여하도록 하며, 목표가 달성되는 과정에서 적절한 피드백이 이루어지도록 해야 하며, 달성된 목표에 대해 성과의 크기에 따라 공정한 보상이 이루어져야 한다.

④ 강화이론

스키너Skinner의 강화이론은 동기부여를 학습으로 간주하며 연산 조건화를 통해 학습되어 행동이 변화한다는 이론으로, 사람들은 환경적 자극을 받게 되면 반응행동을 하게 되는데, 그 행동의 결과가 긍정적 결과를 가져오는 행동은 강화되어 반복하게 되고, 부정적 결과를 가져오는 행동은 그만두어 소멸한다는 것이다. 특히, 강화이론에서 조직구성원들은 자신의 행동에 대한 리더의 반응을 통하여 행동이 변하게 되고, 다른 사람들의 행동을 관찰하면서 어떻게 행동해야 할지를 알게 되면서 행동이 변화하게 된다. 리더가 강화의 법칙을 이용하여 행동변화를 실행할 수 있는 전략으로는 긍정적 강화, 부정적 강화, 소거, 처벌의 네 가지 유형이 있다.

1. 긍정적 강화

어떤 행동에 대한 긍정적인 결과를 제공함으로써 그 행동을 반복할 가능성을 증가시키는 것을 말하는데, 예를 들면, 개인의 반복적인 행동을 유도할 수 있는 긍정적 강화요인은 임금인상, 휴가, 칭찬 등이 있으며, 간호단위에서 간호사가 간호업무 재설계에 대한 독창적인 아이디어를 제안한 경우, 간호리더가 그 아이디어를 지지하고 구현될 수 있도록 지원한 결과, 간호사는 스스로 다른 문제에 대한 해결책을 모색하게 된다. 이에 따라 간호사는 행동과 긍정적인 결과 사이의 연관성을 보고 유사한 행동을 반복하도록 동기를 부여받게 된다.

2. 부정적 강화

어떤 행동에 대한 부정적인 결과를 제거하거나 철회함으로써 그 행동의 반복가능성

표 8-3_ 강화이론

강화 유형	강화요인	간호사의 행동
긍정적 강화	임금인상, 휴가, 칭찬	간호리더의 칭찬을 통해 간호사가 문제해결의 방안을 모색하는 행동을 반복하게 된다.
부정적 강화	잔소리, 벌칙, 질책	신규간호사는 업무를 완벽하게 수행할 때까지 감시·감독하는 경력간호사를 피하게 된다.
처벌	징계, 해고, 감봉, 질책	처벌이 존재하는 경우에만 바람직하지 않은 행동을 억제하게 된다.
소거	철회	간호사의 초과근무수당 지급을 철회하면 시간 외 초과근무를 하지 않게 된다.

출처: 신미자 외(2022). 간호관리학. p.483 수정.

을 증가시키는 것을 말하는데, 바람직한 행동의 반복가능성을 유도할 수 있는 부정적 강화요인의 예로는 상사의 잔소리, 벌칙이나 질책의 제거 등이 있고, 부정적인 자극은 긍정적인 행동이 나타날 때까지 계속된다. 예를 들면, 팀 간호전달체계인 외과병동에서 신규간호사가 EMR 기록을 완벽하게 수행할 수 있을 때까지 경력간호사가 매일 감시하고 감독하는 것을 들 수 있다. 하지만 부정적 강화의 문제는 부정적인 자극이 예상치 못한 행동을 일으키고 원하는 행동을 자극하지 못할 수 있기 때문에 주의해야 한다. 왜냐하면, 신규간호사는 경력간호사의 감시·감독으로부터 벗어나기 위해 경력간호사를 피할 수 있기 때문이다.

3. 처벌

바람직하지 않은 행동의 빈도를 줄이는 방법으로 바람직하지 않은 행동에 대하여 부정적인 결과를 제시하거나 긍정적 강화요인을 제거하는 것을 말하는데, 개인이 모니터링되고 업무에 대한 처벌이 존재하는 경우에만 바람직하지 않은 행동을 억제하게 된다. 바람직하지 않은 행동을 제거하기 위한 처벌로는 징계, 해고, 감봉, 질책 등이 포함된다.

4. 소거

어떤 행동에 대하여 긍정적 강화요인을 철회함으로써 반응행동을 감소시키거나 소멸시키는 것을 말하는데, 주로 부정적인 행동의 빈도를 줄이는 데 사용되며 이를 위해 부

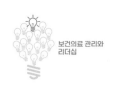

정적인 행동에 따른 보상을 제거하는 것이다. 예를 들면, 근무시간 이후에 늦게까지 열심히 일하는 조직구성원에게 초과근무수당 지급을 철회하거나 근무에 대한 열정을 인정해주지 않게 되면 시간 외 초과근무를 계속하지 않게 될 것이다.

구성원의 행동변화는 긍정적인 강화물인 보상이 성과에 따라 달라진다는 전제하에 잘 이루어진다. 하지만 동일한 보상이 장기간에 걸쳐 반복적으로 이루어진다면 보상의 효과는 약해질 것이다. 따라서 긍정적인 강화는 장기간 과도하게 쓰지 않도록 주의해야 한다.

제3절 리더십과 동기부여의 상호관련성

동기부여이론은 1940년대부터 있었지만 리더십과의 관계가 인식된 것은 최근이며, 리더십의 중요한 특징으로 동기부여의 중요성이 강조되고 있다. 임상지도자로서 간호사는 주로 자율성과 긍정적인 관계에 동기를 부여하고 있으며, 다양한 사람들이 다른 사람들을 동기부여한다는 것을 인식하는 것이 중요하다. 또한, 동기부여는 조직구성원과 신뢰를 구축하는 것이 선행되어야 하며, 실수가 발생했을 때 긍정적인 에너지로 돌리는 것에 초점을 맞추어야 한다. 그리고 리더는 스스로 동기를 부여하고 항상 긍정적인 태도를 가져야 하며, 동기를 감소시키는 잠재적 요인에 대해 인식하고 이에 대응하거나 그런 일이 발생하지 않도록 대응하는 것이 중요하다.

리더는 동기부여 이면에 있는 것이 무엇이며, 동기부여가 조직구성원의 행동과 성과에 어느 정도의 영향을 미칠 수 있는지 이해하는 것이 중요하다. 따라서, 리더는 구성원들의 개인적 가치를 알고 동기유발을 일으키는 요소들이 다양하다는 것을 인지하고 효과적으로 동기를 부여할 수 있는 분위기를 조성해야 하며, 개인의 특성과 상황에 맞는 동기부여 전략을 사용해야 한다.

간호사들이 직접 참여하여 설정한 목표를 달성하기 위해 업무에 임할 때 간호리더가 주변의 장애물을 제거하고 적극적인 지원을 아끼지 않는다면 간호사들의 동기부여는 최고조에 달할 것이다. 리더는 다양한 개인의 욕구를 충족시키고 조직의 목표를 달성할 수 있는 근무환경을 조성해야 한다. 그러기 위해 간호사의 교육훈련, 복리후생과 보상제도를 개선하고 증진한다면 승진요인에 대한 만족도를 높일 수 있을 것이다.

간호조직의 목표달성 여부는 간호대상자에게 질적 간호제공이라는 성과로 나타나고, 이러한 성과의 창출은 실질적으로 간호서비스를 제공하는 간호사들의 인적자원관리를 통해 달성되므로 인적자원의 생산성 향상을 위한 동기부여 전략을 구축해야 한다. 물론, 개인이 조직에서 다양한 요구와 목표를 제공하기 때문에 동기부여 유형과 강도는 조직구성원마다 다르다.

또한, 간호리더는 자신의 업무를 수행하는 최선의 방법을 찾기 위해 노력하기 때문에 동기부여된 조직구성원을 선호하게 되는데, 동기부여된 조직구성원은 동기부여가 되지 않은 조직구성원에 비해 자발적으로 간호조직의 성과를 창출하기 위해 노력하며 생산성이 높다. 이는 동기부여가 조직구성원의 성과를 향상시키는 중요한 요인이 된다는 것을 보여준다. 또한, 간호사의 업무가 자신의 적성과 일치되면 될수록 동기부여가 잘된다. 따라서, 간호사들의 동기부여를 위해 간호사 개개인의 적성과 일치하는 직무설계를 통해 업무에 대한 도전의식과 성취감을 느낄 수 있도록 하는 것이 필요하다. 또한, 리더는 개방적인 의사소통을 통해 동기부여를 촉진하고 조직구성원들이 소속감을 느낄 수 있도록 해야 한다. 즉, 상위리더와 효과적으로 의사소통을 할 수 있는 것만으로 조직구성원들에게 동기를 부여할 수 있다.

결국, 동기부여는 조직구성원들이 동기를 부여하여 업무를 한 뒤 업무에 만족하면 대상자의 만족으로 이어지고 조직의 효능으로 이어진다. 그러므로 조직구성원의 동기부여는 조직의 성공에 중요한 열쇠가 되며, 리더가 조직구성원을 이해하고 동기를 부여하기 위해 행동을 취하면 조직의 생산성은 향상될 것이다.

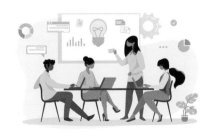

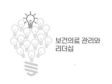
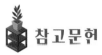 **참고문헌**

- 김광희(2018). 누워서 읽는 경영학원론. 내하출판사.
- 김인경, 문숙자, 이경희, 정연옥, 황지원 외(2020). 최신 간호관리학. 퍼시픽북스.
- 김혜옥, 김요나, 남문희, 어용숙(2019). 간호리더십. 수문사.
- 백기복(2021). 조직행동연구. 창민사.
- 베시 L. 마퀴즈, 캐롤 J. 휴스턴. 장금성, 김미영, 김정아, 박광옥, 이병숙 외 역(2015). 효과적인 관리를 위한 간호 리더십. 정담미디어.
- 서문경애, 권영미, 김숙영, 김혜숙, 임지영 외(2020). 간호관리학. 현문사.
- 신미자, 김성진, 김지미, 김현경, 남정자 외(2022). 간호관리학. 수문사.
- 신철우, 최병우, 김대수, 박중규(2018). 21세기 성공적 경영자를 위한 경영학원론. 탑북스.
- 양동훈, 임효창, 조영복(2018). 경영학원론. 시그마프레스.
- 이윤신, 박성희, 김종경(2014). 간호사의 동기부여, 조직공정성, 직무만족, 재직의도와의 관계. 한국콘텐츠학회논문지, 14(10).
- 임지영(2005). 내부마케팅과 동기부여, 간호조직 유효성 간의 경로모형구축. 간호행정학회지, 11(4).
- 임지영(2006). 병원의 내부마케팅 활동이 간호사의 동기부여에 미치는 영향: Herzberg의 동기-위생요인이론을 기반으로. 간호행정학회지, 12(1).
- 장금성, 이명하, 이태화, 김정숙, 강경화 외(2020). 최신 간호관리학. 현문사.
- 정면숙, 박광옥, 김세영, 김은경, 김종경 외(2020). 알기 쉽고 현장감 있는 간호관리학. 현문사.
- 최진남, 성선영(2021). 스마트 조직행동. 생능.
- 한성숙, 고명숙, 권성복, 김문실, 김용순 외(2006). 간호와 경영. 군자.

- Alderfer, C. P. (1972). Existence, Relatedness and Growth. New York: The Free Press.
- Al-Zawahreh, A., Al-Madi, F. (2012). The Utility of Equity Theory in Enhancing Organizational Effectiveness. European Journal of Economics, Finance and Administrative Sciences, 46, pp.158-170.
- Herzberg, F. (1965). The Motivation to work among Finnish Supervisors. Personnel Psychology, 18, pp.393-402.
- Herzberg, F., Mausner, B., & Snyderman, B. (1959). The Motivation to Work. New York: John Wiley and Sons.
- https://ko.wikipedia.org/wiki/%EA%B3%B5%EC%A0%95%EC%84%B1_%EC%9D%B4%EB%A1%A0.
- Locke, E. A. (1968). Toward a Theory of Task Motivation and Incentives. Organizational Behavior and Human Performance, pp.157-189.

- Marc, J. W., Andrew, D. S. (1982). Managing Behavior in Organizations. GlenviewIII: Scott, Foresman.
- Marquis, B. L., Huston, C. J. (2021). Leadership Roles and Management Functions in Nursing (10th ed.). Wolters Kluwer.
- McClelland, D. C. (1966). That Urge to Achieve, Think, Nov-Dec, pp.19-23.
- Rebecca Patronis A. Jones (2007). Nursing Leadership and Management Theories. Processes and Practice. F. A. Davis Company.
- Robbins, S. P., Coulter, M., & De Cenzo D. (2016). Fundamentals of Management: Essential Concepts and Applications (10th ed.).
- Sally A. Weiss., Ruth M. Tappen., & Karen A. Grimley. (2019). Essentials of Nursing Leadership & Management (7th ed.). F. A. DAVIS.
- Schunk, D. H., Meece, J. R., & Pintrich, P. R. (2020). Motivation in Education: Theroy, Research, and Applications (4th ed.). Pearson Education, Inc..
- Stanley, D. (2017). Clinical Leadership in Nursing and Healthcare (2nd ed.). Wiley blackwell.
- Sullivan, E. J. (2017). Effective Leadership and Management in Nursing (9th ed.). Pearson.
- Vroom, V. H. (1964). Work and Motivations. New York: John Wiley and Sons.

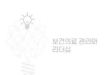

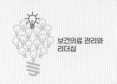
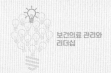
보건의료 관리와
리더십

❶ 욕구단계이론에 대하여 정리하시오.

단 계	설 명
생리적 욕구	
안전의 욕구	
사회적 욕구	
존경의 욕구	
자아실현 욕구	

❷ ERG이론에 대하여 정리하시오.

구 분	설 명
존재욕구	
관계욕구	
성장욕구	

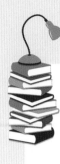

❸ 동기이론과 위생이론을 비교·분석해 보시오.

구 분	설 명
동기이론	
위생이론	
종합의견	

❹ 성취욕구, 권력욕구, 친화욕구를 비교·분석해 보시오.

구 분	설 명
성취욕구	
권력욕구	
친화욕구	
종합의견	

❺ X이론과 Y이론을 비교·분석해 보시오.

구 분	설 명
X이론	
Y이론	
종합의견	

❻ 기대이론의 주요 변수를 정리해 보시오.

구 분	설 명
기대감	
수단성	
유의성	

❼ 강화이론의 유형을 정리해 보시오.

구 분	설 명
긍정적 강화	
부정적 강화	
처벌	
소거	

Part 03

보건의료정책과
글로벌 간호리더십

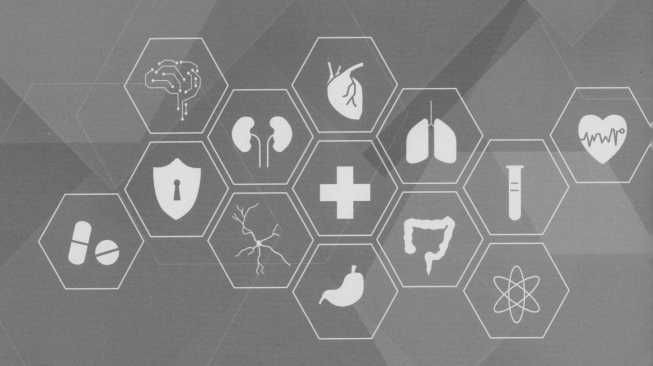

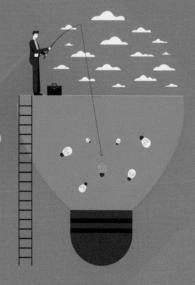

Chapter 09

보건의료정책과 간호리더십

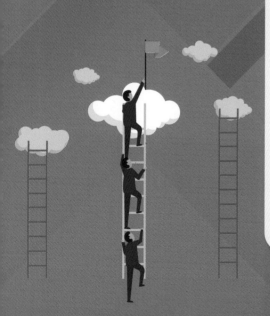

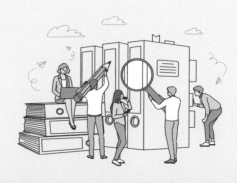

① 보건의료정책의 개념

정책(policy)의 사전적 의미는 '정부나 정치단체, 개인 등이 정치적인 목적을 실현하거나 사회적인 문제를 해결하기 위하여 취하는 방침이나 수단'이다. 정책이란 정치적·행정적 목적을 실현하기 위해 마련한 것으로 사회문제를 해결하기 위한 정부의 공식적인 의사결정이다. 정책에 의해서 우리 일상생활의 모든 것이 만들어지고 영향을 받으며, 채택된 정책은 장기간에 걸쳐 국민의 생활에 광범위하게 영향을 끼친다. 현재 우리나라의 공공정책은 저출산·고령화에 대한 정책적 대응의 필요성이 높아지고 있다. 정책과정은 앤더슨^{Anderson}의 정책과정이 가장 일반화되어 있고, 정책의제를 설정하기 위해 의제설정, 정책형성, 정책채택, 정책집행 및 정책평가의 5단계 과정을 거친다.

1. 의제설정

간호의 많은 의안 중에 토의의제, 진행의제, 결정의제를 거쳐서 문제로 규명되는 의제이며, 환경으로부터 발생한 사회문제가 공적으로 인식되어 하나의 정책의제로 떠오르는 과정이다.

2. 정책형성

의제로 설정된 간호문제의 대안을 찾고 관련 집단들이 참여하여 정책대안을 개발하고 정책으로 전환시켜 나가는 과정이다. 이 과정에서 간호의 쟁점 관련성, 사회적 유의성, 실행가능성을 고려하며 정책이 형성된다.

3. 정책채택

정책채택은 정부가 제기된 문제들을 해결하기 위한 해결책을 채택하는 단계이며, 이 단계에서는 간호 관련 정책채택 방향, 정책채택 조건 등의 문제가 다루어진다.

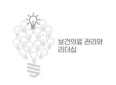

4. 정책집행

정책을 구체화시키는 단계로, 집행은 간호정책을 실행하기 위해 실제 업무가 이루어지는 부서에서 이루어지며, 행정부, 간호부조직에서 집행하게 된다. 집행 단계에서 다양한 변수들로 의도했던 정책목표와 차이가 있을 수 있으며, 피드백이 일어날 수도 있다.

5. 정책평가

간호정책의 집행과정, 결과 등의 정책목적 충족 여부를 판단하는 과정이다. 평가에는 정책의 목표달성 여부, 제한된 자원의 효율적 산출, 대상자에게 자원이 형평성 있게 분배되었는지 등을 평가한다.

보건의료정책은 보건의료와 정책의 개념이 합쳐진 용어로 '보건의료 부문에 관한 정책'이라 할 수 있다. 넓은 의미로는 인구집단의 건강유지 및 증진을 하는 정부나 기타 단체들의 활동이다. 보건의료기본법은 보건의료의 수요·공급에 관한 기본적인 사항을 규정한 것으로, 제3조와 제1조에서는 보건의료를 '국민의 건강을 보호·증진하기 위하여 국가·지방자치단체·보건의료기관 또는 보건의료인 등이 행하는 모든 활동'으로 정의하고 있다. 제2조(기본 이념)에서 보건의료의 목표는 '모든 국민이 인간으로서의 존엄과 가치를 가지며 행복을 추구할 수 있도록 하고 국민 개개인이 건강한 삶을 영위할 수 있도록 제도와 여건을 조성하며, 보건의료의 형평과 효율이 조화를 이룰 수 있도록 함으로써 국민의 삶의 질을 향상시키는 것'으로 하고 있다.

② 보건의료정책의 특징

보건의료정책은 환자와 보건의료전문가를 위한 정책으로 일반적이고 정치적으로 이루어지는 정책과 다른 특징을 가지고 있다. 최근엔 환자와 보건의료전문가뿐만 아니라 전 국민의 복지를 위해서 대상을 점차 넓혀 가고 있다. 보건의료정책의 특징을 살펴보면 다음과 같다.

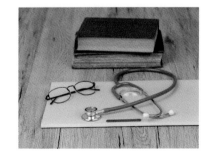

1. 시장경제원리 적용의 한계

보건의료 부문은 일반정책과 달리 일반경제의 원리가 적용되는 것은 아니다. 소비자와 공급자 간 정보의 비대칭성, 수요의 불확실성, 치료의 불확실성, 공급의 법적 독점, 우량재, 외부효과 등의 사회경제적 특성을 지녔다. 따라서 보건의료 부문은 면허제도, 시설과 인력 기준설정, 가격과 질 통제 등과 같은 정부의 적절한 개입이 필요하다.

2. 국가 경제력과의 관련

보건의료정책의 우선순위는 국가 경제력과 밀접한 관계가 있다. 국가의 경제성장은 의료기술 발전, 질병퇴치, 국민의 영양상태 향상과 개인위생의 개선 등으로 기대수명 증가와 사망률을 현저히 낮추는 결과를 보였다. 보건의료정책은 국가마다 유형과 발전의 수준이 매우 다양한 양상으로 나타나는데 국가들의 다양한 정치체계와 그 환경 속에서 보건의료정책의 발전 경로와 수준이 결정된다.

3. 정책 파급효과의 광범위

의식주의 만족에 기인하던 기본적인 욕구는 차츰 변화하여 보건의료서비스 영역에 관심을 가지게 되었다. 기본적 욕구에 포함되어 가는 보건의료서비스는 국민에게 미치는 효과를 가지고 있기 때문에 보건의료정책은 국민 모두에게 지대한 영향을 준다. 보건의료정책은 효과의 범위가 광범위하고 장기간 파급효과가 있어 국가의 적극적인 개입과 간섭이 요구된다. 2003년 중증급성호흡기증후군(Severe Acute Respiratory Syndrome; SARS), 2009년 신종플루, 2015년 중동호흡기증후군(Middle East Respiratory Syndrome; MERS) 사태, 코로나바이러스감염증-19(COVID-19)는 전 국민의 일상생활에 지대한 영향을 주었으며 경제적 파급효과는 상당 기간 지속되었다.

4. 형평성 강조

건강은 인권적 가치이기 때문에 건강불평등은 건강권의 침해로 이해되고, 만일 방치된다면 기존의 사회경제적 불평등마저 악화시킬 수 있다. 일반정책과는 달리 보건의료정책은 인간생명을 다루어야 하는 위험요소로 인해 효율성에 앞서 형평성이 강조된다.

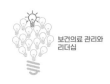

5. 욕구 폭발 현상

건강보험의 도입, 소득 및 의식수준의 향상 등으로 국민의 의식수준이 높아지고 건강에 대한 관심도 증가하며, 이에 보건의료서비스에 대한 국민들의 욕구가 급속히 증가하고 있다. 인구의 고령화, 만성질환의 증가, 의식수준 향상에 따른 건강에 대한 관점의 변화는 보건의료서비스의 요구 증가를 초래하게 되었다. 의료에 대한 욕구 상승은 생명유지와 같은 인간의 기본욕구가 아닌 삶의 질 향상이라는 상승된 의료욕구로 표현되고 있다.

③ 보건의료정책 가치

1. 형평성

형평성의 개념은 사회적 정의(social justice), 평등(equality), 배분적 정의(distributive justice), 기회균등 혹은 공평성(fairness) 등 각 학계마다 다양하게 사용되고 있다. 일반적으로 형평성은 단순한 평등이 아니라 평등하면서도 동시에 정당한 것으로 정의내릴 수 있다. 보건의료 부문에서 형평성은 동등한 의료 필요가 있는 사람에게 동등한 접근을 보장하고, 동등한 의료의 이용을 보장하며, 궁극적으로 공평한 수준의 건강 결과를 달성하는 것이라 할 수 있으며, 보건의료에서의 비형평성은 계층 간, 지역 간, 제도 간에 건강권이 보장되지 않을 때 나타난다.

(1) 계층 간의 비형평성

소득, 교육 수준, 직업 등의 사회·경제적 지위에 따라 구조적인 차이가 발생하는 것은 결코 바람직스럽지 못하다.

(2) 지역 간의 비형평성

보건의료서비스에 대한 지리적 격차, 접근성 격차로 인한 지역 간의 비형평성을 초래할 수 있다.

(3) 제도 간의 비형평성

1990년 이후 건강보험수가와 의료급여수가의 통합으로 차별 진료가 상당히 개선되고 있지만 과도한 비급여 의료서비스로 인한 높은 본인부담금으로 경제적 접근의 형평성에 대한 고려가 필요하다.

2. 자유

인간은 본래 외부로부터의 구속을 벗어나기 위해 개인적 노력뿐만 아니라 집단적, 사회적 노력을 하고 있다. 자유는 개인이 간섭 없이 행동할 권리이다. 사회적 위험에 대한 집단적 대처, 강제가입 등은 보편적인 제한에 의해 부여된 자유를 반영하고 있다.

3. 생산성

생산성이란 투입에 대한 산출의 비율을 높이고 목표 달성도를 극대화시키는 것을 의미한다. 생산성의 개념도 투입과 산출의 비율의 관점에서 벗어나 효과성, 질(quality), 형평성, 고객만족 등을 포함하는 방향으로 확대되고 있다. 국민의 의료욕구는 다양하고 무한하여 어떤 국가의 보건의료체계도 이를 모두 충족시킬 수는 없다. 모든 국가는 투입된 노력과 비교하여 성과를 최대화하기 위한 노력을 기울이고, 보건의료 부문에서도 생산성의 요구가 대두되고 있다.

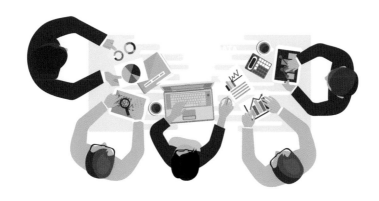

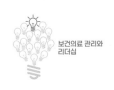
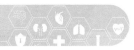
제2절 **보건의료와 사회보장제도**

1 사회보장의 개념

사회보장은 독일의 비스마르크^{Bismarck}에 의해 질병보험(1883), 산재보험(1884), 노령 및 폐질보험(1889) 등의 사회보장제도가 국가적 차원에서 도입되었고, 1935년 세계 대공황 극복을 위해 미국에서 사회보장법이 제정된 이후 1942년 영국의 베버리지(beveridge) 보고서에 의해 사회보장에 대한 이론과 원칙이 수립되었다. 베버리지의 사회보험과 관련 서비스(social insurance and allied service) 보고서에서는 사회보장을 '부상·실업·질병·재해·가구주의 사망 등으로 인해 소득이 중단된 경우의 대처, 노령으로 인한 퇴직이나 타인의 사망에 의한 부양 상실에 대비, 출생·사망·결혼 등과 관련된 특별한 지출을 감당하기 위한 소득보장'으로 설명하였고, 우리나라에서는 사회보장기본법 제3조 제1호에 '출산, 양육, 실업, 노령, 장애, 질병, 빈곤 및 사망 등의 사회적 위험으로부터 모든 국민을 보호하고 국민 삶의 질을 향상시키는 데 필요한 소득·서비스를 보장하는 사회보험, 공공부조, 사회서비스'로 정의내리고 있다. 사회보장은 모든 국민이 다양한 사회적

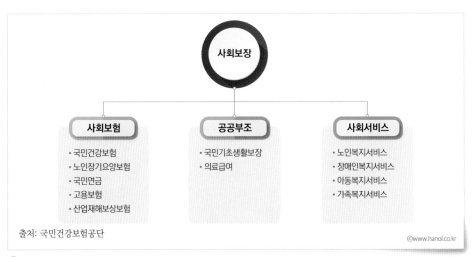

출처: 국민건강보험공단

© www.hanol.co.kr

📷 그림 9-1_ 우리나라의 사회보장 체계도

위험으로부터 벗어나 행복하고 인간다운 생활을 향유할 수 있도록 자립을 지원하며, 사회참여·자아실현에 필요한 제도와 여건을 조성하여, 사회통합과 행복한 복지사회를 실현하는 것을 기본 이념으로 하고 있다(사회보장기본법 제2조). 우리나라 사회보장체계를 살펴보면 〈그림9-1〉과 같다.

② 사회보장제도의 종류

사회보험이란 '국민에게 발생하는 사회적 위험을 보험방식으로 대처함으로써 국민의 건강과 소득을 보장하는 제도'(사회보장기본법 제3조 제2호)를 말한다. 우리나라 사회보험제도로는 질병과 부상에 대한 국민건강보험, 업무상의 재해에 대한 산업재해보상보험, 폐질·사망·노령 등에 대한 연금보험, 실업에 대한 고용보험, 고령화 시대에 치매 등을 대비한 노인장기요양보험 등이 있다. 사회보험은 사회의 연대성과 강제성이 적용되기 때문에 민간보험과는 구별되고 사회보험과 민간보험 차이는 다음과 같다.

표 9-1_ **국민건강보험과 실손의료보험 비교**

구 분	국민건강보험	민간보험(실손의료보험)
보장범위	국민의 질병·부상에 대한 예방·진단·치료·재활과 출산·사망 및 건강증진에 대하여 보험급여 실시(국민건강보험법 제1조)	보험회사가 피보험자의 질병 또는 상해로 인한 손해(의료비에 한정)를 보상하는 상품
가입대상	• 국내에 거주하는 국민(국민건강보험법 제5조) • 제외: 의료급여 수급권자 등	• 임의가입
보장사항	• 가입자와 피부양자의 질병, 부상, 출산 등에 대하여 요양급여를 실시(국민건강보험법 제41조) 1. 진찰·검사 2. 약제(藥劑)·치료재료의 지급 3. 처치·수술 및 그 밖의 치료 4. 예방·재활 5. 입원 6. 간호 7. 이송	• '국민건강보험법에서 정한 요양급여 또는 의료급여법에서 정한 의료급여 중 본인부담금'과 '비급여(상급 병실료 차액 제외)'를 합한 금액의 80~90%에 해당하는 금액(표준약관) ※ 국민건강보험법 또는 의료급여법에 따라 보건복지부장관이 정한 비급여대상
보장일수	• 제한 없음(질병 완치 시까지 보장)	• 입원: 발병일로부터 365일 • 통원: 연간 180회 • 처방조제비: 연간 180건
보장금액	• 제한 없음 • 법정본인부담금 및 비급여 제외 본인부담상한제(2019) 당해 연도 총 의료비 본인부담금 총액 81~580만원 이상인 경우 환급(소득수준에 따라 7단계 차등적용)	• 국민건강보험급여를 제외한 본인부담금 중 일부와 비급여 보상(2019년 3월 기준)본인부담금+비급여 금액 합계액의 80~90% 보상 • 입원: 5천만원 한도 • 통원(외래+처방조제비): 회당 합산하여 30만원 이내 ※ 2017년 4월부터 기본형과 특약(도수치료 등)을 별도 구매하는 상품으로 개편됨
계약갱신	평생 의무가입	1년 단위

출처: 국민건강보험 https://www.nhis.or.kr/nhis/policy/wbhada02800m01.do

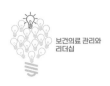

1. 국민건강보험

국민건강보험제도는 국민의 질병·부상에 대한 예방·진단·치료·재활과 출산·사망
및 건강증진에 대하여 보험급여를 실시함으로써 국민보건 향상과 사회보장 증진을 보
장하기 위해 도입된 사회보장제도이다. 국민건강보험은 1963년에 의료보험법 제정으로
출발하여 1977년에 500인 이상 사업장근로자를 대상으로 최초 강제 적용한 의료보험
이 실시되었으며 1989년 전 국민건강보험이 적용되었다.

국민건강보험은 보건복지부, 국민건강보험공단, 건강보험심사평가원에 의해 관리 운
영되고, 보건복지부는 건강보험 관련 정책 결정, 건강보험사업을 관장하고 있다. 국민건
강보험은 재산과 소득 같은 부담능력에 따라 보험료가 차등 부과되고, 보험급여는 균
등하게 보장되는 특성을 지니고 있다.

2. 국민연금

국민연금제도는 소득 활동기에 보험료를 납부해 미래를 대비하는 소득보장제도이다.
국민연금제도는 강제가입으로, 1988년 1월 1일부터 시행되었다. 가입 대상자는 국내
거주 18세 이상 60세 미만의 국민이고, 별도의 연금에 가입하고 있는 공무원, 군인, 사
립학교 교직원, 별정 우체국 직원은 제외되며 사업장가입자와 지역가입자, 임의가입자
및 임의계속가입자로 구분된다. 직장가입자의 경우 본인과 사업장의 사용자가 각각 절
반씩 부담하며, 지역가입자·임의가입자·임의계속가입자는 보험료를 본인이 전액 부담
하고 있다.

3. 고용보험

고용보험은 고용보험법 제1조에 의거 사후적, 소극적 사회보장인 실업보험과 사전적,
적극적 노동시장정책인 고용안정사업·직업능력개발사업이 연계된 사회보험제도로 1인
이상의 모든 사업장에 적용된다. 고용보험의 업무담당기관은 고용노동부 고용센터(피보
험자 관리, 실업급여 지급, 고용안정사업 관련 각종 지원업무, 직업능력개발 관련 각종 지원업무)와 근로복지공단(고용보험
가입, 보험료 징수, 보험사무조합인가 등)이다.

4. 산업재해보상보험

산업재해보상보험은 우리나라 사회보험제도의 효시로 1964년에 도입된 산업재해보상보험법 제1조로 실시되고 있는 사회보험제도이다. 요양급여, 휴업급여, 장해급여, 간병급여, 유족급여, 상병보상연금, 장의비, 직업재활급여 등이 있다. 산업재해보상보험은 사업주가 보험료를 전액 부담하며, 근로자의 업무상 재해가 발생할 경우 무과실책임주의를 적용하여 사용자의 고의나 과실책임을 묻지 않는다.

5. 노인장기요양보험

노인장기요양보험제도는 고령이나 노인성 질병 등의 사유로 일상생활을 혼자서 수행하기 어려운 노인 등에게 신체활동, 가사활동 지원 등의 서비스를 제공하여 노후의 건강증진과 생활안정을 도모하고 그 가족의 부담을 감소시켜 국민의 삶의 질 향상을 목적으로 시행하는 사회보험제도이다. 2001년 8월 고령화시대에 대비 노인요양보장제도를 도입 발표하였고, 2005년 노인장기요양보험법(안)을 입법 추진하였으며, 6개 시·구·군에서 1차 시범사업을 거쳐 2008년 7월 시행되었다. 노인장기요양보험제도와 기존 노인복지서비스체계를 비교하면 다음과 같다.

표 9-2_ **노인장기요양보험제도와 기존 노인복지서비스체계 비교표**

구 분	노인장기요양보험	기존 노인복지서비스체계
관련법	• 노인장기요양보험법	• 노인복지법
서비스 대상	• 보편적 제도 • 장기요양이 필요한 65세 이상 노인 및 치매 등 노인성 질병을 가진 65세 미만자	• 특정 대상 한정(선택적) • 국민기초생활보장 수급자를 포함한 저소득층 위주
서비스 선택	• 수급자 및 부양가족의 선택에 의한 서비스 제공	• 지방자치단체장의 판단(공급자 위주)
재원	• 장기요양보험료 + 국가 및 지방자치단체 부담 + 이용자 본인 부담	• 정부 및 지방자치단체의 부담

출처: 국민건강보험공단 https://www.longtermcare.or.kr/npbs/e/b/101/npeb101m01.web?menuId=npe0000000030&zoomSize=

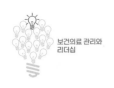

③ 보건의료 관련법과 간호실무

보건의료법령은 다양하고 복잡한 보건의료 환경의 변화 속에서 일하는 보건의료인들을 통제하는 기능뿐 아니라 법을 바르게 이해함으로써 보건의료를 촉진시키는 역할을 한다. 보건의료와 관계된 우리나라 법령의 체계는 다음과 같다.

1. 헌법

가장 상위법인 헌법 중 보건에 관한 규정은 제34조, 제35조, 제36조가 있다.

(1) 제34조

❶ 모든 국민은 인간다운 생활을 할 권리를 가진다.
❷ 국가는 사회보장·사회복지의 증진에 노력할 의무를 진다.
❸ 국가는 여자의 복지와 권익의 향상을 위하여 노력하여야 한다.
❹ 국가는 노인과 청소년의 복지향상을 위한 정책을 실시할 의무를 진다.
❺ 신체장애자 및 질병·노령·기타의 사유로 생활능력이 없는 국민은 법률이 정하는 바에 의하여 국가의 보호를 받는다.
❻ 국가는 재해를 예방하고 그 위험으로부터 국민을 보호하기 위하여 노력하여야 한다.

(2) 제35조

❶ 모든 국민은 건강하고 쾌적한 환경에서 생활할 권리를 가지며, 국가와 국민은 환경보전을 위하여 노력하여야 한다.
❷ 환경권의 내용과 행사에 관하여는 법률로 정한다.
❸ 국가는 주택개발정책 등을 통하여 모든 국민이 쾌적한 주거생활을 할 수 있도록 노력하여야 한다.

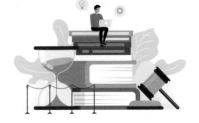

(3) 제36조

① 혼인과 가족생활은 개인의 존엄과 양성의 평등을 기초로 성립되고 유지되어야 하며, 국가는 이를 보장한다.

② 국가는 모성의 보호를 위하여 노력하여야 한다.

③ 모든 국민은 보건에 관하여 국가의 보호를 받는다.

2. 보건의료에 관한 법령

보건의료에 관한 법령들은 헌법에서 위임받은 내용을 구체화한 것으로 특별법과 일반법에 있어서는 특별법이 일반법에 우선하여 효력이 발생하며, 신법과 구법에 있어서는 신법이 구법에 앞서 적용된다. 간호사는 대상자의 요구 충족과 최적의 건강 성취 및 실현을 돕기 위해 간호과정을 통하여 간호행위를 한다. 이때 간호기준 및 업무지침으로 활용되는 것이 각종 법령, 규정, 기준, 지침, 업무분장표 등이다. 「보건의료기본법」에서는 보건의료인의 책임과 권리를 규정하고 평생 국민건강관리체계와 주요 질병관리체계를 이해하여 간호실무에서 활용하도록 한다. 의료법은 특히 간호사의 실무와 연결된 내용이 많은 법이다. 간호사의 면허요건에 대해 설명하고 있으며 의료기관이 실시하는 가정간호에 대해 상세하게 규정하고 있어 실무에 도움을 주는 내용이다.

의료법 제2조에 의료인의 정의와 의료인의 임무를 설명하고 있다. 이 법에서 '의료인'이란 보건복지부장관의 면허를 받은 의사·치과의사·한의사·조산사 및 간호사를 말한다. 간호사의 임무는 ① 환자의 간호요구에 대한 관찰, 자료수집, 간호판단 및 요양을 위한 간호, ② 의사, 치과의사, 한의사의 지도하에 시행하는 진료의 보조, ③ 간호요구자에 대한 교육·상담 및 건강증진을 위한 활동의 기획과 수행, 그 밖의 대통령령으로 정하는 보건활동, ④ 법 제80조에 따른 간호조무사가 수행하는 가목부터 다목까지의 업무보조에 대한 지도로 명시하고 있다.

의료법 시행령 제2조에 규정된 간호사의 업무 중 대통령으로 정하는 보건활동은 ① 농어촌 등 보건의료를 위한 특별조치법 제19조에 따라 보건진료 전담공무원으로서 하는 보건활동, ② 모자보건법 제10조 제1항에 따른 모자보건전문가가 행하는 모자보건활동, ③ 결핵예방법 제18조에 따른 보건활동, ④ 그 밖의 법령에 따라 간호사의 보건활동으로 정한 업무 등이다.

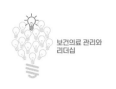

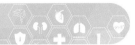

보건의료정책 형성에서의 간호

❶ 대한간호협회의 정책과 집행

대한간호협회는 의료법 제28조에 의해 설립된 간호사 중앙회로서, 회원의 자질향상 도모, 직업윤리 준수, 회원의 권익옹호와 국민건강증진 및 국제교류를 통한 간호사업 발전에 기여함을 설립목적으로 하고 다음과 같은 사업을 하고 있다.

❶ 국민건강증진에 관한 사항

❷ 간호윤리 및 저작권 관리에 관한 사항

❸ 보건의료제도의 조사연구 및 간호업무와 개선에 관한 사항

❹ 간호학 연구 및 학술발전에 관한 사항

❺ 간호교육 발전 및 교육제도 개선에 관한 사항

❻ 간호사 보수교육에 관한 사항

❼ 간호사의 권익옹호와 복지 및 취업알선에 관한 사항

❽ 기관지(회지, 신문) 및 간호학 관계서적 발간에 관한 사항

❾ 대한간호협회(KNA) 연수원 운영에 관한 사항

❿ 보건 및 사회복지사업에 관한 사항

⓫ 한국간호교육평가원 등 출연기관 지원에 관한 사항

⓬ 간호사업에 대한 관계부처와의 협의 및 건의에 관한 사항

⓭ 간호업무의 국제교류에 관한 사항

⓮ 제 단체와의 상호 협조 및 교류에 관한 사항

⓯ 간호사국가시험 및 면허자격관리에 관한 사항

⓰ 기타 협회의 목적달성을 위하여 필요한 사업

간호협회는 2020년도 사업계획안을 발표하고 장기사업계획은 '간호 100년 대계를 향한 도전과 혁신' 비전 아래 6대 목표, 31개 과제, 86개 세부과제를 설정하였다. 6대

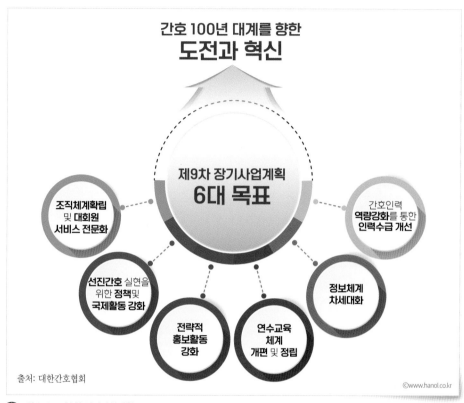

출처: 대한간호협회

©www.hanol.co.kr

그림 9-2_ 제9차 장기사업계획

목표는 ❶ 조직체계 확립 및 대회원 서비스 전문화, ❷ 선진간호 실현을 위한 정책 및 국제활동 강화, ❸ 전략적 홍보활동 강화, ❹ 연수교육체계 개편 및 정립, ❺ 정보체계 차세대화, ❻ 간호인력 역량강화를 통한 인력수급 개선 등이다.

'조직체계 확립 및 대회원 서비스 전문화'를 위해 조직체계 강화, 조직운영 전문화, 대회원 서비스 전문화, 재무업무 체계 개선을 한다. '선진간호 실현을 위한 정책 및 국제활동 강화'를 위해 간호교육제도 혁신, 면허·자격체계 정립 및 법·제도 개선, 고용 및 노동조건 개선, 간호보험정책 실현, 장기요양보험 정책 및 제도 개선, 지역사회 간호정책사업 추진, 국가재난 상황에 대비한 간호시스템 구축, 간호정보 구축, 한국형 글로벌 간호리더십센터 운영, 국제간호 교류 활성화를 한다. 또한 '전략적 홍보활동 강화'를 위해 홍보 콘텐츠 다각화, 간호사 인식개선 및 이미지 제고, 언론·유관단체 네트워크 활성화, 인터넷 간호사신문 운영, 간호역사 바로 알리기를 하고, '연수교육체계 개편 및 정립'으

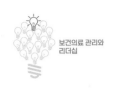

로 교육 기획 및 연구 강화, 교육 프로그램 개발·운영·평가 전문화, 면허 및 자격관리 활동 강화, 도서출판사업 활성화를 한다. '정보체계 차세대화'를 위해 정보인프라 강화, 정보시스템 운용의 효율화, 차세대 정보시스템을 구축하고, '간호인력 역량강화를 통한 인력수급 개선'을 위해 조직운영체계 강화, 취업교육 프로그램 다양화 및 활성화, 취업 유지를 위한 고용서비스 및 사후관리 강화, 홍보 및 네트워크 활성화, 취업관리 시스템 구축에 힘쓰고 있다.

❷ 간호 관련 주요 정책

1. 유휴 간호인력 활용정책: 간호인력 취업지원센터 운영

우리나라의 간호사 면허등록 현황은 2010년 270,274명에서 2019년 414,983명이나 그중 활동 간호사는 215,293명으로 활동비율이 51.9%로 많은 수의 간호사가 면허를 갖고 있지만 활동하지 않아 경력단절을 겪고 있다. 대한간호협회는 2007년 5월, 교육인 적자원부로부터 '고학력 경력단절 여성 커리어 코칭시스템 구축' 사업비를 지원받아 유 휴간호사 289여명을 교육시켜 171명을 중소병원에 취업시켰는데, 이는 정부의 간호사 부족을 간호대학 입학정원 증원정책으로 해결하려는 것에 대한 대한간호협회 차원의 대안이었다.

2. 간호·간병통합서비스제도

간호·간병통합서비스는 환자와 보호자의 간병 부담을 덜어주고자 도입되었으며, 간 호사가 24시간 전문간호서비스를 전담하여 간병인이나 보호자 없이 입원생활을 할 수 있도록 하는 것을 주요 골자로 한다.

의료법 제4조의2(간호·간병통합서비스 제공 등)에 의하면 간호·간병통합서비스란 '보건복지부 령으로 정하는 입원환자를 대상으로 보호자 등이 상주하지 아니하고 간호사, 법 제80 조에 따른 간호조무사 및 그 밖에 간병지원인력에 의하여 포괄적으로 제공되는 입원서 비스'로 명시되어 있다. 병동환경(시설·장비 등), 적정 제공인력 배치 및 환자 안전관리 등 통 합서비스 제공에 필요한 여건을 갖춘 병동에서 시행되며 보호자나 간병인이 상주하지

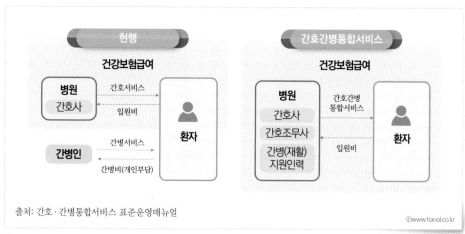

출처: 간호·간병통합서비스 표준운영매뉴얼

©www.hanol.co.kr

그림 9-3_ 간호·간병통합서비스제도

않고 간호사, 간호조무사 등 전문간호인력이 팀을 이루어 제공하는 입원서비스이다. 보호자가 없어도 간호인력이 환자에게 더 많이 찾아가니 예방적 간호활동이 이루어질 수 있어 환자에게 안전한 간호가 제공될 수 있다.

간호·간병통합서비스는 2013년 시범사업을 시작하였고, 2016년 300개 기관으로 확대되었다. 2015년 중동호흡기증후군의 유행은 간호사들이 감염 예방에 효과가 있는 인력임이 입증되면서 간호·간병통합서비스 사업이 더욱 탄력을 받게 되었다.

기대효과는 다음과 같다.

❶ 전문간호인력이 기본간호를 포함한 전문간호서비스를 제공함으로써 입원간호서비스의 질이 향상된다.

❷ 병동환경 개선으로 환자안전이 확보되고, 간병인과 보호자가 상주하지 않아 쾌적하고 조용한 병실환경이 조성되며 환자 감염 및 감염병 예방이 가능하다.

❸ 간병으로 인한 사회적, 경제적 부담이 경감되어 환자 및 보호자의 만족도가 향상된다.

간호·간병통합서비스 병동간호업무는 환자 중심으로 개선된 병동에서 전문간호인력이 팀을 구성하여 간호서비스를 제공함으로써, 간호대상자의 건강 요구를 충족시키고, 치유·안녕에 도움을 주기 위하여 행하는 일련의 입원간호활동을 말한다.

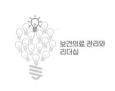
간호·간병통합서비스 병동간호의 원칙은 다음과 같다.

① 환자에게 1일 24시간 연속적으로 간호·간병통합서비스를 제공한다.
② 환자 중증도 분류에 근거하여 환자의 간호 요구를 파악하고 간호서비스를 제공한다.
③ 모든 간호서비스는 전문간호인력에 의해 제공되고, 제공인력 중심의 팀 간호체계를 운영하며, 정보교류를 통해 서비스의 일관성을 유지한다.
④ 입원 시 환자와 보호자를 대상으로 문제 및 요구를 사정·계획하여 간호서비스를 제공하고 평가한다.
⑤ 각 제공기관의 정해진 지침에 따라 표준화된 간호서비스를 제공한다.

간호·간병통합서비스 병동간호의 목표는 다음과 같다.

① 간호·간병통합서비스는 환자의 자가간호 요구를 충족시키기 위해 환자가 자신의 능력범위 내에서 일상적 활동을 극대화할 수 있도록 전문적으로 돕는 것에 중점을 둔다.
② 기본간호 제공 수준을 높여 안전하고 질 높은 간호를 제공한다.
③ 환자의 안전관리를 위하여 주기적·지속적으로 평가하고 예방활동을 수행한다.
④ 주기적인 간호순회(⑩ 의도적 간호순회)를 실시하며, 필요시 신속하게 환자의 불편을 해소한다.

3. 간호인력체계 개편

보건복지부는 2013년 2월 '간호인력체계 개편안'을 발표하였고, 개편안의 주요 내용은 현행 간호조무사제도는 폐지하고 간호사-간호조무사 인력을 하나의 체계 내에서 3단계(간호사-1급 간호지원사-2급 간호지원사)로 개편하며, 교육과 경력에 따라 상위 간호인력으로 승급할 수 있는 경로를 설계하겠다는 것이다. 개편안의 정책목표는 간호사부족 해소에 있었는데, 간호사와 간호조무사의 업무 정립이 되었지만, 구체적인 행위에 있어서는 아직 입법화되지 않았기 때문에 현장에서 혼란이 있을 수 있어 조속히 간호사와 간호조무사의 업무가 하위법에 구체적으로 명시되도록 해야 할 것이다.

4. 간호법

간호법은 간호업무범위, 간호전문인력의 양성·수급 및 근무환경 개선 등에 관한 사항을 법으로 규율하여 간호서비스의 질을 향상시켜 국민건강증진을 도모하기 위한 법률이다. 의료법은 1951년에 제정된 것으로 다양한 의료인이 한데 묶인 채 간호사의 역할에 대한 언급이 미비하다. 간호법이 존재하는 나라는 미국, 유럽, 아프리카 등 90개국이며, OECD 국가 중 아시아에서 간호법이 없는 나라는 우리나라가 유일하다.

1970년대 후반부터 이미 의료법의 간호 관련 조항만으로는 간호사의 업무증진과 법적 지위가 제한된다고 판단하고, 1980년 제47회 정기 대의원 총회에서 정부 측에 간호 단독법 제정을 촉구하는 건의문을 채택했다. 2000년대 초반부터 간호인력 개편 논의를 시도하였으나 이루어지지 못하였다.

2015년 12월 29일 간호서비스의 질 저하 방지와 국민건강의 향상을 위하여 간호사의 업무를 구체화하는 의료법 개정이 이루어지게 되었다. 개정 전 의료법(법률 제13605호)에서는 간호사의 업무를 '상병자나 해산부의 요양을 위한 간호 또는 진료보조 및 대통령령으로 정하는 보건활동'으로 규정하였으나 개정 후 의료법(법률 제13658호)에서는 간호사의 업무를 구체화하고 간호조무사에 대한 지도업무도 신설하였다.

간호업무와 관련하여 2015년 12월 의료법 일부개정이 이루어졌고, 2018년 3월 27일 전문간호사의 자격기준이 '전문간호사 자격인정 등에 관한 규칙'의 시행규칙 차원에서 의료법의 법률 차원으로 상향되어 전문간호사에 대한 법적 근거가 명확해졌다.

간호법의 제정이 필요한 이유를 살펴보면 다음과 같다.

❶ 간호보조인력과 명확한 업무

의료법 제27조(무면허 의료행위 등 금지)를 보면 "의료인이 아니면 누구든지 의료행위를 할 수 없으며 의료인도 면허된 것 이외의 의료행위를 할 수 없다."라고 명시되어 있다. 간호조무사는 보조인력으로, 독자적인 의료행위를 할 수 없다. 하지만 방문간호조무사는 비위관 삽입, 욕창 처치 및 투약, 영양관리, 유치 도뇨관 삽입 및 관리, 기관 절개관 관리 등의 간호사 업무를 하고 있어 간호사와 간호조무사 간의 업무범위의 경계가 불명확한 것이 현실이다.

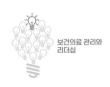
❷ 간호사 근무환경 개선 및 질 높은 간호서비스 제공

간호법 제정을 계기로 간호사의 근무환경 개선 및 이직률 감소, 질 높은 간호서비스의 제공을 기대할 수 있다.

❸ 전문간호사 활동영역 확대

현재 의료법은 의사를 중심으로 한 법으로, 간호업무를 의사의 진료보조로 규정하고 있다. 이는 간호사의 전문적인 업무를 나타내지 못하고 있으며, 보건, 마취, 정신, 가정, 감염관리 등 13개의 전문분야에서 높은 수준의 전문가적 간호를 담당하고 있다. 이런 현실을 반영하여 13개 자격분야를 현실성 있게 정비하고, 구체적인 업무범위 등을 고려한 보상체계 강화 방안을 검토하기 위한 연구를 추진한다면 전문간호사의 활성화에 이바지할 수 있을 것으로 기대한다.

간호법은 질 높은 간호서비스를 제공하기 위한 것으로 다음과 같은 골자를 가지고 있다.
① 간호사 업무범위 명확화
② 간호종합계획 5년마다 수립, 3년마다 실태조사
③ 환자 안전 위해 적정 간호사 확보와 배치
④ 처우개선 기본지침 제정, 재원 확보방안 마련
⑤ 간호사 인권침해 방지 조사, 교육의무 부과

간호법의 주요 추진 내용은 다음과 같다.
① 초고령사회와 만성질환으로 인한 질병구조 변화에 부응하는 합리적 간호전달체계 법제화
② 의료기관과 지역사회에 산재된 간호영역의 통합 법제화
③ 보건의료환경 변화에 부응하는 간호사 업무체계 법제화
④ 전문간호사 업무 법제화 및 조산원·조산사 역할 및 업무 확대 법제화
⑤ 간호보조인력에 대한 간호사의 지도·감독권 및 위임 불가 업무 법제화
⑥ 간호정책 수립 및 간호사와 간호보조인력 수급 조정을 위한 정부 내 간호정책위원회 의결기구 법제화

❼ 환자안전과 간호사 노동강도 개선을 위한 간호사 법정인력기준 상향 법제화

❽ 간호사와 간호보조인력의 교육과정 및 교육기관 인증평가 법제화를 추진하고 있다.

제4절 보건의료정책의 변화

❶ 제1차 국민건강보험종합계획

COVID-19는 우리의 일상을 변화시켰고, 일상의 변화는 새로운 보건의료정책 수요를 창출하고 있다. 건강과 안전인식이 강화되었고, 온라인의 일상화 속에서 디지털 케어 활용을 촉진하고 있다. COVID-19 충격의 단기적 대응뿐 아니라 미래 보건의료시스템의 기반을 확대하기 위해 '미래 감염병에 대응하는 공공보건의료체계 강화', '환자중심 가치기반 의료 확대', '건강안전망 확대' 정책들이 추진되어야 할 것이다.

상급종합병원 중심에서 의원 중심으로 의료전달체계 개편의 방향을 전환하고 의원 중심의 일차의료 혁신모형을 보다 적극적으로 개발하고 시범 시행 및 평가를 전담하도록 해야 할 것이다. 이에 보건복지부는 2019년 제1차 국민건강보험종합계획〈2019~2023〉을 발표하였다.(그림 9-4)

1. 국민건강보험종합계획의 당면과제

국민건강보험종합계획의 당면과제는 높은 가계 의료비 부담, 건강보험 보장률 제고, 수요자 중심의 다양한 서비스 창출 미흡, 빠른 제도 성장과정에서 다양한 이해관계 및 요구 분출, 재정적 지속가능성에 대한 우려 증대 등 4가지의 당면과제를 논의하고, 이에 따른 정책방향 및 목표를 제시하였다.

비전은 건강한 국민, 든든한 건강보험이며, 이를 위해 건강한 국민을 목표로 모든 국

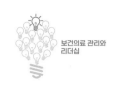

민의 평생 건강한 삶을 보장하기 위해 계층 간, 세대 간 건강보장의 형평성 확보, 출생부터 노년까지 전 생애에 걸친 건강보장을 구현한다. 든든한 건강보험을 목표로 보장성을 강화하면서 지속 가능한 제도를 운영하기 위해 국민의료비 부담은 낮추고, 적정 진료를 보장하는 의료안전망을 구축하고, 보험료 적정부담과 합리적 지출관리에 기반한 공정한 제도를 운영한다.

핵심 정책목표는 건강수명 연장, 건강보험 보장률 향상으로 건강수명을 2016년 73세에서 2023년 75세로 향상하고, 건강보험의 보장률 향상 및 지속가능성 확보를 통해 국민의 건강을 향상하며, 건강보험 보장률을 2017년 62.7%에서 2023년 70.0%로 향상시키며, 건강보험 보장성 강화대책(2017~2022) 등 2022년 70% 달성 이후 유지하는 것이다.

2. 제1차 국민건강보험종합계획 핵심가치

국민 중심(people-centered), 가치기반(value-based), 지속가능성(sustainability), 혁신지향(innova-tion-oriented)등의 4대 핵심가치를 두었다.

국민 중심은 환자 가족을 위해서는 치료에 불가피한 의료비 부담 경감 및 가계파탄 예방, 양질의 의료서비스 이용 지원, 의료기관에서 재가 지역사회까지 연속적인 통합서비스 연계 등을 하고, 가입자를 위해서는 부담능력에 따른 공평한 재원 부담, 건강관리, 질병관리, 의료이용 관리 등 건강 수준에 따른 맞춤형 서비스 등을 제고하는 것이다.

가치기반(value-based)에서는 의료제공량 기반의 단순 비례적 보상보다 국민건강 향상에 실질적으로 기여한 성과 및 활동을 측정하고, 이에 대한 보상 강화, 합리적 원가에 기반한 적정 수가를 보상하여 의료 질 향상 및 적정 진료 확산으로 이어지는 선순환 구조로 정착하는 것이다.

지속가능성(sustainability)은 단기와 중장기에 직면하는 다양한 재정 위험에 효과적·선제적으로 대응하는 안정적인 건강보험을 재정·운영하고, 당사자 간 합의와 신뢰에 기초하여 보다 투명하고, 효율적으로 제도를 운영하는 것이다.

혁신지향(innovation-oriented)은 협진, 다학제 또는 팀 단위 접근, 의료돌봄 복지연계 등을 통한 환자의 복합적인 건강문제 해결방식의 개선과 건강보험제도 재정 보장 운영, 건강보험-의료기관 또는 의료기관 상호 간 연결 등 모든 영역에서 ICT 혁신 접목 도입 등을 추진하는 것이다.

3. 세부 추진과제

세부 추진과제의 방향은 4가지로, 평생건강을 뒷받침하는 보장성 강화, 의료 질과 환자 중심의 보상 강화, 건강보험의 지속가능성 제고, 건강보험의 신뢰 확보 및 미래 대비 강화로, 각 방향에 따른 세부 내용을 살펴보면 다음과 같다.

(1) 방향 - 평생건강을 뒷받침하는 보장성 강화

❶ 국민의료비 부담 경감

비급여의 단계적 급여화, 의약품 보장성 강화, 구강건강 보장성 강화, 한의약 보장성

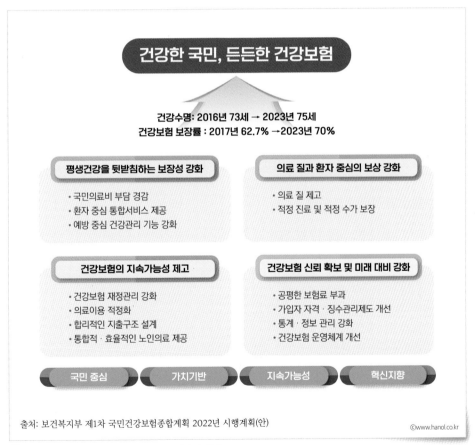

출처: 보건복지부 제1차 국민건강보험종합계획 2022년 시행계획(안)

ⓒwww.hanol.co.kr

🏃 그림 9-4_ 제1차 국민건강보험종합계획 비전 및 체계도

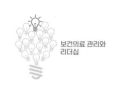

강화, 간호·간병통합서비스 확대 및 제도화, 임·출산 및 어린이 의료비 부담 경감, 보완적 의료비 지원 내실화, 건강보험 보장성 모니터링 강화 및 체계적 대응, 비급여 관리 강화

❷ 환자 중심 통합서비스 제공

입원-퇴원-재가복귀 연계 강화[지역사회 노인 통합 돌봄계획(커뮤니티 케어) 관련], 협진 및 재활의료 제공 활성화, 거동불편환자의 방문의료 활성화, 예방 중심 건강관리 기능 강화

❸ 예방 중심 건강관리 기능 강화

국가건강검진 효과성 제고, 일차의료 중심의 포괄적 만성질환 관리 강화, 교육·상담 활성화, 장애인 건강관리 강화 등

(2) 방향 – 의료 질과 환자 중심의 보상 강화

❶ 의료 질 제고

의료 질 평가제도 및 보상 내실화, 질과 성과 중심의 심사체계 개편, 전자적 진료정보 교류 및 관리 강화, 최신 의료기술의 도입 절차 등 개선

❷ 적정 진료 및 적정 수가 보상

의료 질 향상을 위한 인력 투입, 필수의료에 대한 지원 강화, 비급여 손실보상, 회계조사 등

(3) 방향 – 건강보험의 지속가능성 제고

❶ 건강보험 재정관리 강화

재원조달 안정화, 보험재정 관리·운영체계 개선

❷ 의료이용 적정화

가입자의 합리적 의료이용 지원, 공·사 의료보험 연계 강화

❸ 합리적인 지출구조 설계

의료기관 기능에 적합한 보상체계 마련, 보험급여 재평가를 통한 급여체계 정비 강화, 약제비 적정 관리, 보험급여 사후관리 강화

❹ 통합적·효율적인 노인의료 제공

합리적 이용 지원을 위한 노인의료 제공체계 개편, 존엄한 임종 지원 강화 등

(4) 방향 – 건강보험의 신뢰 확보 및 미래 대비 강화

❶ 공평한 보험료 부과

보험료 부과체계 개편 지속 추진, 소득에 대한 부과기반 강화

❷ 가입자 자격·징수관리제도 개선

체계적인 진단을 통한 자격기준 정비, 부담 수준을 고려한 보험료 경감제도 정비, 납부능력에 따른 체납관리 차별화, 내·외국인 가입자 간 형평성 제고

❸ 통계·정보 관리 강화

원가자료 조사체계 구축, 평가정보 관리체계 구축, 진료비 실태조사 및 보장률 지표 개선, 데이터 활용 고도화

❹ 건강보험 운영체계 개선

건강보험 의사결정과정 개선, 효율적인 건강보험 운영기반 구축, 건강보장 국제공조 강화 등

4. 기대효과

건강수명 연장은 2023년까지 75세로, 건강보험 전체 보장률은 70%로 높아질 것으로 기대하고 있다. 의료이용 측면에서는 외래이용 횟수가 2.2%, 입원일수 증가율 1.5%로 감소될 것으로 기대하며, 보상체계 측면에서는 평가보상비중이 1.2% 증대, 신포괄수가 적용기관이 5만 명 이상으로 증가될 것으로 기대하고 있다. 재정관리 측면에서는 불

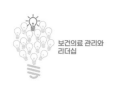
필요한 지출을 관리하고 건강보험료 소득부과율을 높여 재정관리를 할 것으로 기대하고 있다. 의료 질 측면에서는 당뇨병 예방 가능 입원율 감소, COPD, 천식 예방 가능 입원율, 항생제 사용량 감소를 통해 의료서비스가 증대할 것으로 기대하고, 충분한 진료시간, 쉬운 설명경험, 진료결정 환자 참여 등으로 환자 경험이 높아질 것으로 전망하고 있다. 간호·간병 제공인력수와 야간 의료취약지역 간호인력, 응급입원 중환자 전담인력을 증가시켜 건강보험 지원 일자리가 늘어날 것으로 전망하고 있다. MRI, 초음파 검사비 감소, 및 중증질환 약제비 경감, 한방추나요법 및 간호·간병비 부담 경감 등의 의료비 경감 혜택과 거동불편자의 방문의료서비스 이용 증가, 퇴원 후 지역사회 지원 연계 실시, 간호·간병통합서비스 이용, 포괄적 만성질환 관리 등의 서비스 확대 등의 서비스 혜택을 볼 것으로 기대하고 있다.

② 향후 보건의료정책의 변화

COVID-19 이후 발생한 일상의 변화는 새로운 보건의료정책 수요의 전환을 가져오고 있다. COVID-19로 인한 지역 간 이동제한 등에 따라 지역사회 내에서의 의료이용의 중요성이 더욱 강조되고, 병원감염에 대한 두려움이 증대되었으며, 집과 지역사회 내에서 의료-요양-돌봄 요구를 충족하기 위한 노력이 요구되며, '위드 코로나 시대'로의 전환은 새로운 정책 수요를 반영한 정책 개발을 요구하고 있다.

1. 공공보건의료 역량 강화

공공의료 강화, 의료인력 확충 등 보건의료 분야에서 중앙정부의 역할과 책임이 강화되고, 우리나라에서도 COVID-19가 건강·의료 취약계층에게 더 위협적으로 작용함에 따라 건강·의료 격차 해소를 위한 정부의 노력이 강조되고 있다. 지역 간 의료서비스 공급과 이용에 편중성을 해소하고, 지역의료 격차를 줄여 의료자원의 분포 불균형과 건강격차 해소에 심혈을 기울여야 할 것이다.

2. 단절 없는 의료서비스 제공과 취약계층 보호

'방문'과 '대면'이 필요한 경우 COVID-19와 같은 상황으로 인해 의료서비스의 단절이 발생하지 않도록 변화된 환경에 대응하기 위한 대안을 갖추어 둘 필요성이 제기되고 있다. 공공보건 의료기관의 기능인 감염병 대응과 지역사회 취약집단의 돌봄서비스 제공 및 건강관리를 위한 방안이 마련되어야 한다.

3. 디지털 헬스케어 도입 가속화

기술 발전, 인구구조 변화, COVID-19 등 외부환경 변화에 따라 디지털 헬스케어, 비대면 의료에 대한 관심과 투자가 증대되면서 의료이용방식의 다변화를 위한 조치들이 이루어지고 있다. 국민의 건강관리 및 의료이용 접근성 향상에 기여할 수 있도록 디지털 헬스케어가 나아가야 할 방향을 설정하고, 이를 위한 사회적 합의과정을 진행하는 것이 필요하다.

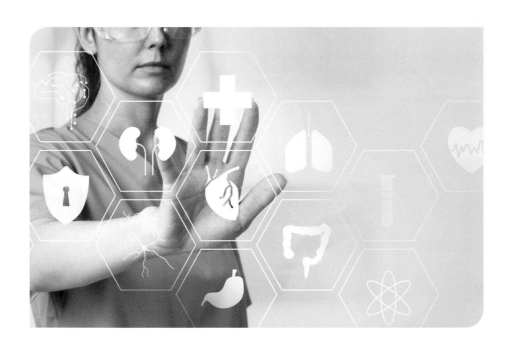

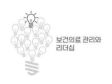

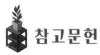 **참고문헌**

- 강희정(2022). 2022년 보건의료 정책 전망과 과제. 보건복지포럼, 2022(1).
- 김민지, 김인숙, 이유리(2018). 간호업무 관련 법령의 정합성 연구: 간호사, 조산사, 전문간호사, 간호조무사를 중심으로.
- 김진현, 김성재, 박은태, 정수용, 이은희(2017). 간호·간병통합서비스 운영성과 및 향후 정책방향. 간호행정학회지, 23(3).
- 보건복지부(2019). 제1차 국민건강보험종합계획(2019-2023).
- 보건복지부(2021). 제2차 공공보건의료 기본계획안('21-'25) 공청회 개최. 보도자료.
- 보건복지부, 국민건강보험(2020). 간호간병통합서비스 표준운영 매뉴얼.
- 보건복지부, 국민건강보험(2021). 간호간병통합서비스 사업 지침.
- 신현웅(2020). 보건의료정책 현황과 과제: 지속가능성 확보를 중심으로. 보건복지포럼, 279.
- 여나금, 이재은(2022). 주요국의 보건의료 정책 개혁 동향. 보건복지포럼, 2022(1).
- 윤강재(2020). 코로나바이러스감염증-19 대응을 통해 살펴본 감염병과 공공보건의료. 보건복지 issue & focus.
- 윤강재(2021). 보건의료정책 전망과 과제. 보건복지포럼, 2021(1).
- 이유리, 최성경, 김인숙(2017). 간호업무 관련 의료법 개정의 의의와 향후 과제. 134 한국의료법학회지, 25(2).
- 이혜영, 조미영, 김윤주, 박금주, 문재우(2017). 간호와 보건의료정책. 계축문화사.
- 장정현 외(2019). 2019년 간호·간병통합서비스 사업 현황 보고서. 국민건강보험공단. 일산병원.
- 정영철, 신정우(2022). 2022년 보건복지 정보통계 정책의 전망과 과제. 보건복지포럼, 2022(1).
- 조흥식(2021). 2021년 보건복지 정책의 전망과 과제. 보건복지포럼.
- 최연희 외(2018). 최신 지역사회간호학. 수문사.

- 국가법령정보센터. 대한민국헌법. https://www.law.go.kr.
- 국민건강보험공단. 건강보험과 민간보험 비교. https://www.nhis.or.kr.
- 김아진(2021.12.29). 여러분은 '간호법'에 대해 생각해본 적 있으신가요?. 간호사타임즈. https://www.fornurse.co.kr/news/articleView.html?idxno=11076.
- 대한간호협회(2020). 대한간호협회 총회-종합기사. 제9차 장기사업계획 수립. http://www.nurse-news.co.kr.
- 대한간호협회 정책 연구팀(2002). '간호법' 제정 시급하다. 간호사 신문. http://www.nursenews.co.kr.
- 대한간호협회. http://www.koreanurse.or.kr.

❶ 보건의료정책의 가치에 대해 자신의 견해를 적어보시오.

❷ 외국의 사회보장제도와 우리나라의 사회보장제도를 비교해 보시오.

❸ 현재 진행되고 있는 대한간호협회의 정책에 대해 알아보고 자신의 의견을 피력해 보시오.

❹ 앞으로 간호학 발전을 위해 추진되어야 할 정책에 대해 생각해 보시오.

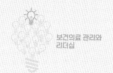

글로벌
간호리더십

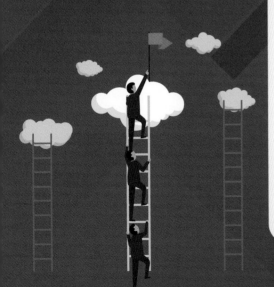

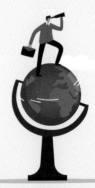

보건의료의 글로벌화

① 보건의료와 국제보건

1. 보건의료

보건의료에 대한 개념은 넓은 의미와 좁은 의미로 구분할 수 있다. 넓은 의미로는 질병의 치료에 제한을 두지 않고 건강을 유지하고 증진시키기 위한 전반적 활동에 중점을 둔다. 의학적 지식뿐만 아니라 사회조직 및 조직구성원의 행동양식, 그리고 습관에 관한 지식과 방법론 등을 함께 고려한 인간의 생활양식의 전반을 대상으로 하는 건강관리를 의미한다. 좁은 의미로는 임상의학이나 치료의학과 같이 환자 개개인을 대상으로 질병을 치료하는 실천과 그 체계를 의미하며 의료의 개념에 국한된다고 할 수 있다.

법률적 의미를 살펴보면 우리나라에서는 2000년 보건의료의 발전 및 국민의 보건과 복지의 증진에 이바지함을 목적으로 국민의 건강한 삶의 질을 향상시키는 것을 기본 이념으로 삼는 보건의료기본법을 제정하였다. 이 보건의료기본법 제3조에서는 '보건의료'를 국민의 건강을 보호·증진하기 위해 국가·지방자치단체·보건의료기관 또는 보건의료인 등이 행하는 모든 활동으로 정의하며, '보건의료서비스'란 국민의 건강을 보호·증진하기 위해 보건의료인이 행하는 모든 활동을 말한다고 정의하고 있다. 그리고 제4조에서는 국가와 지방자치단체는 국민건강의 보호·증진을 위해 필요한 법적·제도적 장치를 마련하고 이에 필요한 재원을 확보하도록 노력하여야 하며, 모든 국민의 기본적인 보건의료 수요를 형평에 맞게 충족시킬수 있도록 노력하여야 한다고 책임을 규정하고 있고, 보건의료의 '공공보건의료서비스'적인 성격을 나타내고 있다.

2. 국제보건

(1) 개념

'국제보건(global health)'의 개념은 포괄적이고 매우 모호하다. 영문으로는 과거 'inter-

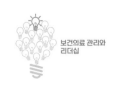

national health(국가 간 보건)'으로도 표기되며, 최근에는 현실의 변화를 반영하여 'global health'를 점점 더 빈번하게 쓰는 듯하다. 가장 중요한 변화는 국제보건의 수요 관심이 개별 국가나 개별 국가 사이의 문제에서 전 지구적 문제로 옮겨가고 있다는 점이다. 'international health'가 개별 국가의 경계를 넘는 건강문제를 예방하고 관리하는 데에 일차적 관심이 있다면, 'global health'는 개별 국가의 관심 여부와 관계없이 지구촌 전체 구성원의 건강문제와 관련된 것으로 나눌 수 있다.

국제보건과 개념적으로 연관성이 있는 또 다른 영역으로 건강문제를 개인보다는 집단에 관심을 기울이는 공중보건(public health)이 있다. 공중보건은 건강문제에서 개인과 집단에 모두 관심을 갖는 국제보건과는 다르다고 할 수 있으나, 목표와 범위, 접근전략 등에서 공중보건은 국제보건과 불가분의 관계에 있다고 할 수 있다.

Winslow는 공중보건을 '사회의 조직적인 노력을 통하여 질병을 예방하고, 수명을 연장하며, 건강과 안녕을 향상시키는 과학이자 예술'이라고 정의하여 공중보건에 큰 영향력을 미쳤으나 1970년대 후반까지의 공중보건은 명백하고 통일된 정의를 마련하지는 못하였다. 이 후 영국의 Acheson 보고서(1988)에서 제시한 정의를 Wanless, Beaglehole 등에 의해 발전되면서 공중보건의 정의는 개인이 아닌 집단의 건강에 관심을 가지고 광범위한 건강결정요인과 공공의 이익을 중요시하는 특성을 공통적으로 표현하였다. 개인과 집단을 대상으로 하는 국제보건은 각 국가가 당면한 불평등한 건강결과와 그 문제해결을 위해 필요한 불평등한 자원의 문제를 어떻게 해결할 것인가 하는 과제에 초점을 맞추고, 전 세계적 차원의 건강불평등과 관련된 과제를 해결하려는 국민-국가와 그 구성원들의 자발적 협력으로 정의할 수 있다.(표 10-1) 국제보건은 행위주체로서 국민-국가의 문제뿐만 아니라 국제적 차원 또는 국민-국가의 경계를 넘는 공동체의 건강문제를 다룬다. 국제보건의 관심이 한 국가의 경계를 넘는 건강문제를 관리하는 국가 간 보건에서 지구촌 전 구성원의 건강문제를 관리하는 국제보건으로 옮겨가고 있다. 국제보건, 국가 간 보건, 공중보건(public health)의 차이점과 공통점을 비교·요약하면 〈표 10-2〉와 같다.

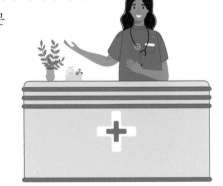

💗 표 10-1_ **국제보건의 정의와 주요 개념**

정 의	주요 개념
• 국경을 초월한 건강문제, 이슈, 우려사항 ··· 협력활동으로 해결하는 것이 최선일 것이다. ··· 피할 수 있는 질병, 장애, 사망을 감소시킴으로써 모든 사람의 건강증진을 목적으로 함(Institute of Medicine, 2009a, p.5)	• 국경초월 • 협력 • 모두를 위한 건강 • 질병, 장애, 사망 감소
• 전 세계인의 건강증진 및 형평성 있는 건강 영위에 우선순위를 둔 연구와 임상분야 • 국경을 초월한 건강문제와 건강결정요인 및 해결방안을 강조 • 다학제적 협력의 장려와 건강 관련 다양한 분야의 학문이 관련됨 • 개인 수준의 보건의료와 인구집단 기반 예방의 융합(Koplan et al., 2009, p.1995)	• 연구와 업무를 포함 • 모두의 건강을 증진 • 초국가적 • 건강결정요인 • 다학제적 • 전문가 간 활동 • 개인의 치료와 인구집단 예방의 융합
• 인류의 건강증진을 위한 초국가적 협력적 연구와 활동(Beaglehole & Bonita, 2010, p.1)	• 협력 • 초국가적 • 활동과 연구의 결합 • 모두에게 건강 제공

출처: 박승미 외(2019), 국제간호 p.4. 수정

💗 표 10-2_ **국제보건, 국가 간 보건, 공중보건**

	국제보건 (global health)	국가 간 보건 (international health)	공중보건 (public health)
지리적 범위	국가 간에 경계를 넘는 보건문제를 다룸	타국, 특히 후진국과 개발도상국에 관심 있음	지역 또는 국가의 인구집단에 관심
협력의 수준	전 지구적 협력	주로 두 국가 간 협력	주로 일개 국가의 자체적 노력
개인과 집단	인구집단과 개인 모두 포함	인구집단과 개인 모두 포함	인구집단의 예방사업에 주력
건강에 대한 접근	국가 간 그리고 개인 간 건강형평성이 주요 목표	타 국민을 돕는 데에 관심	국가 또는 지역 내 건강형평성이 관심
분야의 범위	보건과 의학을 넘는 다분야, 분야 간 협력	일부 분야 또는 다분야 접근에 대한 강조가 약함	다분야 접근 강조, 특히 보건학 내와 사회과학과의 협력

출처: Koplan et al.(2009), Towards a common definition of global health. The Lancet, 373(9679), 1993-1995. 수정

(2) 국제보건의 목표

❶ 새천년개발목표(2000~2015년)

전 세계적 양극화 현상으로 국제사회에서는 빈곤과 기아, 질병 등 정치적, 경제적, 사회적 차원에서 불평등의 심화와 복잡한 지리적 양상이 지속되는 가운데, 1990년대에는 빈곤과 기아, 질병, 환경 문제 등 국제적 협력을 필요로 하는 문제들이 전면으로 부

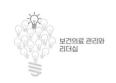

상하게 되었다. UN은 2000년에 모든 개인은 자유와 평등, 그리고 기아와 폭력으로부터 자유로울 권리를 가지고 연대와 관용을 권장히는 내용을 담아 새천년선언을 채택하였다. 극한 빈곤 퇴치를 위한 국제적인 협력을 촉구했던 새천년선언은 모든 UN회원국들과 전 세계 손꼽히는 유수의 개발 연구기관이 정량적 목표에 합의하면서 도출된 최초의 범지구적 전략으로 8개의 목표가 제시되었다. 이 목표들은 2015년을 목표로 설정되었으며 새천년개발목표(Millennium Development Goals; MDGs)라 명명되었다. MDGs의 성공 이면에는 몇 가지 한계들도 있었는데, MDGs에 제시된 세 가지 보건목표 외에도 인류가 공통으로 직면한 많은 보건문제들이 있지만 MDGs에 포함되지 않았다는 이유로 지원이나 활동이 어려웠고, 구체적인 방안이 부족해 목표달성에 도달하지 못했다는 평가가 있었다.

그래서 MDGs의 효과성에 대해서는 전례 없는 수준의 국제적 움직임으로 세계적 빈

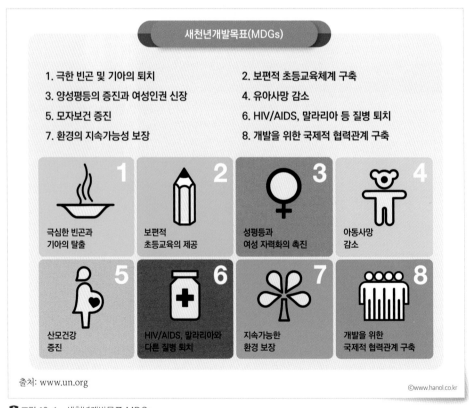

출처: www.un.org

그림 10-1_ 새천년개발목표 MDGs

곤 수준을 50% 이상 감소시켰다는 주장과 MDGs가 제시하는 특정한 목표를 달성하는 과정에서 지역과 주제 모든 면에서 불균형적이었다는 상반된 주장으로 나뉘었다. 일부 비평가들은 MDGs를 선진국들이 개도국을 대상으로 시행하도록 하는 일종의 플랫폼으로 인식하기도 하였다.

❷ 지속가능발전목표(2016~2030년)

지속가능발전목표(Sustainable Development Goals; SDGs)는 MDGs 이행 목표 기한이 만료됨에 따라 각국 정부들은 목표달성을 위한 노력을 계속하고 새로운 문제들의 해결을 위해 MDGs의 문제점을 보완하는 방향으로 설계되었다. 비감염성 질환, 교통사고, 약물 중독, 환경오염 등 새로운 이슈를 추가하여 MDGs의 비판대상이 되었던 '이미 개발된' 국가와 '개발 중'인 국가라는 이분법적 구분 없이 모든 국가에 보편적으로 적용될 수 있도록 MDGs가 빈곤 퇴치라는 부수적인 주제에 초점이 맞추어져 있었다면, SDGs는 경제, 사회, 그리고 환경을 각각의 경쟁적 축으로 보지 않고 우리 사회에 소장된 하나의 시스템으로 보는 관점에서의 도시, 에너지, 물과 위생, 그리고 기후변화 같은 새로운 주제들이 두드러지게 강조되었다.

국제간호협의회(International Council of Nurses; ICN)는 플로렌스 나이팅게일 탄생일인 5월 12일을 국제간호사의 날로 제정하고 매년 세계 간호사들이 함께 인식하고 실천해야 할 주제를 발표하고 있다. 2017년 지속가능발전목표 달성(achieving the sustainable development goals)이라는 주제 발표를 통해 간호사는 SDGs 달성의 성공열쇠를 쥐고 있는 핵심인력으로 SDGs 달성을 위해 간호사가 어떻게 기여할 것인가 고민하고, 적극적으로 참여해 목소리를 내고 행동해야 한다고 강조했다. 그리고 간호사가 SDGs에 관심을 갖고 목표달성을 위해 노력해야 하는 이유를 다음과 같이 설명했다. 첫째, 간호사는 사람들의 건강증진을 위해 존재하는 전문직이다. 이는 간호의 기본이며 핵심이다. 간호사는 건강에 영향을 미치는 빈곤, 교육, 스트레스, 고용과 직업안정성, 식품안전 등과 같은 '건강의 사회적 결정요인(social determinants of health)'에 대해 이해해야 한다. 둘째, 사회적 정의와 공정성에 관한 문제다. SDGs 달성에 기여하는 것은 옳은 일을 하는 것이다. 간호사는 아동과 모성사망률 감소, 빈곤 퇴치, 어린이 학교에 보내기, 폭력 종식 등에 기여할 수 있다. SDGs는 보다 건강한 세상을 위해 간호사가 갖고 있는 지식과 경험을 적용할 수 있는 좋은 기회이다. 셋째, 변화는 가능하다. 그동안 MDGs가 기대여명 향상, 아동사망률 감

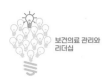
17개의 지속가능발전목표(SDGs)

1. 모든 국가에서 모든 형태의 빈곤 종식

2. 기아의 종식, 식량안보 확보, 영양상태 개선 및 지속가능농업 증진

3. 모든 사람의 건강한 삶을 보장하고 웰빙을 증진

4. 모든 사람을 위한 포용적이고 형평성 있는 양질의 교육 보장 및 평생교육 기회 증진

5. 성 평등 달성 및 여성 · 여아의 역량 강화

6. 모두를 위한 식수와 위생시설 접근성 및 지속 가능한 관리 확립

7. 모두에게 지속 가능한 에너지 보장

8. 지속적 · 포괄적 · 지속 가능한 경제성장 및 생산적 완전고용과 양질의 일자리 증진

9. 건실한 인프라 구축, 포용적이고 지속 가능한 산업화 진흥 및 혁신

10. 국가 내 · 국가 간 불평등 완화

11. 포용적인 · 안전한 · 회복력 있는 · 지속 가능한 도시와 거주지 조성

12. 지속 가능한 소비 및 생산 패턴 확립

13. 기후변화와 그 영향을 대처하는 긴급조치 시행

14. 지속 가능한 발전을 위한 해양 · 바다 · 해양자원 보존과 지속 가능한 사용

15. 육지생태계 보호 · 복구 · 지속 가능한 수준에서의 사용 증진 및 산림의 지속 가능한 관리, 사막화 대처, 토지 황폐화 중단 및 회복 및 생물다양성 손실 중단

16. 지속 가능한 발전을 위한 평화적이고 포괄적인 사회 증진과 모두가 접근할 수 있는 사법제도, 모든 수준에서 효과적 · 책무성 있는 · 포용적인 제도 구축

17. 이행수단 강화 및 지속 가능한 발전을 위한 글로벌 파트너십 재활성화

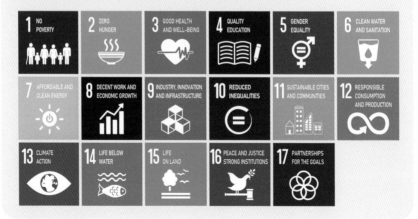

출처: sustainabledevelopment.un.org, www.benefit.is

©www.hanol.co.kr

그림 10-2_ 지속가능발전목표 SDGs

소 등 많은 변화를 보여주었듯이, 앞으로 SDGs를 통해 새로운 진보와 발전이 계속될 것이다. 넷째, 우리 모두의 건강에 관한 일이다. SDGs는 저소득 국가의 국민과 관련된 문제만이 아니며, 간호사를 비롯한 우리 모두에게 영향을 준다. SDGs가 달성되면 가족, 지역사회, 국민들의 건강과 삶의 질이 향상되며, 이 모든 단계에서 간호사가 매우 중요한 역할을 한다. 간호사는 인간의 건강권을 옹호해야 하는 전문직 책무와 윤리적 책무를 가지고 한 사람 한 사람이 자신의 위치에서 리더가 되어 긍정적인 변화를 만들기 위해 영향력을 발휘해야 한다.

② 보건의료의 세계화

현대사회는 세계화의 개방화와 가속화로 국가 간 부(富)의 공유와 사람과 물자의 이동, 세계화 인식의 증대 및 활발한 의사소통의 시대를 맞고 있다. 그리고 현대 정보기술을 바탕으로 정치, 사회, 경제적 활동뿐만 아니라 통합적인 보건 네트워크, 원격학습이나 국가보건의료체계 변화 등 보건분야에도 많은 변화를 가져오면서 여러 국가와 사회제도 사이에 상호작용과 상호 연관성의 수준이 심화되어 가고 있다.

이와 같이 세계화는 다양한 분야에서 이점을 가져왔지만 코로나바이러스감염증-19(COVID-19) 팬데믹 현상 같은 감염병의 확산뿐만 아니라 비만, 흡연, 후천성면역결핍증(Acquired Immune Deficiency Syndrome; AIDS)과 같은 국가 간 건강 위험인자들도 더불어 확산 현상이 나타났다. 그리고 개발도상국에서 선진국으로의 보건의료인의 유출입, 일차보건의료에서 치료중심 의료체계로의 변화와 함께 새로운 도전과제를 초래하였다. 또한 전 세계적 고령화 현상은 심뇌혈관 질환, 우울, 암과 같은 성인병에 대한 부담을 가중시키고 있으며 남성에 비해 상대적으로 여성 노인 인구의 비중이 높아짐으로 인해 자궁암, 유방암과 같은 여성질환에 대한 건강관리 요구도가 높아지면서 이에 대처하기 위한 국제적인 협력이 요구되고 있는 실정이다. 특히 감염병 예방과 관리를 위해 국제적 협력을 해야 하는 이유는 글로벌화된 세계에서 한 나라에서 발생하는 질병이 다른 나라로 급속하게 전파되어 한 국가의 건강위협이 곧 세계의 건강을 위협하는 결과를 초래하고 있다. 이 경우 개별 국가의 노력이나 대응만으로는 질병의 확산을 적절하게 통제·관리할수 없다. 그래서 초국가적 보건, 즉 선진국과 개발도상국을 포함하여 국가 경계를 넘나드는 다양한 국제적 보건문제를 다루고 국제보건을 향상시키기 위해 다양한 기구와 기

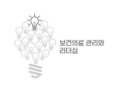

관이 함께 협력하는 것이 중요하다. 국제적 협력을 통해 축적되는 성과가 국가 간 신뢰를 촉진하고 다른 산업분야의 협력으로 확산될 뿐만 아니라 질병 퇴치를 위한 공동작업과 대처가 비용과 시간을 절약하고 즉각적·단기적인 상업적 이익을 넘어 보다 큰 가치로서 논리적이고 실질적인 설득력이 있다고 하겠다.

1. 한국의료의 해외진출

국내의료의 해외진출은 2016년 6월 23일부터 신고제로 운행되는 의료 해외진출 및 외국인환자 유치 지원에 관한 법률(약칭:의료해외진출법)의 규정에 따른다. 의료 해외진출이란 국내 의료기관 개설자가 해외에서 보건의료서비스를 제공하기 위해 국외 의료기관의 개설 및 운영, 국외 의료기관의 수탁 운영 또는 운영에 관한 컨설팅, 국외 의료기관에 대한 보건의료인 등 관련 종사자 파견, 국외 의료기관 또는 의료인에 대한 의료기술 또는 정보시스템 등의 이전, 국외에서 보건의료서비스 제공에 필요한 의약품 및 의료기기 등의 제공, 그 밖에 국외에서 보건의료서비스를 제공하기 위해 하는 행위로서 대통령령으로 정하는 행위를 말한다(의료해외진출법 제2조 제1호).

(1) 연도별 현황

국내의료 해외진출의 연도별 현황은 2016년 6월 23일 의료해외진출법 시행 이후 2016년 말까지는 10건(11%), 2017년 14건(15.4%), 2018년 20건(22%), 2019년 22건(24.2%),

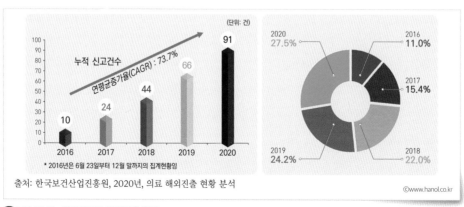

출처: 한국보건산업진흥원, 2020년, 의료 해외진출 현황 분석

그림 10-3_ 국내의료의 해외진출 현황

2020년 25건(27.5%)으로 총 91건의 프로젝트가 접수되어 지속적인 증가추세를 나타내고 있다.(그림 10-3)

(2) 신고국가별 현황

신고국가별 등록현황으로는 전체 의료 해외진출 신고건수(91건) 중, 진출한 국가 수는 총 20개국으로 의료 해외진출 국가별 다양한 신고접수 현황을 나타내며 그중 의료 해외진출로 가장 많은 건수를 기록한 국가는 중국 42건(46.2%)으로 나타났으며, 그 다음으로는 베트남 10건(11%), 카자흐스탄 7건(7.7%), 몽골 6건(6.6%), 아랍에미리트 4건(4.4%), 태국 3건(3.3%) 순이며, 그 외 2건의 의료 해외진출을 기록한 국가는 총 5개국(싱가포르, 말레이시아, 페루, 러시아, 카타르), 1건을 기록한 국가는 총 9개국(미국, 방글라데시, 스리랑카, 아르메니아, 칠레, 쿠웨이트, 캄보디아, 아제르바이잔, 우즈베키스탄)으로 나타나고 있다.(그림 10-4)

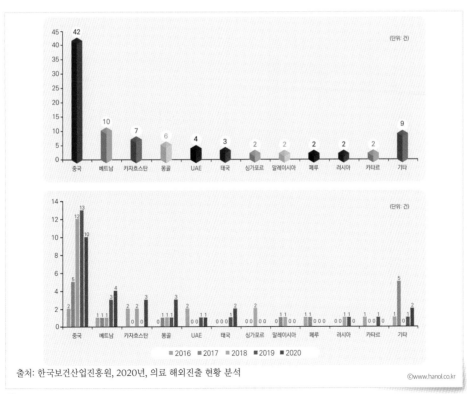

출처: 한국보건산업진흥원, 2020년, 의료 해외진출 현황 분석

ⓒwww.hanol.co.kr

🎓 그림 10-4_ 신고국가별 진출현황

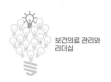

(3) 형태별 현황

신고 등록한 전체 해외진출 프로젝트 91건을 의료해외진출법 제2조 제1호에 정의되

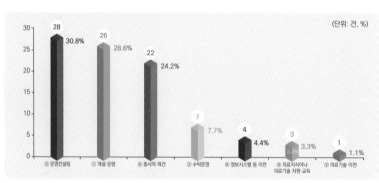

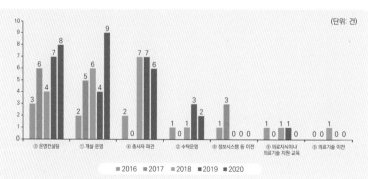

출처: 한국보건산업진흥원, 2020년, 의료 해외진출 현황 분석

⊙ 그림 10-5_ 의료 해외진출 진출 형태별 현황

어있는 9가지 의료 해외진출 형태별로 살펴보면, ③ 운영컨설팅이 28건(30.8%)으로 가장 높게 나타났고 그 다음으로는 ① 국외 의료기관 개설·운영이 26건(28.6%), ④ 종사자 파견이 22건(24.2%), ② 수탁·운영이 7건(7.7%), ⑥ 정보시스템 등의 이전의 형태가 4건(4.4%), ⑨ 의료지식이나 의료기술을 지원·교육하는 행위가 3건(3.3%), ⑤ 의료기술 이전의 형태가 1건(1.1%) 순으로 나타났다.(그림 10-5)

2. 외국인환자 유치 현황

(1) 외국인환자의 수요증가

2009년 이후 한국의 의료를 이용한 방문국가 및 외국인환자 수는 2019년까지 지속적인 증가세를 보이다가 2020년에는 COVID-19 팬데믹으로 인한 국가 간의 이동금지, 입국의 제한 등으로 외국인환자 수가 급감하고 방문국가도 전년대비 25개국이 감소한 173개국으로 나타났다.(그림 10-6)

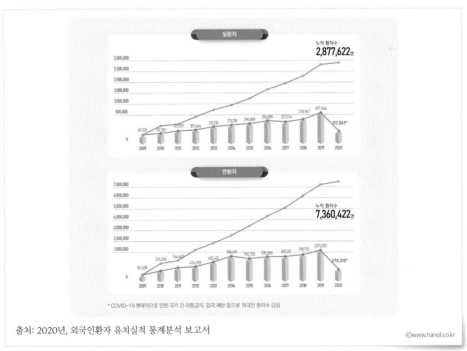

출처: 2020년, 외국인환자 유치실적 통계분석 보고서

©www.hanol.co.kr

그림 10-6_ 2009년 이후 외국인환자 유치 현황(실환자, 연환자)

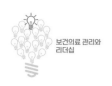
💗 표 10-3_ **2009년 이후 내국인 대비 외국인환자 비율**

(단위: 명, %)

구 분		2020년			내국인 대비 외국인 비율											
		내국인[3]	외국인	비율	2009년	2010년	2011년	2012년	2013년	2014년	2015년	2016년	2017년	2018년	2019년
실환자[1]		47.188,041	117,069	0.25	0.13	0.18	0.27	0.34	0.45	0.56	0.63	0.77	0.67	0.79	1.03
연[2]환자	입원	138,240,944	107,666	0.08	0.03	0.05	0.09	0.16	0.20	0.25	0.21	0.17	0.19	0.19	0.18
	외래	797,262,549	162,644	0.02	0.02	0.02	0.03	0.03	0.05	0.06	0.06	0.07	0.06	0.07	0.09
	계	935,503,493	270,310	0.03	0.02	0.02	0.04	0.05	0.07	0.08	0.08	0.08	0.08	0.09	0.10

1) 실환자: 외국인환자의 의료기관 방문 실인원으로 중복내원 횟수 제외한 환자 수
2) 연환자: 1명의 환자가 복수의 외래진료 및 입원을 한 경우가 해당되며, 모든 진료일수 및 입원기간을 합산한 환자 수
3) 국민건강보험공단(2020), 「2020년 건강보험 주요 통계」의 잠정치(10월 이후 확정 공시 예정)

출처: 2020년, 외국인환자 유치실적 통계분석 보고서

전 세계적인 COVID-19 확산에 따라 대부분의 국가에서 감염병 확산 방지를 위해 국경 간 이동제한, 사회적 거리두기 등 적극적 방역정책을 시행함에 따라 국가별 입국 절차가 강화되어 전 세계적으로 외국인 방문객이 급감하는 양상으로 외국인환자 유치·의료 해외진출 시장이 전반적으로 침체되어 있는 상황이다. 그럼에도 불구하고 감염병 대유행 상황에서도 태국, 말레이시아, 터키 등 대표적 의료관광국가의 경우 조건부 의료관광을 허용하는 등 외국인환자 유치 노력은 지속되어 왔다.

❶ **태국** '의료관광산업재개안'에 따라 2020년 9월부터 관광 재개, 입국 3일 전 음성 판정 → 입국 → 14일 격리절차 마련, 치료 전·후 코로나19 검사 진행

❷ **말레이시아** 2020년 7월 일부국가 대상 의료관광 재개, 입국 전 14일간의 병실 자가격리 및 코로나19 음성 판정 환자에 한하여 의료관광 입국 허용

❸ **터키** 31개 국가 대상으로 최대 2명(환자·보호자)까지 사전등록 및 승인 환자에 의료관광 허용하는 '안전관광인증' 제도 시행

출처: 의료 해외진출 및 외국인환자 유치 지원 2021년 시행계획

우리나라는 COVID-19의 장기화로 한국을 방문하는 외국인 관광객이 2019년 17,503천명에서 2020년 2,519천명으로 85.6%가 급감한 것으로 나타났다. 또한, COVID-19로 인한 국가 간 이동제한으로 현지 출장 및 파트너 업무 협의 취소·지연

등 의료 해외진출 사업 추진·외국인환자 유치 시장의 어려움이 존재하였고, 정상순방을 계기로 신남방·신북방 등 시장 다변화를 위해 민관참여 정부 간 보건의료 워킹그룹 개최 및 경제공동위 등을 통해 협력사업을 구체화 중이나, 실질적 협력사업 성과 창출 및 실적은 미흡한 상황이다. 그러나 국민건강보험, 전자의무기록(EMR) 등 ICT 기술에 기반한 성공적인 K-방역으로 한국의료의 우수성이 알려지며 글로벌 인지도가 확보되었다. 또한 K-방역을 통해 제고된 한국의료의 위상을 활용한 의료시스템 해외수출 확대와 ICT 기술을 활용한 새로운 환자유치 사업모델 발굴 필요성이 대두되고 있다. 이에 변화하는 국제보건 의료시장의 흐름에 따라 국제간호업무가 확장되고 있으며 국제간호 역량의 지속적인 증진이 요구되고 있다.

(2) 외국인환자를 위한 인프라 강화

보건의료의 세계화에 따라 보건의료산업 및 의료서비스 소비자가 해외의료에 대한 수요 증가로 인해 글로벌 의료관광시장은 지속적으로 성장해왔다. 우리나라의 글로벌 의료관광시장은 의료서비스를 받기 위해 입국한 외국인환자들에게 의료행위를 하기 위한 법적 마련으로부터 시작된다. 환자가 진료와 휴양뿐만 아니라 관광을 병행하기 위해 의료법 내에 의료관광 관련 법규가 포함되었고, 의료법 제27조 무면허 의료행위를 금지하고 외국인환자를 법률에 따라 유치하도록 하였다. 외국인환자 유치를 활성화하기 위해 2009년 의료법 개정을 통해 도입한 유치기관 등록제도를 만들었고 외국인환자의 권익과 안전을 보장함으로써 한국의료시스템의 신뢰도를 제고하였다. 2016년 6월 시행된 의료 해외진출 및 외국인환자 유치 지원에 관한 법률은 의료 해외진출과 외국인환자의 권익 및 국내의료 이용편의 증진을 지원하여 외국인이 안전하고 수준 높은 보건의료서비스를 받을 수 있도록 하고 국가 경제·사회 발전에 기여하는 것을 목적으로 한다. 외국인환자의 특수성을 고려, 외국인환자의 피해구제를 보다 강화하기 위해 유치 의료기관의 경우 의료사고 배상책임보험 또는 의료배상공제조합에 가입해야 한다는 요건을 추가하였다. 이러한 의료법 개정은 국제간호가 시작하는 계기를 법적으로 마련하게 되었고 국제간호의 요구를 증가시키는 배경이 되었다. 외국인환자의 국내 의료기관 이용이 증가함에 따라, 외국인환자 유치 및 의료 해외진출을 위한 정부의 인프라 확충방안 또한 다각도로 마련되고 있다. 보건복지부는 2016년 5년간(2017~2022) 의료 한류의 세계적인 확산과 국제적인 경쟁력 제고를 목표로 의료 해외진출 및 외국인환자

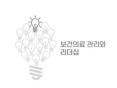

유치 지원 및 글로벌 헬스케어 인력 등을 기반으로 인프라 강화를 위한 종합대책을 추진하기 위한 '제1차 의료 해외진출 및 외국인환자 유치 지원 종합계획'을 발표한 바 있다. 해당 계획은 '의료한류를 창조하는 글로벌 헬스케어 리더'라는 비전 아래 '의료기관 해외 진출, 외국인환자 유치'를 목표로 ❶ 한국의료 패키지

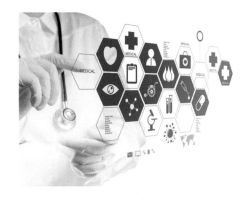

진출 확산, ❷ 의료·관광·IT 융합을 통한 외국인환자 유치 활성화, ❸ 지역특화전략, ❹ 글로벌 역량 강화, ❺ 한국의료 브랜드 글로벌 위상 제고라는 5대 중점전략을 수립하였다. 이러한 정부의 계획에 따라, 보건복지부와 한국보건산업진흥원은 체계적 질 관리와 준비된 진출로 의료한류를 확산해 나가기 위해 전국 주요 시·도 지방자치단체 및 의료기관을 대상으로 '의료 해외진출 및 외국인환자 유치 지원 사업 설명회'를 개최하여 국내 의료기관의 글로벌 진출 사업에 도움을 주고자 하였다. 또한, 의료기술 육성사업을 위해 13개 시·도의 지역 선도 의료기술 13개 사업을 선정하여 지역의 잠재력 있는 대표 의료기술을 발굴하고 지역의 문화·관광자원과 결합하여 외국인환자 유치 채널을 다양화하기 위한 사업으로, 지역의 외국인환자 유치모델 개발, 기본 인프라 구축, 마케팅·홍보 분야를 지원하고 있다. 한편, 임상현장에서 외국인환자와 의료기관 간 진료편의를 돕기 위해 연구보고서가 발간되기도 하고 한국보건산업진흥원에서는 '의료문화를 통해 보는 외국인환자 이해하기', '외국인환자 진료를 위한 외국어 서식집', '사례로 보는 외국인환자 상담 실무'에 대한 자료집을 발간하여 주요 방문국들의 의료와 관련된 문화적 특성을 이해하고, 외국인환자에게 주로 시행되는 검사 및 시술을 중심으로 진료·치료·입원 등에 관한 지침 및 정의를 설명하며, 한국 의료정보 제공 및 외국인환자가 한국 의료를 이용하면서 발생하는 문의사항에 대한 사례도 제공하고 있다. 이렇듯 정부 및 정부지원기관은 외국인환자의 한국 의료기관 수요를 반영하여, 외국인환자 유치 및 의료 해외진출을 위한 인프라 확충방안을 다방면으로 계획·추진하고 있다. 그러므로 간호사는 정부의 제반 정책을 심도 있게 파악하는 능력을 함양하고 해당 직무지식을 포괄적으로 습득해야 할 뿐만 아니라, 전문성이 결합된 간호전략을 개발하여 국제간호 영역에서 다양한 역할을 수행해야 할 시점이라는 것을 인식해야 할 것이다.

1 국제간호

1. 국제간호의 개념

국제사회는 보건의료 세계화의 추세에 따라 국가 간 인구이동의 점진적 증가와 건강 불평등, 전염성 및 비전염성 질병의 해소, 보건의료 문제를 해결하기 위한 공동의 노력이 강조되고 있다. 국제보건은 세계적으로 모든 사람을 위한 건강 형평성 및 증진을 최우선으로 하는 연구, 학문 및 실행영역으로 범국가적 건강의 강조와 함께 보건의료 및 타 학문 및 타 전문직과의 협력을 통해 개인과 집단의 건강을 증진하려는 예방적 활동을 의미한다. 국제간호는 전 세계 모든 사람의 건강증진을 위해 건강의 사회적 결정요인을 고려함은 물론, 인권 및 인간의 존엄성, 문화적 다양성에 민감하며, 타 보건의료인의 협력을 근거기반으로 정책을 구상하고, 교육 및 옹호, 리더십, 연구, 간호를 실천하는 것을 의미한다.

2. 국제간호의 필요성

COVID-19 팬데믹 상황에서도 국제사회의 공동책임과 협력적 문제해결의 중요성이 증가함에 따라 간호전문직의 역할과 참여의 중요성이 매우 커졌다. 더불어 전문직으로서의 간호사를 포함한 21세기 보건의료인 교육에서는 국제보건역량 개발을 위한 교육과정과 훈련의 필요성이 부각되고 있다. 또한, 전 세계 인류의 건강을 위한 전략으로 미래사회에 요구되는 혁신적인 보건의료인력의 확충과 교육의 중요성을 강조하고 있다. 국제보건의 핵심인력으로서 국제보건 향상을 위한 전 세계 국가 간의 건강격차 감소를 위한 간호사의 역할은 생애주기에 걸쳐 대상자의 건강요구에 대응하는 직접간호제공자에서 더 나아가 건강에 영향을 주는 사회적 환경, 여성교육수준 향상, 빈곤 감소, 모성사망 관련 사회여건 향상 등의 개선, 보건의료체계와 사회적 체계 연계, 타당하고 경제

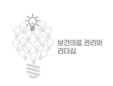

적으로 용이한 연구도구의 설계와 측정 등으로 확대되어질 것이다. 미래의 간호사는 글로벌 시대에 맞는 전 세계 개개인의 건강 형평성을 증진하기 위해 간호수행의 범위를 국내로 제한하지 않고 국경을 초월하여 의료기관의 환자와 지역사회 주민을 포함한 대상자를 간호해야 한다. 국내의 경우, 보건의료시장의 개방과 의료기관의 해외진출, 그리고 보건의료 공적개발원조사업(Official Development Assistance; ODA) 확대와 같은 변화로 인해 국외 인구집단의 건강문제 해결을 목표로 하는 보건의료인력의 역할이 확대되었다. 이런 현상은 간호사를 비롯하여 전체 보건의료인력의 국제화 역량에 대한 기대가 증가되고 있는 것으로 해석되고 있다. 이에 세계간호현황과 COVID-19 팬데믹 상황에서 비추어진 간호사의 활동 등을 통해 국제간호의 중요성을 재조명해 볼 필요가 있다.

② 세계간호현황

세계보건기구(World Health Organization; WHO)는 2020년 4월 7일 세계 보건의 날을 맞아 국제간호협의회(ICN) 및 Nursing Now와 공동으로 작업한 첫 번째 2020 세계간호현황(state of the world's nursing 2020) 보고서를 공개하였다.(그림 10-7) 세계 각국의 간호사 수, 근무환경, 간호교육, 규정(법), 리더십 등 간호현황을 거시적이고 심층적으로 보여주는 첫 보고서이다. 이 보고서의 주요 내용은 다음과 같다.

❶ 국제간호인력은 2,790만명으로 간호사가 보건의료전문직 중 약 59%로 가장 많은 비율을 차지하고 있으나 지역별로 큰 차이를 보이고 있다.

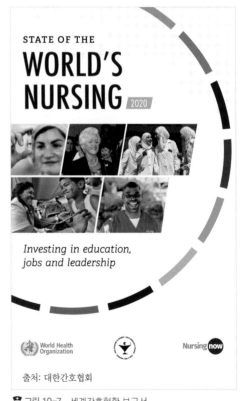

출처: 대한간호협회

🛡 그림 10-7_ 세계간호현황 보고서

❷ 국제적으로 보편적 의료보장과 SDGs 목표에 상응하는 간호인력을 보유하지 못하고 있는 실정이며, 저개발국가들은 간호사 수의 증가가 인구증가속도를 따라잡지 못하고 있어 간호인력부족의 89%가 저개발국가에 집중되어 있다.

❸ 일부 지역에서 보건의료인력의 노령화 양상은 간호인력의 안정성을 위협하는데 국제적으로 간호인력은 상대적으로 젊으나, 지역 간 편차가 있으며, 미국, 유럽 등지에서는 지속적으로 간호인력의 연령이 증가하고 있고 젊은 간호사 수가 적은 나라들은 간호학과 졸업자 수를 늘리고, 보건의료서비스의 접근성을 유지하기 위해 근로의 지속성 유지를 위한 패키지를 강화하고 간호인력이 젊은 국가는 국가가 간호사 분포의 형평성을 개선해야 한다.

❹ 2030년까지 모든 국가에서 간호사 부족을 해결하기 위해서는 간호학 졸업자 수는 연 평균 8% 증가가 필요하고, 이러한 졸업자를 고용하고 유지할 수 있는 역량을 키워야 한다.

❺ 대부분의 국가(157개국 중 152개국, 97%)는 간호교육의 최소 연한을 3년으로 하고 있으며, 교육 내용과 기간의 표준을 보고하였으며(91%), 인증제도(89%), 교수 자격의 국가 표준(77%), 전문직 간 교육(67%)을 보고함에 따라 교수 부족과 인프라의 제약, 임상 현장 유용과 같은 역량의 제약과 더불어 간호사의 최소 교육훈련 수준에 상당한 편차가 존재하고 있음을 알 수 있다.

❻ 8개국(조사 응답국의 53%)은 전문간호사 역할(Advanced practice roles for nurses)을 가지고 있으며, 전문간호사는 농촌지역사회의 일차보건의료 접근성을 개선하고, 도시 지역에서 취약계층의 보건의료 접근성의 불평등을 개선한다는 강력한 근거를 제시하고 있다.

❼ 간호인력의 국제적 이동의 증가로 8명 중 한 명의 간호사는 자신이 태어나고 교육받은 국가가 아닌 타국에서 간호사로 일하고 있는데, 이를 통제하지 못하면 간호사 부족이 악화될 수 있으며, 보건의료의 불평등 접근을 심화시킬 수 있다. 이에 선진국은 간호 졸업생 수 감소와 보건의료체계 안에서 새로운 졸업 간호사를 채용할 능력과 간호사 일자리에 비해 간호사 수 부족 등으로 과도하게 국제적 간호인력 이동에 의존하는 양상을 보인다.

❽ 대부분 국가(86%)는 간호인력 규제에 책임을 가지고 있는 기관이 있으며 약 2/3(64%) 국가는 간호실무를 하기 전 초기 역량평가를 요구하고 있다. 3/4(73%) 국

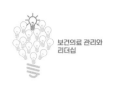

가는 실무를 지속하기 위해 지속적인 전문직 개발(보수교육)을 요구하고 있으나 간호교육과 실무 규제는 상호 인식의 합의를 넘어 조화를 이루지 못하며 규제기관은 이동성이 크고, 팀 기반 및 디지털 시대에 맞추어 교육과 실무 규정의 개선, 간호인력 등록 등에 어려움이 있다.

❾ 간호는 노동현장에 편견과 관련하여 상당히 여성 중심적인 직업으로 남아있고 간호인력의 약 90%가 여성이지만, 보건의료에서 리더십을 발휘하는 지위에 간호사나 여성은 거의 없으며 성차별적 임금 차이뿐만 아니라 근무환경에서 성차별적인 요소들이 있다. 근무시간과 근무조건, 최소 임금을 포함한 법적 보호와 사회적 보호 등이 대부분의 국가에서 보고되었으나, 지역 간 동일하지는 않으며, 단지 1/3 이상(37%)의 국가가 실무현장에서 보건의료인에 대한 공격을 방지할 수 있는 수단이 있다고 보고되었다.

세계보건기구(WHO)는 세계간호현황의 주 내용을 바탕으로 21세기 보건의료체계에서 간호의 역할로 보편적 건강보장을 성취하기 위한 간호사의 역할과 전염병과 자연재해와 같은 응급상황에서 간호사의 역할, 국민건강과 안녕 증진에 있어 간호사 역할의 중요성을 강조하며, 세계가 필요로 하는 간호사 역할을 적절히 수행할 수 있도록 각국에 간호인력정책이 나아가야 할 방향의 10가지 권고사항을 제시했다.(표 10-4)

♥ 표 10-4_ 2020 세계간호현황 보고서 10대 주요 과제

1	간호사 양성 및 추가고용을 위한 자금 확대
2	보건의료인력에 대한 데이터 수집 및 분석과 활용에 대한 역량 강화
3	간호사의 이동 및 이주에 대한 모니터링과 및 책임감 있고 윤리적인 관리
4	일차보건의료 발전을 위해 필요한 과학·기술·사회적 역량강화 교육
5	정부부서에 간호책임자의 지위 확립과 젊은 간호사들의 육성 및 기량 개발
6	일차보건의료 현장에서 간호사의 역량발휘의 최대화 보장정책
7	적정인력 배치, 공정한 급여, 직업건강과 안전에 대한 권리보장 등의 근무환경개선
8	성인지적 감수성을 반영한 간호사 인력 정책
9	시대에 부흥하는 간호전문직 규정 마련
10	다양한 분야에서 간호사의 역할 확대를 위한 공공과 민영의 협력

출처: 2020 세계간호현황 보고서

세계적으로 필요한 간호사 인력을 확충하기 위한 권고사항을 요약하면 ❶ 간호인력에 대한 리더십, 스튜어드십, 관리역량을 확립하여 적절한 교육, 건강, 고용, 젠더 아젠다를 개선하도록 할 것과 ❷ 교육, 양질의 일자리, 공정한 보수, 배치, 실무, 생산성, 규제 및 간호인력 유지에 필요한 정책수단의 채택을 통해 간호에 대한 투자 수익을 최적화할 것, ❸ 간호 교육, 기술 및 직업에 대한 추가 투자를 가속화하고 지속성을 유지하여 간호인력에 대한 교육, 직업, 리더십에 투자가 필요함을 강조하고 있다.

③ 팬데믹과 전인간호

2019년 11월에 중국 우한에서 처음 시작된 COVID-19는 2022년 4월 2일 현재 전세계적으로 4억 9천만명 이상의 확진자와 6천만명 이상의 사망자를 발생시켰고, 우리나라의 경우 1,380만명이 넘는 누적확진자와 17,000여명의 사망자가 발생하였다.

세계보건기구(WHO)는 1968년 홍콩독감과 2009년 신종 인플루엔자(신종플루) 유행 이후 2020년 3월 11일에 신종 COVID-19에 대해 감염병 위험 수준에 따른 1~6단계 경보단계 중 가장 높은 단계인 6단계로 세계적 대유행, 즉 팬데믹(pandemic)을 선언했다. 이에 각 국가는 COVID-19로부터 국민의 생명과 건강을 보호하기 위해 의료계는 물론 정치, 경제, 사회, 문화, 과학 등 모든 분야를 아우르는 총체적인 대응을 펼치고 있다. 이러한 전 세계적 비상사태의 현장에서 환자를 직접 돌보는 간호사들의 전문가로서의 철학

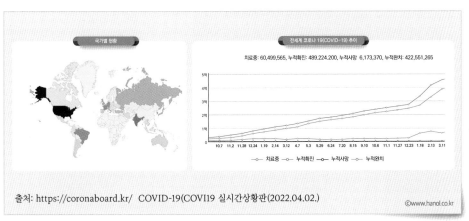

출처: https://coronaboard.kr/ COVID-19(COVI19 실시간상황판(2022.04.02.)

©www.hanol.co.kr

🎖 그림 10-8_ COVID-19 국가별 현황 및 전세계 COVID-19(COVID-19) 추이

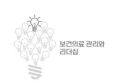

과 가치를 실천하는 전인간호의 중요성을 재확인하였다. COVID-19 환자를 돌보는 오늘의 간호사들은 크림반도의 전쟁(Crimean War)에서 부상자들을 부산피면서 간호의 진가를 확실하게 보여준 간호의 핵심가치를 현실에 실현했던 영국의 플로렌스 나이팅게일의 선구자적 모습과 무척이나 닮아 있었다. 치료제나 백신이 없는 상황 속에서 COVID-19는 전 세계인들에게 공포와 두려움의 대상이 되고 있는 시점에서 "나도 COVID-19에 걸릴 수 있다."라는 공포에 짓눌리면 결코 COVID-19 최전선에 뛰어들 수 없는 일이지만, 전국 의료현장에 있는 간호사들은 나이팅게일의 정신에 따라 간호사들은 질병이 아니라 인간을 중심으로 한 개별적인 간호 제공에 역점을 두었다. 즉, 환자의 질병뿐 아니라 질병과 관련된 신체와 정신과 감정 상태를 총체적으로 돌보는 전인간호를 실천한 것이다. 꽉 막힌 방호복으로부터 몸의 열기가 빠져나가지 못해 5분 정도만 입고 있어도 온몸이 땀에 젖고, 보안경에는 습기가 차서 시야도 흐려질 뿐만 아니라 더워나 두통, 어지럼증에 시달리고 심지어 근무 중에는 또한 물도 마시지 못하고 화장실도 가지 못하며 생리적인 욕구마저 감내해야 했다. 시시각각 변화하는 COVID-19 환자의 신체 상태를 관찰하고 확인할 뿐 아니라, 각종 처치와 투약과 욕창을 막기 위한 환자들의 체위 변경, 식사와 대소변 관리, 낙상 등의 안전사고 예방 그리고 심리적으로 예민해진 환자들의 고통스런 마음을 보듬고 희망과 용기를 주는 역할 등 모든 것을 고려한 총체적인 간호(wholistic care)를 제공하였다. 마스크와 보안경의 장시간 착용으로 얼굴에 난 상처자국과 이를 보호하는 밴드는 COVID-19 간호사들의 헌신적 돌봄의 징표로 국내외 언론

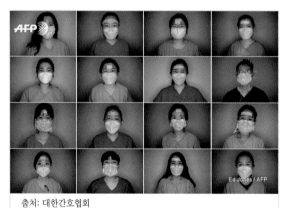

출처: 대한간호협회

🛡️ 그림 10-9_ 간호사 얼굴의 밴드 '명예의 배지'되다.

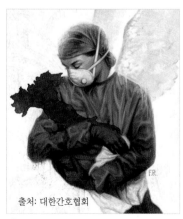

출처: 대한간호협회

🛡️ 그림 10-10_ 이탈리아를 품은 천사

에 보도되면서 프랑스 통신사 AFP(Agence France-Presse)는 3월 13일 COVID-19 최전선에서 헌신하는 계명대 대구동산병원 간호사들이 방호복과 마스크로 인한 상처로 이마와 콧등에 붙인 밴드가 명예의 배지가 되었다고 전하기도 했다. 2020년은 세계보건기구가 나이팅게일 탄생 200주년을 맞아 2019년에 '2020 세계 간호사의 해'로 지정하여 나이팅게일 정신과 간호의 가치에 가중치를 부여하였다. 또한 간호사 없이는 보편적인 건강을 달성할 수 없다는 인식과 함께 인류의 건강을 위해 공헌해 온 간호에 대한 존경의 의미이고, 간호전문직의 중요성을 재확인하는 것으로 평가되었다. COVID-19 사태 이후 간호사 이미지를 살펴본 안진숙(2021)의 연구결과에서 간호사를 주로 보조인물로 다룬 선행연구와는 달리 주요인물로 다뤄졌을 뿐만 아니라 업무 대비 열악한 대우를 받는 간호사들의 현실과 함께 전문적인 소명의식을 가지며 환자를 돌본다는 내용의 기사들이 다뤄졌다. 이는 간호사들이 정신적으로 더욱 단단해질 수 있는 원동력인 나이팅게일 정신을 다시 한번 깊이 되새기는 계기가 되었고, 앞으로도 간호의 가치를 드높이며 이를 실천하는 수많은 간호사들을 통해 간호전문직의 가치와 위상은 더욱 높아질 것이다. 그러기 위해 간호사는 전문직으로서의 간호역량은 물론 다양한 문화적 접근을 수용할 수 있는 국제간호역량 또한 함양할 필요가 있다고 하겠다.

제3절 간호전문직의 국제적 이동

배경

세계화 속에서 노동시장의 인력이 국제 간 이동을 하는 것은 일반적인 현상이라 할 수 있으며 그중 간호사의 국제이주는 특히 세계적인 추세이다. 우리나라의 경우 1960년대 광부와 함께 간호사를 서독으로 파견했던 것이 간호사의 해외진출의 시작이 되었다고 하겠다. 이후 1970년대 중동지역과 미국, 캐나다, 호주 영어권 국가로의 해외진출이 지속되어왔다. 그러나 국내 간호사들의 입장에서 국제적 이동의 최종 기착지로 여겨

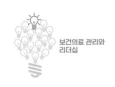

왔던 미국이 이민법을 개정하여 외국 간호사 취업이 다소 어려워지게 됨과 더불어 우리나라의 간호사 임금수준의 급상승 등으로 1980년대 후반 이후부디 해외취업을 위한 이동이 감소하였다. 이때부터 해외진출의 주도는 정부주도형에서 개인주도형으로 변화되었다고 할 수 있다.

간호사의 해외진출의 배경은 과학과 의학의 발달로 의료시설과 장비가 첨단화되고 있는 시점과 병원의 이윤과 맞물려 병원에서 환자가 입원하는 기간은 감소하는 경향이 있다. 이는 입원환자인 경우 중증도가 높아지고 간호사에게는 업무부담이 증가되는 것을 의미하는 것이기도 하다. 그러면서 간호서비스는 병원에 국한되지 않고 지역사회나 가정으로 확대 혹은 다양해지고 만성질환이나 노인인구 증가로 장기적인 간호서비스 수요는 꾸준히 증가 추세에 있다.

반면 매우 제한적인 직업으로 국한되었던 여성의 사회진출이 다양한 방향으로 가능해지면서 교대근무와 같은 근무여건이 열악하다는 점이나 전문직으로서의 이미지가 부족하다는 이유 등으로 간호사 부족현상은 미국, 호주, 캐나다, 영국과 같은 선진국을 중심으로 오랫동안 지속되어 왔다.

수요 공급의 불균형이 있을 때, 공급자인 간호사 개인에게는 보다 나은 임금이나 근무여건이 이동의 동기가 될 수 있다. 1960년대 서독으로 해외취업을 간 간호사는 국내 유휴인력의 활용으로 외화획득을 통한 국가경제발전에 중요한 역할을 해왔었다. 국내 간호사 임금수준 상승이나 미국 이민법 개정에 따른 영향으로 해외취업이 다소 주춤하기도 했지만, 국제통화기금(International Monetary Fund; IMF) 위기시기에는 중소병원의 도산이나 구조조정 등으로 간호분야도 43%의 높은 실업률을 보이면서 다시 해외취업이 활성화되기도 하였다.

② 현황

2020년 의료 해외진출 현황분석에 의하면 신고 등록된 91개의 프로젝트와 연계된 국내 인력고용현황은 총 799명으로 파견인력 596명(74.6%), 상주인력 203명(25.4%)으로 나타났다. 전체 직군별 국내 인력채용현황에서는 의사가 268명(33.5%)으로 가장 많았고, 간호사 212명(26.5%), 행정인력 140명(17.5%), 기타 102명(12.8%), 임상기사 49명(6.1%), 코디네이터 28명(3.5%) 순으로 나타났다.

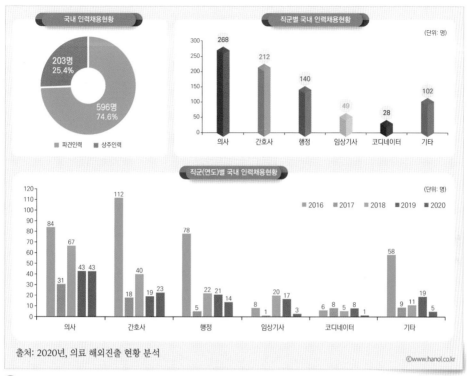

출처: 2020년, 의료 해외진출 현황 분석

©www.hanol.co.kr

🩺 그림 10-11_ 국내 인력채용현황 및 직군별 국내 인력채용현황

국내 인력의 파견인원 총 596명 중 직군별로는 의사가 215명(36.1%)으로 가장 많았으며, 그 다음으로는 간호사 168명(28.2%), 행정인력 79명(13.3%), 임상기사 41명(6.9%), 코디네이터 19명(3.2%), 기타 74명(12.4%) 순으로 나타났다.

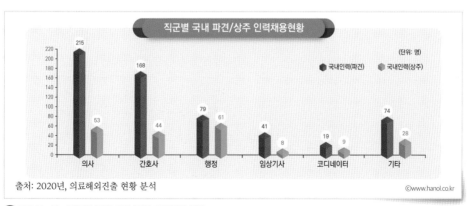

출처: 2020년, 의료해외진출 현황 분석

©www.hanol.co.kr

🩺 그림 10-12_ 직군별 국내 파견/상주 인력채용현황

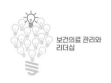
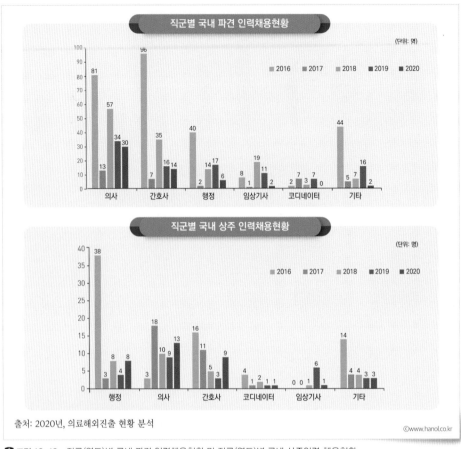

출처: 2020년, 의료해외진출 현황 분석

©www.hanol.co.kr

🔏 그림 10-13_ 직군(연도)별 국내 파견 인력채용현황 및 직군(연도)별 국내 상주인력 채용현황

현지인력으로 채용되는 인력 수는 총 3,402명으로 직군별로는 간호사가 1,177명(34.6%)으로 가장 많았으며, 그 다음으로는 행정인력 868명(25.5%), 의사 443명(13%), 기타 380명(11.2%), 임상기사 379명(11.1%), 코디네이터 155명(4.6%)으로 나타났다(그림 10-14).

간호인력이 자국을 떠나 다른 국가로 이동하는 요인은 유입요인과 유출요인으로 나눌 수 있다. 외국인 간호사가 다른 국가로 들어가는 유입요인에는 더 나은 노동조건과 임금, 전문적인 기회와 상대적으로 좋은 근무환경, 그리고 높은 삶의 질 등이 있다. 반면에 유출요인에는 열악한 노동조건과 임금, 그리고 빈곤과 내전, 제한된 경력개발의 기회, 보건의료인력에 대한 관리체계 부족 등이 있다. 간호사가 타 국가로 이동하려면 취

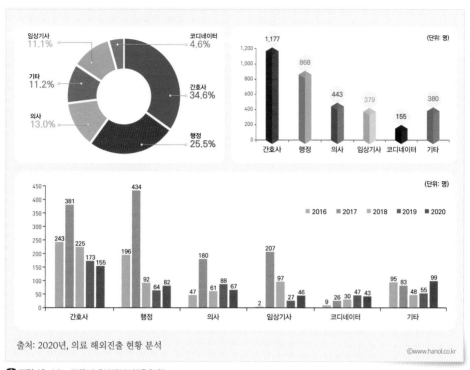

출처: 2020년, 의료 해외진출 현황 분석

©www.hanol.co.kr

🎖️ 그림 10-14_ 직군별 현지인력채용현황

업비자 발급은 물론, 외국어 습득과 새로운 임상환경에 문화적응, 이주비용을 마련하는 등의 여러 장벽을 극복해야만 한다. 이 중 가장 근본적인 문제로는 국가 상호 간에 간호사 자격(면허)이 통용되지 않아 상대국의 자격(면허)을 다시 취득해야 한다는 점인데, 이에 대한 해결책으로는 국가 상호 간 간호인력에 대한 상호인정협정(Mutual Recognition Agreement; MRA)을 맺는 방법이 있다. MRA란, 상대국에서 취득한 전문인력의 자격(면허)을 자국에서도 동등하게 인정한다는 약속을 맺는 것으로, 국제적 이동에 핵심적인 수단이라고 할 수 있다.

세계적으로 간호사의 국제적 이동이 증가하면서 국가 간 간호사 MRA에 대한 논의가 지속적으로 이루어지고 있다. 국제간호협의회(ICN)는 제23차 ICN 총회에서 간호사의 국제적 이동이 세계적인 추세로 나타남에 따라 상대국의 전문인력에 대한 규제체계를 구축하는 등의 MRA 시스템을 갖추어야 함을 지적한 바 있다. 또한, 간호인력이 부족한 국가에서의 간호사 국제적 이동은 해당 국가의 의료서비스 질적 측면에서 부정적인 영

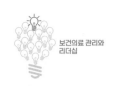

향을 미칠 수는 있겠으나, 개인 간호사의 국제적 이동에 대한 권리를 인정해야 하며, 장
기적인 측면에서 다문화적인 간호의 수행과 학습의 기회가 되어 잠재적으로 유익한 결
과를 가져온다고 하였다. 즉, 간호사의 해외진출은 국내에서의 간호서비스의 질 저하
의 위험성을 가진 동시에, 간호사의 전문성과 역량을 강화시키고 궁극적으로는 간호서
비스의 질적 수준을 향상시킬 가능성도 가지고 있는 것이다. 우리나라는 문재인 정부
의 신(新)남방정책으로 인도와 동남아시아국가연합(Association of South-East Asian Nations; ASEAN)
과의 협력을 강화하고 있는 이유로 동남아시아 국가로부터 간호인력의 수용에 대한 요
청이 증가할 수 있으며, 향후 남북관계 진전 시 북한의 간호인력이 국내로 유입될 가능
성도 고려해야 한다. 아직까지는 외국인 간호사 허용에 대한 부정적 시각이 많고, 선진
국이 아닌 국가와는 간호사 자격(면허)에 대한 격차가 있어 MRA 체결이 어려울 수 있다.
그럼에도 불구하고 급변하는 국제화 시대에 맞추어 외국인 간호사의 국내 유입에 대한
대비는 반드시 필요하다고 하겠다.

제4절 글로벌 리더로서의 역량

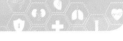

1 국제보건 핵심역량

　간호학 분야에서 간호학생들을 위한 국제보건 핵심역량을 잘 반영하고 있는 연구는
미국의 간호학 교수들이 기존의 의과대학 학생들을 위한 국제보건 핵심역량을 국제보
건에서의 간호의 역할과 특성을 반영하여 수정, 보완하여 발표한 윌슨 등Wilson et al의 국
제보건 간호역량(global health nursing competency)으로 Wilson의 국제보건 간호역량에서의
키워드는 결핍(low-resource setting)과 이동성(mobility), 그리고 맥락(cultural context)으로 개발도
상국에서의 자원의 부족으로 유발되는 환경문제나 이주문제 등이 건강에 미치는 영향
과 통신기술과 교통 발달로 전 세계인의 이동성의 증가가 건강에 미치는 영향 측면에
중점을 두어 국제보건 간호역량을 제시하고 있으며 다양한 문화적 맥락에 대한 이해를

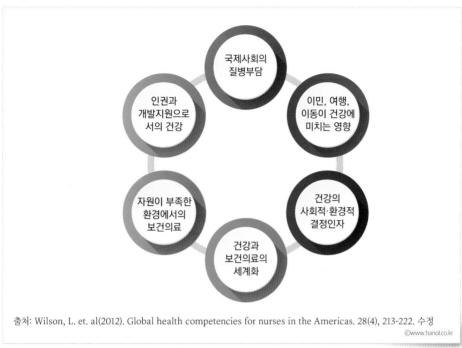

출처: Wilson, L. et. al(2012). Global health competencies for nurses in the Americas. 28(4), 213-222. 수정

©www.hanol.co.kr

그림 10-15_ 간호대학생들을 위한 국제보건 핵심역량

바탕으로 건강의 기본권과 형평성으로서의 보건을 강조하고 있다. 간호사가 국제화 시대의 전문가로서 갖춰야 할 핵심역량으로 '국제사회의 질병에 대한 부담', '여행, 이민, 이동이 건강에 미치는 영향', '건강과 보건의료의 세계화', '건강의 사회적, 환경적 결정인자', '인간의 권리이며 개발자원으로서의 건강', '자원이 부족한 환경에서의 보건의료'의 6개 하부영역의 총 30개의 역량개발이 필요한 것으로 보고되었다. 간호사에게 필요한 국제보건 영역을 살펴보면, ❶ '국제사회의 질병부담'은 건강 및 건강관련 연구를 위한 우선순위 설정, 보건의료서비스 분배와 재원에 대한 논의에 참여하기 위해 반드시 필요한 역량이다. ❷ '이민, 여행, 이동이 건강에 미치는 영향'은 해외여행 및 국외에서의 출산에 따른 고려사항 및 위험 등 환자의 요구사항에 대한 적절한 관리가 필요하다는 내용이다. ❸ '건강의 사회적·환경적 결정인자'는 간호사가 환자의 질병 위험요인을 인식하고 공중보건을 향상시키기 위해 사회적·경제적·환경적 조건이 어떻게 건강에 영향을 주는지 인식해야 한다는 내용이다. ❹ '건강과 보건의료의 세계화'는 질병의 직접적인 영향 이외에도 보건인력 및 환자들의 국가 간 이동, 국제적 협력기구들은 국민

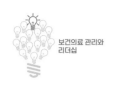

의 건강 요구를 충족시키기 위한 국가와 보건의료체계의 능력에 영향을 미친다는 내용이다. ❺ '자원이 부족한 환경에서의 보건의료'는 보건의료서비스의 수요와 공급은 보건의료자원의 수준에 따라 다르며, 자원환경의 범위를 넘어 효율적인 환자 돌봄을 할 수 있는 것을 의미한다. ❻ '인권과 개발자원으로서의 건강'은 인권, 사회적·경제적 발전과 건강 간의 관계에 대한 이해를 기초로 환자 및 지역 건강을 효과적으로 증진하기

표 10-5_ 국내 간호대학생들에게 필요한 국제보건 영역과 역량

영 역	역 량
국제사회의 질병부담	1. 전 세계적으로 발생하는 질병 및 사망의 주요 원인을 알고, 지역별 질병 위험의 차이를 기술할 수 있다. 2. 국제보건에서 건강 불평등을 감소시키기 위해 주요 공중보건활동(Millenium Development Goals, Global Fund to Fight AIDS, TB, Malaria 등)을 설명할 수 있다. 3. 건강과 건강 관련 연구를 위해 우선순위 설정 및 보건의료서비스 분배와 재원을 토의할 수 있다.
이민, 여행, 이동이 건강에 미치는 영향	4. 해외여행이나 국외 출신이 건강에 미치는 위험을 설명할 수 있다. 5. 해외여행이나 국외 출신이 대상자에게 질병이 발생할 위험에 처할 수 있음을 인지 하고, 적절한 사정이나 의뢰를 할 수 있다. 6. 문화적 맥락이 건강과 질병을 인지하는 데 어떤 영향을 주는지 설명할 수 있다. 7. 개인의 문화적 배경을 고려하여 대상자의 건강 문제와 관심을 끌어낼 수 있다. 8. 통역자를 활용하여 환자 및 환자가족과 효과적으로 의사소통을 할 수 있다. 9. 에이즈, 말라리아, 다제내성 결핵, 에볼라와 같은 질환이 발생할 위험성이 높은나라를 알고 여행 시 주의해야 할 활동에 대해 설명할 수 있다.
건강의 사회적·환경적 결정인자	10. 빈곤, 교육, 생활습관과 같은 사회, 경제적 요인 등이 건강과 건강관리 접근성에 미치는 영향을 설명할 수 있다. 11. 건강의 주요 사회적 결정인자들을 제시하고, 그러한 결정인자들이 국가 간과 국내의 기대수명의 차이에 미치는 영향을 열거할 수 있다. 12. 저소득, 교육, 의사소통 요인들이 보건의료의 질과 접근성에 미치는 영향을 설명할 수 있다. 13. 깨끗한 식수, 위생, 음식 및 공기와 개인 및 인구집단의 건강과의 관계를 설명할 수 있다. 14. 위해한 환경과 인간의 건강과의 관계를 설명할 수 있다.
건강과 보건의료의 체계화	15. 보건의료실무, 산업과 문화, 다국적 협약, 다국적 기관에서의 체계화 경향이 건강과 보건의료의 질과 이용에 미치는 지역적·국제적 영향을 설명할 수 있다. 16. 해외여행이나 무역이 전염병과 만성질환의 확산에 어떻게 기여하는지 설명할 수 있다. 17. 보건의료인력들의 국제적인 고용과 이동에서의 일반적인 경향과 영향을 설명할 수 있다.
자원이 부족한 환경에서의 보건의료	18. 국내·외적 자원이 부족한 입장에서 건강과 보건의료 혜택 또는 장애요인에 대해 설명할 수 있다. 19. 취약계층을 대상으로 한 실무영역에서 문화적·윤리적 쟁점을 설명할 수 있다. 20. 자원이 부족한 환경에서 주요 질환에 대한 진단검사 시행이 어려운 경우, 간호 사정에 필요한 질환의 증상과 징후를 확인할 수 있다. 21. 흔한 질환의 치료를 위한 증상관리와 임상절차를 설명할 수 있다. 22. 자원이 부족한 환경에서 예방접종 및 모자보건 프로그램과 같은 질병예방과건강증진을 위한 중재와 전략을 설명할 수 있다.
인권과 개발자원으로서의 건강	23. 건강과 인권 간의 관계를 기본적으로 이해하고 설명할 수 있다. 24. 건강과 인권을 연계하는 세계보건기구의 역할과 세계인권선언 및 생명의학연구소에 대한 국제적 윤리지침(2002), 헬싱키선언(2008) 등을 설명할 수 있다.

출처: 황선영 외(2021). 국제간호. P.7

위한 역량을 의미한다. 한편, 월슨 등의 연구를 바탕으로 국내의 간호교육자가 인지한 국내 간호학생들을 위한 국제보건 핵심역량에 대한 인식을 연구한 이현경 외 연구에서는 월슨 등의 30가지의 국제보건 간호역량에서 학부 수준에서의 역량개발 가능성과 유사성 측면을 고려하여 6가지의 역량을 제외하고 24가지의 역량을 국내 간호대학생들을 위한 국제보건 핵심역량으로 제시하였는데, 국내 간호교육자들 전체를 연구대상으로 양적, 질적 연구를 모두 포함한다는 점에서 의의가 크다.(표 10-5)

특히 환자 곁에서 외국인환자를 직접 돌보는 간호사는 지속가능개발목표(SDGs)를 달성하고, 보편적 건강보장(UHC)을 실현하기 위해 국제보건역량은 더욱 중요하다. SDGs는 건강뿐만 아니라 빈곤, 환경, 교육과 같은 범 분야의 문제를 다루고 있는데, 간호사는 인간의 건강증진을 궁극적인 목적으로 건강과 관련된 다양한 사회적 결정인자들을 고려하고 있으므로 SDGs에 적극적인 참여를 하지 않을 수 없고, 건강은 인간의 기본권의 문제이기 때문이기도 하다. 간호사는 사회 취약계층에 대한 옹호 등 사회적 정의를 구현하기 위한 책무를 가진 전문직 종사자로 빈곤 퇴치, 폭력 종식 등의 사회문제 해결에도 전문적 지식과 경험을 적용할 수 있으므로 SDGs 달성에 성공열쇠를 쥐고 있는 핵심적인 전문가로서 역량을 키워나가야 한다.

국제간호협의회(ICN)에서는 매년 국제간호사의 날에 "간호사, 앞장서서 목소리를 내라(Nurses: A Voice To Lead)"라는 메인 주제 아래 부제를 바꾸는 방식으로 발표를 하고 있다. 2018년에는 '건강은 인권이다(Health is a Human Right)', 2019년에는 '모든 사람에게 건강을(Health for All)', 2020년에 '간호, 세계를 건강하게(Nursing the World to Health)', 2021년에는 COVID-19가 보건의료 시스템 및 간호 분야의 현재와 미래에 미치는 영향에 대한 고민을 담아 '미래 보건의료를 위한 비전(A Vision for Future Healthcare)'이라는 주제로 간호사들이 미래 보건의료의 비전과 계획을 세우는데 있어 필수적인 역할을 해야 한다고 강조했다.

2 문화적 역량과 간호

세계는 지금 교통수단 외에도 사물인터넷(IoT)의 발달로 인해 교류의 채널이 다양해지는 시대적 흐름에 따라 한층 더 많이 가까워지고 빠른 접속이 가능해졌다. 그러나 현대에도 교통, 통신의 발달과 인구의 변화, 질병의 유형 변화에 맞지 않게 의료체계가 확립

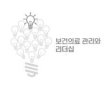
되지 못한 국가가 있는가 하면, 고가의 의료비 문제로 제대로 의료제공을 받지 못하는 국가도 있다. 따라서 이러한 이유로 의료제공이나 건강검진을 목적으로 다른 나라를 찾는 사람들이 많아지고 있다.

외국인환자 진료를 위한 법적 기준 및 의료의 해외진출이 활발해지면서 외국인이 우리나라에 와서 의료를 제공받는 것은 이제 더 이상 드문 일은 아니다. 국내 의료기관을 이용하는 외국인환자 수요가 증가함에 따라 외국인환자를 대상으로 효과적인 의료서비스를 제공하기 위한 구체적인 가이드라인 등의 다각적인 방안 마련에 관심이 높아지게 되었다. 이는 의료진의 문화역량 증진에 대한 관심으로 이어지고 있으며 외국인환자의 문화적 다양성을 존중하고 이해하며 수용할 수 있는 능력을 고양하기 위한 방안들이 절실히 요구된다. 문화적 역량은 대상자의 문화적 전통, 신념, 가치 등을 이해하고 이들의 문화와 조화를 이루며 돌봄을 제공하는 능력으로, 대상자의 문화에 대한 지식을 바탕으로 의미 있고 유용한 돌봄 제공 전략을 발견하는 지속적이고 역동적인 과정이다. 다양한 국적을 가진 외국인이 우리나라로 의료서비스를 받기 위한 목적으로 방문한다면 각 나라의 문화적 특색에 맞춘 간호가 필요하다. 외국인은 우리와 각기 상이한 문화권에서 태어나고 살아왔으므로 의료서비스를 필요로 하는 외국인의 경우, 문화적 충격으로 갈등을 야기할 수 있다. 따라서 우리나라를 방문하는 대상자 나라의 문화적 특성을 살펴보고 우리나라 간호사들이 그에 맞추어 환자를 대할 수 있어야 할 것이다. 문화는 사회사상, 행동양식, 가치관 등의 차이에 따른 여러 가지 관점의 이론적 기반에 따라 다양한 정의가 존재하는데 음악, 미술, 문학, 연극, 영화와 같은 예술 분야에서 두드러지게 나타난다. 문화의 개념은 의료분야에서도 중요한데, 이유는 동일한 간호를 통해서도 다양한 문화 속의 개인은 이를 다르게 받아들여 서비스의 질적 차이를 느낄수 있기 때문이다. 이러한 것을 인지하고 각국의 의료행위가 어떻게 이루어지고 있으며, 그것을 이루는 문화적 바탕이 어떠한지를 알아야 역량 있는 간호의 방향을 잡을 수 있을 것이다. 문화적으로 적절한 간호를 능숙하게 제공하는 것은 복잡하고 어려운 일이 될 수 있다. 아시아 국가의 환자들은 문화적 충돌이 있을 수 있는 서구 대신 아시아 국가로 발걸음을 돌리는 경우가 증가하고 있는 추세이다. 문화적 충돌이 발생하는 이유는 2가지를 들 수 있다. 첫째, 서양의학 중심으로 공부한 의사, 간호사 등으로 구성된 병원에서는 과학적 사고이론에 기초한 의료서비스 실현에 중점을 두기 때문이다. 둘째, 신념, 태도, 종교, 철학 등 정신적인 세계를 중시하는 국민들에게 이와 맞지 않는 의료서비스를 제공했을 때 문화적 충격으로 인한 충돌이 발생할 가능성이 있다. 다른 나라의 문화를 이해하고 외국인들에게 간호를 제공한다면 그들과 문화적인 면에서는 오해와 마찰을 피할 수 있으며 그들의 표현과 반응에 당황하지 않고 적절한 대처를 할 수 있다. 우리가 제공하는 의료에

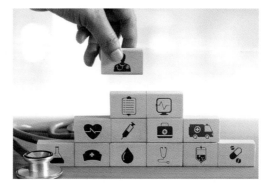

대한 만족, 불만족스러운 표현 또한 문화별로 다르기 때문에 이를 숙지하여 그들의 정서를 파악할 수 있어야 한다. 또한, 그들에게 효율적인 간호를 제공하기 위해서는 구체적인 가이드라인을 만드는 것 또한 필요하다. 간호사는 결혼이주여성, 다문화가족의 아동·청소년, 외국인노동자, 외국인유학생 및 북한이탈주민 등 대상자의 문화적 배경에 상관없이 대상자 개개인에게 문화적으로 적합한 간호를 제공하기 위해 언어, 대인관계, 타 문화 및 의료법을 이해하고 이에 대한 성찰과 수용을 바탕으로 다양한 문화권의 대상자를 간호할 수 있는 역량을 갖추어야 한다.

③ 문화간호이론

횡문화간호는 레닌저Leininger의 돌봄과 문화에 초점을 둔 문화돌봄이론에서 시작되었다. 레닌저는 문화간호이론의 창시자로서 1965년에 문화인류학 박사학위를 받았다. 그녀는 아동병원에서의 임상경험을 통해 간호사가 제공하는 돌봄과 대상자가 받아들이는 돌봄은 문화적으로 각각 차이가 있음을 알게 되었다. 박사과정 동안 뉴기니아 문화에 대해 연구하며 건강과 질병을 받아들이는 태도 및 인식 등이 문화적 요인에 의해 영향을 받는다는 것을 발견하면서 문화적 돌봄이론(cultural care theory)의 기틀을 형성하게 되었다. 레닌저의 문화간호이론은 간호학과 인류학 등의 다학제적 관점으로부터 도출되어 다양한 문화적 건강체계에 모두 적용이 가능하다. 이 이론의 개념적 틀은 간호학 관점에서의 돌봄 개념과 인류학적 관점에서의 횡문화 개념을 결합시켜 횡문화간호이론을 만들었다. 레닌저의 모델은 다른 문화 관련 간호모델과 도구의 발전에 선구자적인 역할을 하고 있으며, 이는 대상자의 경우 자신들이 살아온 문화적 배경과 사회구조, 그 문화

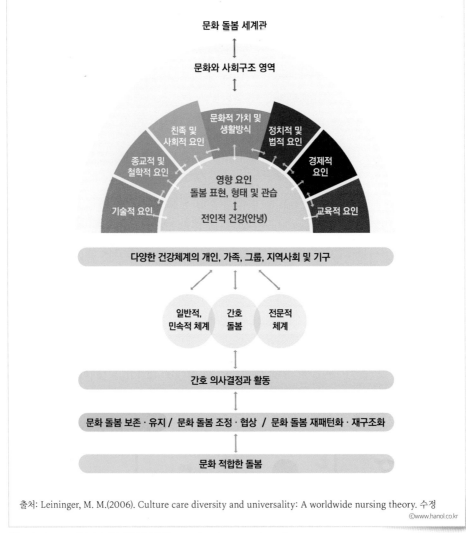

문화 돌봄 세계관

↕

문화와 사회구조 영역

↕

문화적 가치 및
생활방식

친족 및
사회적 요인

정치적 및
법적 요인

종교적 및
철학적 요인

경제적
요인

영향 요인
돌봄 표현, 형태 및 관습

기술적 요인

교육적 요인

전인적 건강(안녕)

다양한 건강체계의 개인, 가족, 그룹, 지역사회 및 기구

일반적,
민속적 체계

간호
돌봄

전문적
체계

간호 의사결정과 활동

문화 돌봄 보존·유지 / 문화 돌봄 조정·협상 / 문화 돌봄 재패턴화·재구조화

문화 적합한 돌봄

출처: Leininger, M. M.(2006). Culture care diversity and universality: A worldwide nursing theory. 수정

©www.hanol.co.kr

🩺 그림 10-16_ 레닌저의 횡문화간호이론(transcultural nursing theory)

속에서 살면서 배우거나 습득한 가치관, 세계관, 환경적 배경의 분리가 어려울 뿐만 아니라 다른 나라의 문화적 가치나 간호 등을 쉽게 받아들이는 것이 어려울 수 있다고 설명 수 있다. 그래서 간호사는 대상자 중심의 돌봄을 제공한다는 것에 근거를 두고 더 나아가서는 환자 옹호자로서 문화적으로 다양성을 지닌 대상자의 의료 불균형을 줄일 수 있는 횡문화간호가 필수적으로 요구된다고 하겠다.

④ 문화사정 모델

기거와 데이빗히저Giger & Davidhizar의 문화간호사정 모델의 메타패러다임은 ❶ 문화간호와 문화적으로 다양한 간호, ❷ 문화역량간호, ❸ 문화적으로 독특한 개인, ❹ 문화적으로 민감한 환경 ❺ 문화적으로 특별한 질병과 건강 행위에 근거한 건강과 건강상태를 포함하고 있다. 문화사정 모델은 의사소통, 공간, 사회조직, 시간, 환경통제, 생리적 차이 등 여섯 가지 현상을 중심으로 문화적 신념을 확인하였다. 간호사는 대상자 중심 간호를 제공하는 데 문화가 영향을 미칠 수 있다는 것을 아는 것이 중요하다. 문화적으로 적합한 간호를 하려면 간호사 자신의 문화적 독특성과 세계관을 대상자에게 투사해서는 안 되며 간호사는 대상자가 여러 세대에 걸쳐서 학습하고 전수받은 경험, 신념과 가치가 독특하다는 것을 이해해야 한다. 또한 간호사는 문화적으로 합당한 정보에 근거해서 대상자의 건강 요구를 사정, 진단, 계획, 수행과 평가를 해야 한다.

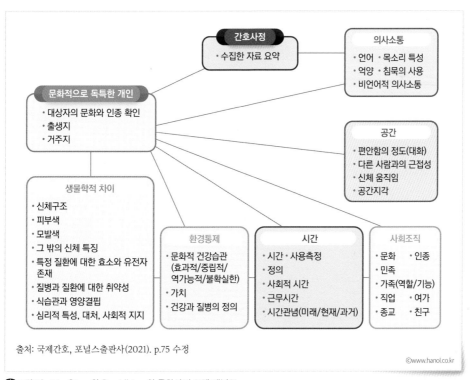

출처: 국제간호, 포널스출판사(2021). p.75 수정

🐧 그림 10-17_ Giger와 Davidhizar의 문화사정 모델 개념도

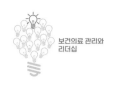

참고문헌

- 강승자 외(2019). 보건의료 환경의 이해와 간호정책. 에듀팩토리.
- 권상철, 박경환(2017). 새천년개발목표(MDGs)에서 지속가능개발목표(SDGs)로의 이행: 그 기회와 한계. 한국지역지리학회지, 23(1), pp.62-88.
- 김신정, 김희숙, 류화라, 이혜영, 조의영 외(2021) 국제간호. 포널스출판사.
- 김창엽(2013). 국제보건의료의 책임과 근거. 의료정책포럼, 11(2), pp.8-13.
- 김희숙, 이도영(2021). 국제간호교육이 간호대학생의 국제보건 간호역량과 국제개발협력 이해 및 교육만족도에 미치는 효과. 근관절건강학회지, 28(1), pp.50-60.
- 대한간호협회. http://www.koreanurse.or.kr/.
- 박은태, 김진현(2020). 국가 간 간호사 상호인정협정의 현황과 한국의 정책방향 모색. Journal of Korean Academy of Nursing Administration, 26(1), pp.1-10.
- 박형숙, 하수정, 박정하, 유지형, 이상화(2014). 외국인 환자를 돌보는 간호사의 업무경험. 간호행정학회지, 20(3), pp.281-291.
- 배상수(2012). 신 공중보건과 국가공중보건체계. 농촌의학·지역보건, 37(4), pp.195-214.
- 보건의료기본법 제3조(2022).
- 안옥희, 최혜정, 하태희, 장은실, 김희영(2021). 다문화사회와 건강. 학지사.
- 안정원, 장혜영(2019). 외국인 환자 간호에 대한 간호사의 문화역량 영향요인. 보건행정학회지, 29(1).
- 안지숙(2021). 코로나 팬데믹 이후 국내 일간지 기사에 나타난 간호사 이미지 분석. The Journal of the Convergence on Culture Technology(JCCT), 7(1), pp.66-74.
- 오수길, 한순금(2018). 지속가능발전목표(SDGs)와 지방정부의 목표체계 전환: 경상남도를 중심으로. 지방정부연구, 22(3), pp.481-508.
- 우정희(2014). 간호사 해외진출 현황 분석. 한국콘텐츠학회지, 12(3), pp.33-38.
- 의료해외진출법 제2조.
- 이명선, 최명애(2021). COVID-19 최전선에서 싸우는 간호사. Perspectives in Nursing Science, 18.
- 이클에이 브리핑시트 도시이슈. no.1 새천년개발목표(MDGs)에서 지속가능발전목표(SDGs)까지: SDGs란 무엇인가.
- 이현경, 김희순, 조은희, 김상희, 김정희(2015). 간호교육자가 인지한 국내 간호학생들을 위한 국제보건 핵심역량.
- 장선미, 김정은(2018). 간호학과 교과과정 내의 횡문화 간호 교육 현황. 한국간호교육학회지, 24(2), pp.181-189.

- 조원겸, 조연교(2021). 보건분야 국제개발협력과 국제보건 핵심역량에 대한 간호대학생의 인식 연구. 글로벌교육연구, 13(2), pp.63-86.
- 주 제네바 대한민국 대표부-보건(WHO, 2020.04.10).
- 최금좌, 오삼교, 설규상, 최윤국(2020). 포스트 코로나 시대 대중남미 협력 방안: 의료 및 방역 부문을 중심으로.
- COVID-19 실시간 상황판.
- 한석영, 정향인(2015). 간호대학생의 문화적 역량 측정도구 개발. Journal of Korean Academy of Nursing, 45(5), pp.684-693.
- 황선영(2018). 국제간호. 학지사메디컬.

- Acheson, D. (1988). Committee of Inquiry into the future development of the Public Health Function. Public Health in England.
- Beaglehole, R. & Bonita, R. (2010). What is global health?. Global Health Action, 3.
- Brown, T. M., Cueto, M., & Fee, E. (2006). The World Health Organization and the transition from "international" to "global" public health. American journal of public health, 96(1), pp.62-72.
- Institute of Medicine. (2011). Committee on the Robert Wood Johnson Foundation Initiative on the Future of Nursing. The future of nursing: Leading change, advancing health.
- Kingma, M. (2007). Nurses on the move: a global overview. Health services research, 42(3 Pt 2), pp.1281-1298.
- Kim, J. G. (2006). Policy direction for mutual recognition of medical professionals: comparing licensure system of Korea and the United States. Research Data (Korea Institute for International Economic Policy), 6, 01.
- Kim, J. G. (2006). Status of mutual recognition of professional qualifications and future tasks. KIEP World Economy, 9(8), pp.94-108.
- Koplan, J. P. et al. (2009). Towards a common definition of global health. The Lancet, 373(9679), pp.1993-1995.
- Leininger, M. M. & McFarland, M. R. (2006). Culture care diversity and universality: A worldwide nursing theory. Jones & Bartlett Learning.
- Ministry of Health & Welfare (2012).
- sustainabledevelopment.un.org, www.benefit.is.
- Watkins, D. (1987). Jane Lewis, What price community medicine? The philosophy, practice and politics of public health since 1919, Brighton, Wheatsheaf Books, 1986, 8vo, pp.vii, 172, £9.95. Medical History, 31(3), pp.368-369.
- Wilson, L., Harper, D. C., Tami-Maury, I., Zarate, R., Salas, S., Farley, J., & Ventura, C. (2012). Global health competencies for nurses in the Americas. Journal of Professional Nursing, 28(4), pp.213-222.

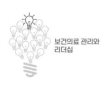

- Wilson, L., Mendes, I. A. C., Klopper, H., Catrambone, C., Al-Maaitah, R., Norton, M. E., & Hill, M. (2016). 'Global health' and 'global nursing': Proposed definitions from The Global Advisory Panel on the Future of Nursing. Journal of advanced nursing, 72(7), pp.1529-1540.
- Winslow, C. E. (1920). The untilled fields of public health. Science, 51(1306), pp.23-33.

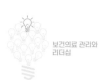
보건의료 관리와
리더십

_____학년 _____반 / 학번_____ 이름_____

구 분	설 명
국제간호의 개념과 필요성	
세계간호의 10대 주요 과제	
간호사의 국제적 이동의 배경	

구 분	설 명
국제보건 핵심역량	
국제간호에서 필요한 문화적 역량	

구 분	설 명
레닌저의 문화간호이론	
기거와 데이빗히저의 문화사정 모델	

_____학년 _____반 / 학번_____ 이름 _____

간호대학생의 문화적 역량 측정도구

· 자신의 문화적 역량지수를 측정해 보세요.

평가항목	매우 그렇다 (5점)	그렇다 (4점)	보통이다 (3점)	아니다 (2점)	전혀 아니다 (1점)
1. 다른 문화권의 사람들은 그들 나름대로의 고유한 방식들이 있기 때문에 나와 다르게 행동한다는 것을 인식해야 한다.					
2. 나는 보건의료서비스 제공자로서 나의 행동에 영 향을 미칠 수 있는 인종과 문화와 관련된 편견들을 점검해야 한다고 생각한다.					
3. 나는 교육 또는 삶의 경험을 통하여 서로 다른 인종들 간 문화에 대해 배워야 한다고 생각한다.					
4. 나는 다문화 대상자의 문화를 이해할 때 그들의 연령, 성별, 경제 상태와 같은 인구, 사회, 경제적 특성을 고려해야 한다고 생각한다.					
5. 나는 다른 문화권 대상자가 건강관리와 관련한 의사결정을 내릴 때 가족이 어떤 영향을 미치는지 알고 있다.					
6. 나는 다른 문화권 사람들의 건강상태에 영향을 미치는 위험요인에 대해 알고 있다.					
7. 나는 죽음과 관련한 다른 문화권의 신념과 관습에 대해 알고 있다.					
8. 나는 다른 문화권의 흔한 특정한 질병에 대해 알고 있다.					
9. 나는 다른 문화권의 건강습관 (건강행위)에 대해 알고 있다.					
10. 나는 임신과 출산과 관련된 다른 문화권의 신념과 관습에 대해 알고 있다.					
11. 나는 다른 문화권의 건강신념에 대해 알고 있다.					
12. 나는 다른 문화권의 건강돌봄서비스(병원 또는 의료기관)를 찾는 행위에 대해 알고 있다.					
13. 나는 비자, 영주권, 귀화 등과 같이 다문화 대상자의 국내 체류와 관련된 법과 제도를 잘 알고 있다.					

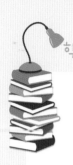

_____학년 _____반 / 학번_____ 이름 _____

평가항목	매우 그렇다 (5점)	그렇다 (4점)	보통이다 (3점)	아니다 (2점)	전혀 아니다 (1점)
14. 나는 서로 다른 문화권의 표현방법을 존중하는 것이 중요하다고 생각한다.					
15. 나는 종교적 차이를 존중하는 것이 중요하다고 생각한다.					
16. 나는 다양한 문화적 가치를 존중하는데 관심이 있다.					
17. 나는 여러 나라의 문화적 관습을 배우고 싶다.					
18. 나는 다문화 대상자의 강점을 활용하여 정보나 도움을 제공할 수 있다.					
19. 나는 다문화 대상자의 문화적 배경을 고려하여 이들의 건강요구를 충족시킬 수 있는 서비스를 제공할 수 있다.					
20. 나는 다문화 대상자에게 문화적으로 적합한 간호목표를 설정할 수 있다.					
21. 나는 타 문화권 대상자의 문제를 진단할 수 있다.					
22. 나는 대상자의 문화적 특성을 포괄적으로 사정할 수 있다.					
23. 나는 다문화 대상자와 지역사회 자원을 연계시킬 수 있다.					
24. 서로 다른 인종의 배경을 가진 소수집단 대상자들에 대한 나의 간호역량을 향상시킬 방법에 관하여 수업시간을 통해 배울 기회를 갖는다.					
25. 나는 동료로부터 다른 문화권 사람들을 대하는 태도나 행동을 배울 기회를 갖는다.					
26. 나는 문화적 민족적으로 다른 대상자에 대한 이해심을 높이기 위해 교육을 받는다.					
27. 나의 학교는 다문화를 이해하기 위한 행사나 로그램에 참가하도록 지원한다.					

출처: 한석영(2014). 간호대학생의 문화적 역량 측정도구 개발

보건의료 관리와
리더십

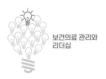

Index

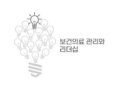

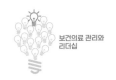

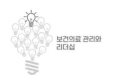

기타

💡 보건의료 관리와 리더십

초판 1쇄 발행 2023년 1월 10일

저 자	이종률·김성진·이현숙·권인영·박정미
	서영자·서은주·이미순·이숙경·이혜경
펴낸이	임 순 재
펴낸곳	(주)한올출판사
등 록	제11-403호
주 소	서울시 마포구 모래내로 83(성산동 한올빌딩 3층)
전 화	(02) 376-4298(대표)
팩 스	(02) 302-8073
홈페이지	www.hanol.co.kr
e-메일	hanol@hanol.co.kr
ISBN	979-11-6647-284-8

보건의료 관리와
리더십

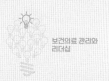

보건의료 관리와
리더십

보건의료 관리와
리더십